MONOGRAPHIEN AUS DEM GESAMTGEBIETE DER NEUROLOGIE UND PSYCHIATRIE

HERAUSGEGEBEN VON

O. BUMKE · O. FOERSTER † · E. RÜDIN · H. SPATZ

HEFT 72

HYDROMYELIE SYRINGOMYELIE UND GLIOSE

ANATOMISCHE UNTERSUCHUNGEN ÜBER IHRE HISTOGENESE

VON

PROFESSOR DR. MARTIN STAEMMLER

DIREKTOR DES PATHOLOGISCHEN INSTITUTS
DER UNIVERSITÄT BRESLAU

MIT 147 ABBILDUNGEN

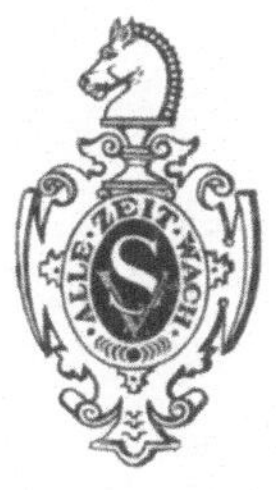

BERLIN

SPRINGER-VERLAG

1942

ISBN-13: 978-3-642-88845-8   e-ISBN-13: 978-3-642-90700-5
DOI: 10.1007/978-3-642-90700-5

Inhaltsverzeichnis.

A. Einleitung. Untersuchungsgut. Aufgabe.

Wenn man die zahlreichen vorliegenden Veröffentlichungen über Syringomyelie durchgeht, so kann man sie in der Hauptsache in drei Gruppen einteilen.

Die *erste Gruppe* umfaßt Mitteilungen von *Einzelfällen,* die, teils klinisch beobachtet, teils als Zufallsbefunde bei der Sektion gefunden, genau mikroskopisch durchuntersucht wurden (zum Teil in Serienschnitten) und Veranlassung gaben, von ihnen aus das Fragengebiet über die Entstehung und die Ursache der Syringomyelie aufzurollen. Auch die grundlegenden Untersuchungen von LEYDEN, HOFFMANN, SCHULTZE, HENNEBERG, KIRCH, TANNENBERG, BIELSCHOWSKY und UNGER stützen sich meist nur auf ein kleines Ausgangsmaterial. Dabei handelt es sich gewöhnlich um Fälle, die sich in einem weit vorgeschrittenen Stadium der Krankheit befinden, was ja schon dadurch bedingt ist, daß die Untersuchung von klinisch oder makroskopisch-anatomisch feststellbaren Beobachtungen ausgeht. Vielfach handelt es sich dabei nicht um Fälle einfacher Höhlenbildung im Rückenmark, sondern sie sind durch anderweitige Komplikationen (wie Mißbildungen, Geschwulstbildungen) ausgezeichnet, sind also zunächst einmal nicht als reine Syringomyelie anzusehen.

Die *zweite Gruppe* umfaßt die *großen Zusammenstellungen* des ganzen Fragenkomplexes, wie sie sich in Monographien und Handbuchbeiträgen finden. Ich nenne nur SCHMAUS, SCHLESINGER, CREUTZFELDT, GAGEL, BODECHTEL. Ein Teil dieser Arbeiten begründet sich, wie besonders die von SCHLESINGER, auf ein großes eigenes Beobachtungsgut.

Die *dritte Gruppe* umfaßt *Reihenuntersuchungen* des Rückenmarkes ohne gröberen anatomischen Befund. In diesen wird besonders zur Frage der Frühveränderungen oder Vorstadien der Syringomyelie Stellung genommen (PICK, ZAPPERT, FISCHEL, UTCHIDA, MARBURG u. a.). Diese letztere Gruppe ist besonders klein und in sich wertmäßig sehr verschieden zu beurteilen. Sie enthält bald nur Untersuchungen am embryonalen Rückenmark (FISCHEL), bald nur Kinder (ZAPPERT), bald geht sie vom Material von Rückenmarksverletzungen aus (MARBURG), bald bearbeitet sie vorwiegend Rückenmarke, in denen außer der Syringomyelie noch andere Erkrankungen vorlagen, die die eigentliche Veranlassung zur Untersuchung des Organes abgegeben haben (PICK).

Die *vorliegende Untersuchungsreihe* ist so entstanden, daß im laufenden Sektionsgut ohne Auswahl über eine längere Beobachtungszeit hin das Rückenmark herausgenommen wurde. Dabei spielte zunächst die Frage der Syringomyelie keine Rolle. Es sollte vielmehr nur an einem großen Material die Frage geklärt werden, in welcher Form und Häufigkeit das Rückenmark mit seinen Häuten und Wurzeln bei den verschiedensten anatomischen Erkrankungen mitbeteiligt ist (z. B. bei Infektionen, Geschwulstbildungen, Stoffwechselstörungen, Kreislauferkrankungen usw.). Gleichzeitig schwebte mir natürlich auch als Ziel vor Augen, auf diese Weise manche Frühstadien von Erkrankungen des Rückenmarkes selbst zu beobachten, die bisher nur unvollständig bekannt waren.

Über einige Teilergebnisse dieser Untersuchungsreihe wurde laufend in den „Beiträgen zur normalen und pathologischen Anatomie des Rückenmarkes" in der Zeitschrift für die gesamte Neurologie und Psychiatrie berichtet.

Das bisher vorliegende Rückenmarksmaterial enthält rund 1200 Fälle. Das Organ wurde zunächst mit seinen Häuten in Formalin gehärtet und dann in 3—5 Probeblöcken aus verschiedenen Höhen nach Gelatineeinbettung unter Färbung mit Hämatoxylin, mit Sudan III und nach SPIELMEYER untersucht. Nur dort, wo die ersten Blöcke irgendwelche Besonderheiten aufwiesen, wurden fortlaufende Reihenuntersuchungen aus den verschiedensten Höhen vorgenommen.

Da nach den hiesigen Gepflogenheiten das Zentralnervensystem der Fälle aus der Nervenklinik und dem Forschungsinstitut von O. FOERSTER in der Regel von den dortigen Laboratorien anatomisch untersucht wurden, kam nur eine geringe Zahl von Fällen zur Bearbeitung, die klinisch vorher beobachtet waren. Es handelt sich dann z. B. um solche mit LANDRYscher Paralyse, Poliomyelitis usw., bei denen die Träger der Erkrankung in der Medizinischen Klinik oder einem der Städtischen Krankenhäuser Aufnahme gefunden hatten. Das Ergebnis unserer Studien über LANDRYsche Paralyse ist in der Arbeit von Fräulein Dr. MOSIG niedergelegt.

Das Material kann also als in der Hinsicht einseitig bezeichnet werden, daß es zu wenig Nervenkrankheiten selbst enthält. Im übrigen ist es ohne Auslese gesammelt, wie gerade die Möglichkeiten des laufenden Sektionsmaterials es zuließen. Es enthält noch einen weiteren Mangel. Während die Rückenmarke durchweg aufgehoben wurden, geschah das gleiche nicht mit dem dazugehörigen Gehirn, soweit nicht ein eindeutig makroskopisch nachweisbarer Hirnprozeß vorlag. Auch die Medulla oblongata und das oberste Halsmark sind bei einem Teil der Sektionen verloren gegangen. Schwierigkeiten entstanden bei der nachträglichen Reihenuntersuchung der Rückenmarke in der Bestimmung der Segmentverhältnisse, da durch die Probeblöcke ein nachträglich nicht immer sicher feststellbarer Anteil herausgeschnitten war und so die Lokalisation der genauen Segmenthöhe nicht immer möglich war.

An der Hand dieses Materials wurden nun zunächst die Verhältnisse des *Zentralkanals* in den verschiedensten Lebensaltern mit all seinen Anomalien und Rückbildungsstörungen studiert. Aus diesem Studium heraus ergab sich eine Beziehung zu den Fragen der Entstehung der *Syringomyelie*.

So gliedert sich die vorliegende Arbeit in zwei große Abschnitte. Der *erste* enthält den *Werdegang des Zentralkanals im extraembryonalen Leben* mit all seinen Unregelmäßigkeiten und den sich an ihm vollziehenden Rückbildungsprozessen. Dabei wird auch die Umgebung des Zentralkanals, also die ganze Gegend der Subst. gel. centralis, mit den abwandernden Ependymzellen, der Glia und den in sie eingestreuten Markscheiden zu untersuchen sein.

Der *zweite* Abschnitt behandelt diejenigen *Einzelfälle*, die in den Formenkreis der *Dysraphie*, *Hydromyelie*, *Syringomyelie* und *Gliose* hineingehören, und versucht, diese Bildungen aus dem Verhalten des Zentralkanals heraus zu erklären. Er enthält eine Kasuistik (24 Einzelfälle).

Aus dem Ergebnis beider Abschnitte zusammen soll der Versuch gemacht werden, zu einer einheitlichen Auffassung von der Entstehung der *Syringomyelie* und ihrer Abarten zu kommen.

Der Schwerpunkt der Arbeit liegt in den eigenen mikroskopischen Untersuchungen. Die Auseinandersetzung mit dem *Schrifttum* soll sich auf die für die Pathogenese wichtigsten Arbeiten beschränken, erhebt aber keinen Anspruch darauf, das ungeheure kasuistische Material der Syringomyelie zu berücksichtigen.

B. Die Entwicklung des Zentralkanals im postembryonalen Leben mit ihren Variationen.

I. Der Zentralkanal in der embryonalen Entwicklung.

Die moderne Lehre von der *Syringomyelie* baut sich auf gewissen Vorstellungen von der Entwicklung des Rückenmarkes auf, die wir vor allem den Untersuchungen von His, Kölliker, Lenhossek, Held und Cajal verdanken. Im besonderen zeigen die Arbeiten von Schiefferdecker und Leschke, Bielschowsky und Unger, von Henneberg und seinen Mitarbeitern, von Ostertag usw. so starke Beziehungen zu Ergebnissen der genannten *entwicklungsgeschichtlichen Studien*, daß auf diese zu Anfang kurz eingegangen werden muß. Dabei sei aber ausdrücklich betont, daß die Zurückführung der Syringomyelie auf Entwicklungsstörungen sehr viel älter ist (Virchow, Leyden), und daß diese Anschauung in den letzten zwei Jahrzehnten nur eine speziellere (ob auch richtigere?) Fassung erfahren hat.

Nachdem im primären Medullarrohr nach beträchtlicher Vermehrung seiner Epithelzellen die Scheidung in die Innenplatte und die Mantelschicht (His) eingetreten ist, von denen die erstere nunmehr aus Spongioblasten, die letztere vorwiegend aus Neuroblasten sich zusammensetzt, und nachdem infolge einer ungleich starken Zellvermehrung sich die sehr kräftigen, breiten Seitenplatten von der Deck- und der Bodenplatte des primitiven Zentralkanals gesondert haben, beginnen zwei Vorgänge, die für die Entstehung der Syringomyelie von Bedeutung zu sein scheinen:

a) die *Verkleinerung des primären* und *die Bildung des endgültigen Zentralkanals* und

b) die *Entwicklung der endgültigen Neuroglia.*

Zu a). Es ist seit langem bekannt, daß der Zentralkanal sich nicht gleichmäßig von allen Seiten her, etwa durch Zellwucherung, verengt, sondern daß dieser Verschluß in der Hauptsache in der Richtung von hinten nach vorn vor sich geht. Ursprünglich ist der Zentralkanal ein im Querschnitt längsgestellter, dorso-ventral verlaufender Spalt, der von einer einschichtigen Lage langgestreckter Epithelzellen ausgekleidet wird. Diese Zellen, deren Kerne bei der dichtgedrängten Lage der Zellen in mehreren verschiedenen Ebenen angeordnet sind und dadurch oft als mehrschichtig (in Wirklichkeit mehrreihig) imponieren, verlaufen nach außen in einen Fortsatz aus, der das ganze Rückenmark durchzieht und an der Membrana limitans ansetzt. Diese Fortsätze strahlen etwa gleichmäßig nach allen Seiten aus, d. h. die der Seitenplatten in annähernd paralleler Anordnung nach den Seiten, die der Bodenplatte nach vorn, die der Deckplatte nach hinten. Die Fasern (besonders deutlich mit der Golgi-Methode darzustellen) der Boden- und der Deckplatte sind besonders kräftig entwickelt und zeigen eine eigenartig radiär-konzentrische Anordnung. Sie bilden die von Retzius beschriebenen vorderen und hinteren *Ependymkeile.* Beide Keile sind zunächst ziemlich gleich lang, da der primäre Zentralkanal das Rückenmark tatsächlich ziemlich zentral durchsetzt. Die zu ihnen gehörigen Epithelzellen

1*

zeigen schon frühzeitig in Form und Färbbarkeit des Protoplasmas gewisse Besonderheiten, die ihnen einen mehr epithelialen Charakter verleihen und sie von den Zellen der Seitenplatten (von den Spongioblasten) unterscheiden lassen. Die volle Ausbildung des ersten (primordialen, CAJAL) Epithels ist erreicht, wenn die peripheren Teile der Fortsätze der Epithelzellen eine beträchtliche Verzweigung ausgebildet haben.

Die *Verkleinerung des Zentralkanals* geht nach CAJAL dadurch vor sich, daß die hinteren $^3/_4$ der Seitenplatten miteinander verschmelzen (nach FISCHEL wird auch in den vorderen Abschnitten eine Reduktion vorgenommen, nach CAJAL behält der vordere Ependymkeil seine ursprüngliche Form; nur die komplizierten Verzweigungen der Epithelzellen gehen später verloren). Ein großer Teil der Epithelzellen wird also überflüssig. Am Ende der Reduktionsperiode besteht ein stark verkleinerter Zentralkanal, dessen hintere Epithelzellen durch ganz lange Fortsätze mit der Hinterwand des Rückenmarkes, der Fissura longitudinalis post., in Verbindung stehen. Daraus schließt CAJAL, daß die ursprünglich hinten liegenden Epithelzellen bei der Verkleinerung des Zentralkanals nach vorn wandern. Die meisten von ihnen kommen dabei bis zum neuen hinteren Pol des endgültigen Zentralkanals; ein Teil bleibt auf der Strecke liegen und bildet die Zellen, die in der auf diese Weise entstehenden „Raphe" immer zu sehen sind. Alle stehen mit ihren äußeren Fortsätzen auch weiterhin mit der Membrana limitans ext. in Verbindung. So besteht also die hintere Raphe aus kurzen und langen Fasern, die alle das gemeinsam haben, daß sie an der Pia mater enden.

Die ursprünglichen Epithelzellen in den hinteren $^3/_4$ des Zentralkanals wandern aus und bilden Neurogliazellen.

Der *endgültige Zentralkanal* wird nur aus Zellen des vorderen und des hinteren Ependymkeils gebildet. Ihre peripheren Fortsätze verkümmern mehr und mehr. Es bleiben in alter Form nur diejenigen übrig, die zum vorderen und hinteren Längsspalt verlaufen, also gleichsam die vordere und die hintere Raphe bilden.

Bei dieser Darstellung ist ein Punkt etwas unklar: In der Abb. 260 von CAJAL sind die frühembryonalen Zustände mit der Ausbreitung der Epithelfortsätze dargestellt. Die Abb. 261 gibt das spätere Stadium wieder. Man sieht den stark verkleinerten Zentralkanal und die Fortsatzbildungen der Ependymzellen im GOLGI-Präparat. Hier sind in der Tat nur zwei Stränge von Fortsätzen zu erkennen, dem vorderen Ependymkeil und der Raphe entsprechend.

Wenn man sich aber die Abb. 413 von KÖLLIKER ansieht, so finden sich in ihr durchaus nicht nur Ependymfaserbildungen zur vorderen und hinteren Raphe, sondern sehr ausgesprochen seitlich abgehende Zellfortsätze (bei einem Kind von $1^1/_2$ Jahren „mit vorzüglicher Färbung der Zellen und Fasern" nach GOLGI). Wenn tatsächlich nur der vordere und der hintere Ependymkeil zur Bildung des endgültigen Zentralkanals beitragen, ist schwer verständlich, woher die Zellen entstehen, die in so großer Zahl seitliche Fortsätze bilden. Eine zweite Unsicherheit scheint mir darin zu bestehen, daß FISCHEL auch den vorderen Ependymkeil seinen Ort ändern, also den Zentralkanal sich auch von vorn verkleinern läßt, während die übrigen Autoren immer nur von einer Verschmelzung von hinten her sprechen. Es wird später darauf hingewiesen werden, daß auch die Bilder ungenügender Rückbildung des Zentralkanals, wie man sie noch im Erwachsenenalter findet, mit großer Wahrscheinlichkeit dafür sprechen, daß wir mit der Vorstellung einer Rückbildung des Zentralkanals allein von hinten her nicht auskommen. Wahrscheinlich treten auch in den seitlichen Teilen des Zentralkanals Rückbildungsvorgänge auf.

Übrigens werden ähnliche Bedenken von SCHIEFFERDECKER geltend gemacht, der eine unausgefüllte Lücke zwischen den Abb. 260 und 261 von CAJAL sieht. Diese Lücke ist auch heute noch nicht recht ausgefüllt.

Zu b). Die Entwicklung der Neuroglia. Das Stützgebiet des Rückenmarkes besteht ursprünglich nur aus den Fasern des Medullarepithels. Mit der Verkleinerung des Zentralkanals wandern nun die primitiven Epithelzellen (Spongioblasten) aus der Wand des Zentralkanals aus und wandeln sich allmählich in Gliazellen um, behalten aber zunächst noch die Verbindung mit dem Zentralkanal und mit der Membrana limitans. LENHOSSEK nennt sie *Astroblasten* und bezeichnet als solche Zellen mit kleinen Spitzen und Ästchen, die an die Dendriten der Nervenzellen erinnern. Dann, nach Ankunft an ihrem endgültigen Standort, atrophiert zuerst der innere Fortsatz der Zellen (durch den sie mit dem Zentralkanal in Zusammenhang stehen). Mit dem äußeren Fortsatz sind sie noch an der Membrana limitans ext. fixiert. So lange diese Verbindung besteht, werden sie von CAJAL *Astroblasten* genannt. Später geht auch diese Verbindung zugrunde, die Ausbildung der seitlichen Fortsätze wird größer, aus den Astroblasten werden *jüngere Neurogliazellen,* später *echte Astrocyten.*

Die Gliafaserbildung ist später um den Zentralkanal besonders ausgeprägt. Diese Fasern, deren Menge besonders gut nach den Färbungen von WEIGERT, HOLZER oder mit Neutral-äthyl-violett-orange B nach BAILEY feststellbar ist, aber nach GOLGI-Präparaten nicht sicher abgeschätzt werden kann, da sich mit dieser Färbung immer nur einzelne Zellen mit ihren Ausläufern, niemals alle Zellen darstellen lassen, setzen sich aus echten Gliafasern und aus Ependymfasern zusammen. Mengenmäßig spielen die Ependymfasern im postembryonalen Leben keine große Rolle mehr. Die Gliafasern haben die Neigung, sich konzentrisch um den Zentralkanal auszubreiten.

Daß die Abwanderung der Spongioblasten vom Medullarrohr auch für die Entwicklung der eigentlichen Nervenfasern von Bedeutung ist, ergibt sich aus den Untersuchungen von HELD. Sie bilden mit ihrem Protoplasma die Bahnen, in denen die Nervenfasern sich ausbreiten und voll zur Ausreifung kommen (Neurencytium).

Da die folgenden Untersuchungen sich im wesentlichen nur mit den weiteren Entwicklungs- und Rückbildungsvorgängen des Zentralkanals im extrauterinen Leben beschäftigen und embryonales Material nur gelegentlich zum Vergleich mit heranziehen, so beginnt die Darstellung aus eigenen Untersuchungsbefunden mit den Verhältnissen des Zentralkanals beim Neugeborenen.

II. Der Zentralkanal des Neugeborenen.

a) Normalbilder.

Der *Zentralkanal des Neugeborenen* stellt in der Regel ein ziemlich gleichmäßig weites, im ganzen enges Lumen dar, dessen dorso-ventraler Durchmesser den Querdurchmesser beträchtlich übertrifft. Doch sind auch querliegende Formen nicht selten und können als durchaus normal angesehen werden. Er liegt ungefähr in der Mitte der Substantia grisea centralis. Seine vordere Begrenzung ist von der vorderen Commissur ungefähr ebensoweit entfernt, wie sein hinterer Umfang von den Hintersträngen. Die Form ist gewöhnlich länglich-oval (s. Abb. 1). Die Weite der Lichtung ist verschieden, bald nur spaltförmig, wie in der Abbildung, bald wesentlich weiter. Die hintere Begrenzung kann etwas ausgezogen, zugespitzt sein. In anderen Fällen (besonders bei querer Lage) ist sie gelegentlich sogar eingebuchtet.

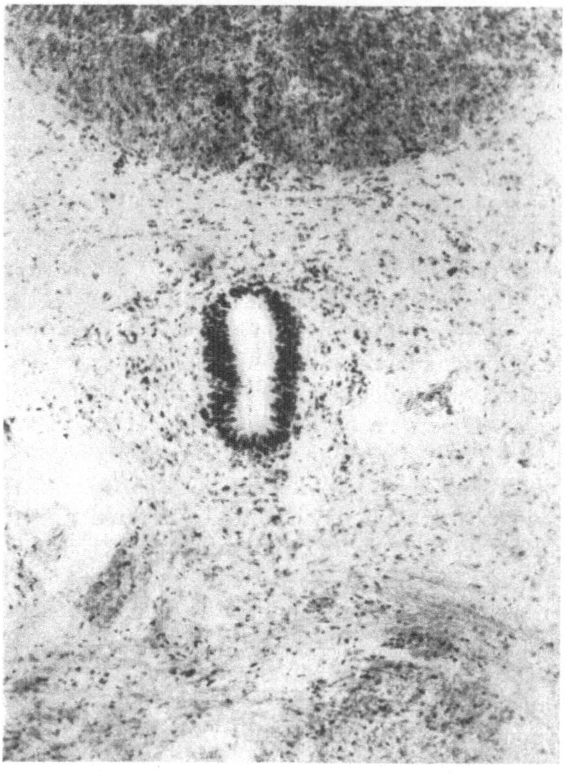

Daß gröbere Gestaltsveränderungen keine Seltenheit sind, wird weiter unten ausführlicher dargestellt. Hier sollen zunächst nur die regelmäßigen Formen geschildert werden.

Das *Epithel* ist außerordentlich hoch und schmal. Die *Kerne* liegen in mehreren Reihen (gewöhnlich 3—4) übereinander. Sie sind meist lang-oval, liegen immer mit ihrer Längsachse in der Längsachse der Zellen und sind so aneinander gedrängt, daß sie sich vielfach gegenseitig abzuplatten scheinen. In der Färbung mit Kresylechtviolett lassen sie eine feinkörnige Chromatinzeichnung erkennen und enthalten stets mehrere gröbere Chromatinschollen, die auch mit Eisenhämatoxylin sehr deutlich hervortreten (Abb. 2). Sehr häufig sieht man, wie einzelne Kerne aus dem Verband der Ependymzellen nach außen heraustreten und eine mehr isolierte Lage am äußeren Rand des Ependyms einnehmen. Sie behalten dabei entweder ihre Form und Stellung oder zeigen eine mehr quere Lage und nehmen eine mehr kugelige Gestalt an, sind aber durch ihre sehr deutliche Chromatinzeichnung immer noch klar als Ependymzellkerne zu erkennen (Abb. 2). So wird die Gesamtkontur des Ependyms nach außen hin etwas unregelmäßig. Ist dieses Heraustreten der Zellen nach außen stärker, so kommt eine ausgesprochene Auflockerung der epithelialen Auskleidung zustande.

Das *Protoplasma* der Zellen ist im NISSL-Präparat kaum zu erkennen. Allenfalls kann man nach außen von der Kernreihe eine homogene oder feingestreifte Masse sehen, die nach innen zu eine ziemlich scharfe Abgrenzung zeigt. Im VAN GIESON-Präparat ist dieser streifig-faserige Charakter des Protoplasmas meist sehr deutlich, besonders dann, wenn durch Paraffineinbettung eine gewisse

Abb. 1. RM 1003. Frühgeburt. Gelatine, Hämatoxylinsudan. Lendenmark. Offener Zentralkanal mit zellreichem Lager. Oben: Hinterstränge. Unten: Vordere Commissur.

Schrumpfung des Zelleibes zustande kommt. Nach außen ist das Protoplasma völlig unscharf begrenzt; eine Basalmembran gibt es nicht, vielmehr geht der Zelleib ohne Grenze in ein Gewirr von feinen Fasern über, die von der umgebenden Glia nicht zu trennen sind (VAN GIESON). In dieses Fasergewirr sind auch die nach außen herausgetretenen Epithelzellen eingelagert (Abb. 3).

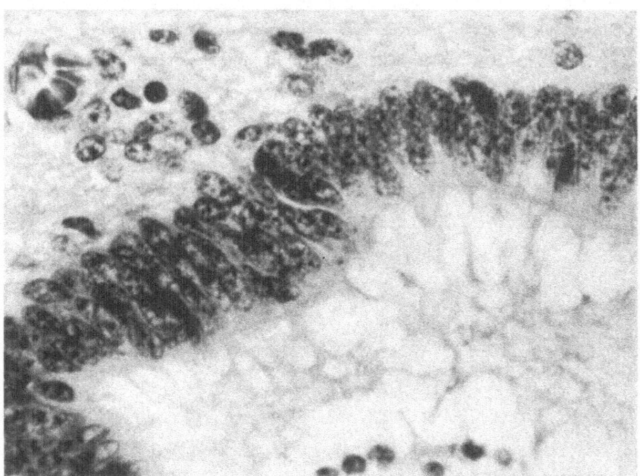

Abb. 2. RM 1026. Männlich, 3 Tage. Paraffin, VAN GIESON. Mehrreihiges Ependym, wabig geronnener Inhalt.

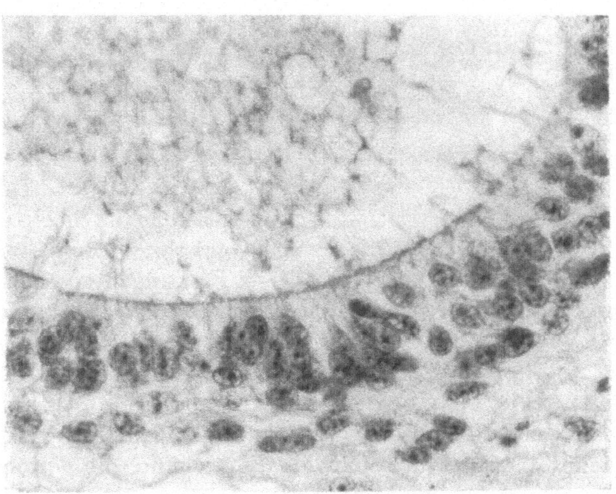

Abb. 3. RM 1103. Neugeborenes. Paraffin, VAN GIESON. Ependymfasern, Cuticula, Cilien. Wabiger Inhalt des Zentralkanals.

Hier zeigen allerdings Spezialfärbungen ein etwas anderes Bild. Bei Behandlung nach GOLGI (Originalmethode oder Modifikation nach LANDAU am formolfixierten Material) lassen sich gelegentlich *Ependymfasern* isoliert darstellen. Die Färbung gelingt allerdings immer nur in einem Bruchteil der Fälle und gelingt niemals an allen Zellen gleichmäßig. Abb. 4 zeigt aber eine Anzahl solcher Epithelzellen, die sich mit Silbersalzen stark imprägniert haben und einen mit Silberkörnchen beladenen, starren, ziemlich gerade verlaufenden

Fortsatz erkennen lassen, der nach außen in das Gewirr der Glia übergeht, sie gleichsam radiär durchsetzt. Cajal hat in schematischer Weise in seiner Abb. 270 diese Fasern bei einem Kind von 8 Tagen in sehr schöner Weise dargestellt. Eigenartig ist das Bild der Fasern bei Färbung mit Neutral-Äthylviolett-Orange-G. Mit ihr erhält man eine sehr scharfe Darstellung der Gliafasern und kann so das Glianetz um den Zentralkanal gut untersuchen. Die Färbung zeigt nun in der Regel unmittelbar um den Zentralkanal ein Gewirr von Fasern, die die blaue Gliafarbe nicht annehmen, sondern nur einen matt grauen Farbenton aufweisen. In diesem Gewirr von grauen Fasern, die anscheinend mit dem Protoplasma der Epithelzellen zusammenhängen, treten nun weiter außen die scharf konturierten blauen Gliafasern auf, ohne daß aber eine Faser in die andere überzugehen scheint. Ob diese grauen Fasern Ependymfasern sind, möchte ich allein aus diesem färberischen Verhalten allerdings vorläufig nicht behaupten.

Die Ependymzellen des Neugeborenen stellen sich also bei Kernplasmafärbungen als schmal ausgezogene, fast fadenartige Zellen dar, die nach außen in ein Fasersystem übergehen oder sich (im Golgi-Präparat) in einen einzelnen starren Fortsatz fortsetzen.

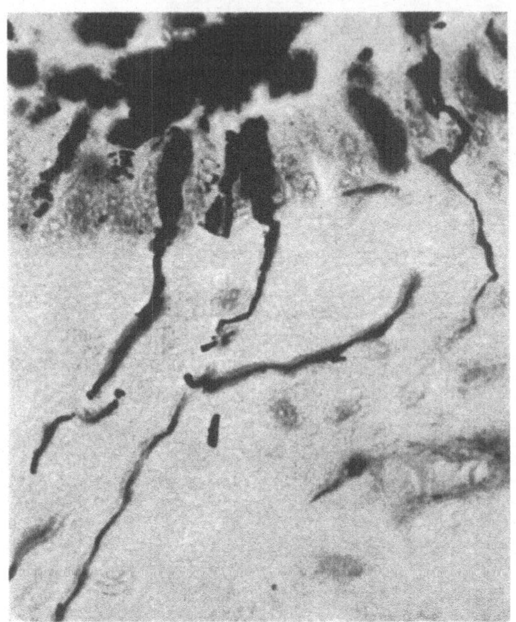

Abb. 4. RM 139. 6 Monate. Paraffin, Landau. Einzelne imprägnierte Ependymzellen mit Fasern.

Im inneren Teil des Protoplasmas ist noch ein Befund zu erwähnen, den Cajal bei Golgi-Färbungen gesehen hat: Ein mit Silber imprägnierbares Körperchen, das er als den Golgi-Holmgrenschen *Apparat* ansieht.

In Präparaten, die nach Bailey mit Neutral-Äthylviolett-Orange-G gefärbt sind (vgl. Bailey und Cushing, deutsche Ausgabe, Abb. 24), sieht man eigenartige *Diplosomen* sich dunkelblau von dem blaßgefärbten Protoplasma des zentralen Zellteiles abheben. Es sind das die Gebilde, die gewöhnlich als *Blepharoblasten* bezeichnet werden und unter anderem in Spongioblasten vorkommen. Bei gewöhnlichen Kernfärbungen sind sie nicht zu erkennen. Oft zeigen sie nicht die Form von Körnchen oder Kugeln, sondern scheinen ein mehr stabförmiges, gerades oder gewundenes Aussehen zu haben. Gelegentlich sehen sie aus wie kleine Kanälchen, die das Plasma der Zellen durchsetzen. Diese Blaspheroblasten habe ich am sichersten in der Bailey-Färbung darstellen können, während es mir nicht gelungen ist, sie im Holzer-Präparat zu sehen, wie das Jahn im Ependym des Gehirns gelungen ist (Abb. 5, ältere Person).

Nach der Lichtung des Zentralkanals zu ist das Protoplasma der Ependymzellen gewöhnlich scharf abgegrenzt durch eine Verdichtungslinie, die als

Cuticularmembran bezeichnet wird. In der van Gieson-Färbung ist diese Cuticula gewöhnlich nicht blaß-graugelb gefärbt wie das übrige Zellprotoplasma, sondern zeigt eine mehr rote Tönung.

Das *Lumen* des Zentralkanals wird meist eingenommen von einer feinfädig-wabig geronnenen Masse, die in der Regel ein vakuoliges Aussehen hat und an geronnenes Eiweiß erinnert. Diese Masse färbt sich nach van Gieson blaß-gelb, nimmt aber in den etwas dichteren Gerinnungszentren meist einen rötlichen Farbenton an. Sie hängt zipfelförmig mit der Cuticularmembran der Ependymzellen zusammen, kann aber auch vollkommen von diesen gelöst sein und frei im Lumen liegen. Trotzdem sind auch dann in der Regel an den Epithelzellen feinfaserige Ausläufer fädiger Art nachzuweisen, die die rötliche Farbe des Cuticularsaumes haben und wie feine Cilien aus ihnen hervorzugehen scheinen (vgl. Abb. 2 und 3). Am deutlichsten ist die Beziehung des Inhaltes zu den Zellen aus Abb. 6 zu erkennen.

Zwei Fragen ergeben sich aus der Beschreibung: 1. Ist die *Inhaltsmasse* nichts anderes als ein von den Plexusepithelien gebildeter, eiweißhaltiger *Liquor?* Das möchte ich nach zahlreichen Präparaten wie dem der vorliegenden Abb. 6 für sehr unwahrscheinlich halten. In diesem Fall war von einer scharfen Cuticularabgrenzung nichts zu sehen.

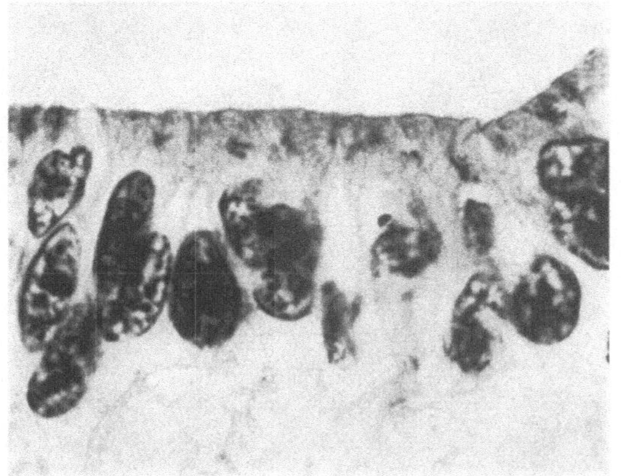

Abb. 5. RM 1120. Paraffin, Bailey. Blepharoblasten.

Das Zellprotoplasma zeigte vielmehr einen so unmittelbaren Übergang in die in der Abbildung zu erkennenden Ausläufer und Zipfel, die ihrerseits in die zentrale Inhaltsmasse übergehen, daß man durchaus den Eindruck hat, daß es sich hier um ein direktes Sekretionsprodukt der Ependymzellen handelt. Auch die wabigen Lücken zwischen den zipfelförmig ausgezogenen Plasmaausläufern lassen den Gedanken der örtlichen Sekretion als den wahrscheinlichsten erscheinen. Und 2. Sind diese Fortsätze der Zellen, wie sie besonders in den Abb. 2 und 3 zu sehen sind, mit den oft beschriebenen Cilien der Ependymzellen identisch? Daß sie sämtlich echte Cilien sind, halte ich für unwahrscheinlich, daß manche von ihnen Cilien sind, möchte ich für durchaus möglich halten. Damit soll nicht gesagt werden, daß die Ependymzellen nicht auch, besonders im embryonalen Leben, echte Cilien haben können. Wenn auch von Lenhossek ihr Vorhandensein bezweifelt hat, so sind sie doch an Gehirn und Rückenmark, wie Kölliker zusammenstellt, von Valentin, Purkinje, Hannover, Leydig, H. Müller, Virchow, Kölliker, Luschka, Gerlach, Kupffer u. a., zum Teil auch bei Erwachsenen nachgewiesen worden. Jahn hat sie sogar im Ependym der Hirnventrikel regelmäßig gefunden. Ich glaube, daß aber gerade das Epithel des Zentralkanals, das viel weniger als das der Ventrikel sekundären postmortalen Veränderungen ausgesetzt ist, ein eindeutiges Urteil über das Vorhandensein oder Fehlen von Cilien zuläßt. Nach meinen eigenen Untersuchungsergebnissen möchte ich folgendes als festgestellt ansehen:

1. An einem Teil der Ependymzellen kann man eindeutig fadenförmige Gebilde feststellen, die den Charakter von Cilien besitzen.

2. Ein anderer Teil der Ependymzellen zeigt (vielfach am gleichen Querschnitt des Zentralkanals) keine Cilien.

3. Ein Teil der Cilien geht ohne scharfe Grenze in die Inhaltsmasse des Zentralkanals über, so daß man oft nicht unterscheiden kann, ob es sich um zipfelförmige Ausläufer des Inhalts oder um Zellfortsätze handelt.

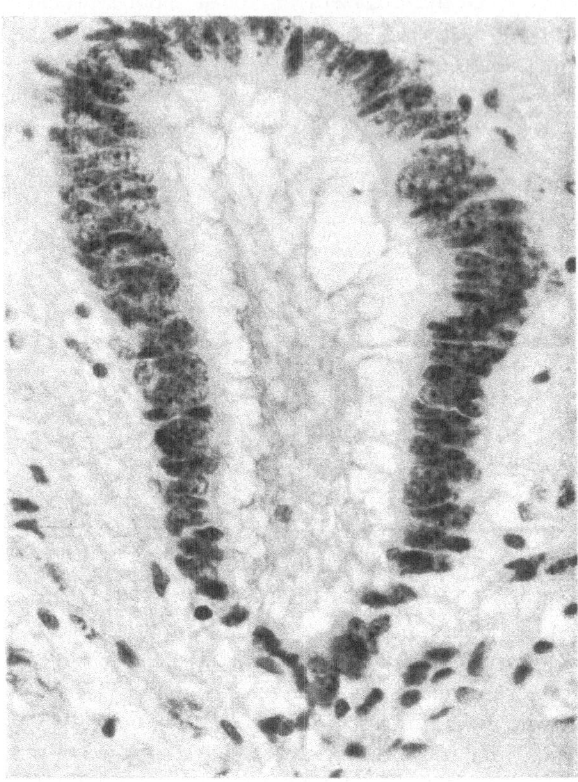

Abb. 6. RM 1052. 10 Tage. Paraffin, VAN GIESON. Mehrreihiges Ependym, wabige Inhaltsmasse mit den Ependymzellen in fädiger Verbindung.

Ich möchte mit Wahrscheinlichkeit daraus den Schluß ziehen, daß die *Cilien nicht Dauereinrichtungen der Ependymzellen* sind, daß sie vielmehr mit Unterbrechungen *neu gebildet* und *wieder abgestoßen* werden, und daß sie irgendwie in die Inhaltsmasse des Zentralkanals übergehen. Das führt zu der Vermutung, daß es sich bei ihnen um *Sekretionsvorgänge* handelt, die irgendetwas mit der Bildung des Liquors im Zentralkanal zu tun haben. Wenn aber die Cilien so aufgefaßt werden, so ist wohl auch der Cuticularsaum nichts anderes als ein Sekret im Protoplasma der Zelle. Das scheint mir schon daraus hervorzugehen, daß er dann verschwindet, wenn die Ausscheidung des Sekrets, wie in Abb. 6, besonders deutlich wird. Trotzdem sollen zum Zwecke der Kürze der Darstellung die in der Lichtung vortretenden fadenförmigen Gebilde im folgenden kurz als Cilien bezeichnet werden.

Ich möchte also aus den dargestellten Bildern den Schluß ziehen, daß die *Ependymzellen* des Zentralkanals, wenigstens bei Neugeborenen, eine *Sekretion* ausführen, und daß der Liquor wenigstens teilweise von ihnen gebildet wird. Ich halte es für durchaus möglich, daß diese Sekretion in irgendeiner Beziehung zu den oben beschriebenen Protoplasmakörperchen steht, ohne dies allerdings bisher beweisen zu können. Daß das *Ependym eine Eigensekretion* besitzt, scheint mir auch aus anderen Gründen sehr wahrscheinlich. In sehr vielen Fällen im späteren Leben geht der Zentralkanal nicht in seiner ganzen Länge durch Obliteration zugrunde, sondern es wechseln geschlossene mit offenen Partien ab. Die offenen Partien enthalten Liquor. Woher stammt er, wenn keine Verbindung zum Gehirn und dem Plexus mehr vorhanden ist? Daß der Liquor jahre- oder jahrzehntelang im Zentralkanal bleibt, ohne irgendwie ergänzt oder gewechselt zu werden, ist doch höchst unwahrscheinlich; und wenn er, wie alle Flüssigkeiten, einem dauernden Wechsel unterworfen ist, so liegt es nahe, als Produzenten des Liquors die Ependymzellen anzusehen.

Ich habe in meinem Material alle diejenigen Fälle aus allen Altersklassen zusammengestellt, in denen der Zentralkanal nicht in seiner ganzen Länge offen oder obliteriert war, sondern wo er eine teilweise Obliteration aufwies.

Es kamen so rund 140 Fälle zustande.

Von diesen zeigten 82 Fälle eine Obliteration oberer Abschnitte, während tiefere Abschnitte noch offen und mit Liquor gefüllt waren. Sie gehen bis in die höchsten Altersstufen hinauf.

Mit diesen 82 Fällen kann als erwiesen angesehen werden, daß der im offenen Teil des Zentralkanals vorhandene Liquor an Ort und Stelle gebildet wird. Er muß also entweder von den Blutgefäßen aus durch das Ependym hindurch diffundieren oder von den Ependymzellen selbst sezerniert werden.

Was sagt das *Schrifttum* über die *Liquorbildung?* Die Anschauungen darüber sind auffallend verschieden und unbestimmt. Daß die *Plexus chorioidei* Liquor bilden können, wird wohl allgemein anerkannt. Das geht aus Exstirpationsversuchen hervor und aus Befunden, in denen Teile des Ventrikelsystems in sich mit Plexusteilen abgeschlossen waren und sich unter dem Druck des sezernierten Liquors mächtig erweiterten.

Die Ableitung des Liquors geht offenbar über den Subarachnoidealraum. Dafür sprechen die Fälle von Hydrocephalus int. nach Verschluß des For. Magendi oder der Foramina Luschkae. Ob das Ependym (hier sei zunächst nur von dem Ependym der Hirnkammern gesprochen) imstande ist, *Liquor* zu *resorbieren,* ist fraglich. Die Beobachtungen von ASKANAZY und KLESTADT haben anscheinend Prüfungen nicht standgehalten oder mußten anders gedeutet werden.

Mit der Bildung des Liquors im Zentralkanal des Rückenmarkes haben sich bisher kaum irgendwelche Autoren beschäftigt. Das Problem ist anscheinend zu schwer anzugehen. Selbst seine Zusammensetzung ist kaum bekannt. In meinen Präparaten fiel zunächst einmal auf, in welchem starken Grade bei den gewöhnlichen Fixationsmethoden eine *Gerinnung des Liquors im Zentralkanal* zustande kommt. Er stellt sich besonders bei den Früh- und Neugeborenen fast immer als eine wabig geronnene Masse dar, die etwa an Serum oder Kolloid der Schilddrüse erinnert. Wenn man bei KAFKA dagegen liest (S. 42), daß der gesamte Eiweißgehalt in der Cerebrospinalflüssigkeit so gering ist, daß er sich „den gewöhnlichen Nachweismethoden, seien es nun gravimetrische oder titrimetrische, meist entzieht", daß er von den verschiedenen Autoren mit 10 bis 30 mg-% angegeben wird (S. 44) und für den normalen Liquor ungefähr mit 24 mg-% (20 mg-% Albumine und 4 mg-% Globuline) anzusetzen ist, so kann man sich kaum vorstellen, daß diese Flüssigkeit, bei Fixierung mit Formalin, einen so kompakten Niederschlag geben würde, wie er sich in den Abb. 2, 3 und 6 zeigt. Es muß also der *Liquor im Zentralkanal etwas anderes* sein als *der Liquor, wie man ihn durch lumbale oder Cisternenpunktion gewinnt.* Und damit gewinnt die Vorstellung an Wahrscheinlichkeit, daß der Liquor im Zentralkanal des Rückenmarkes vom Ependym gebildet wird und vielleicht eine ganz andere Bedeutung hat als der Liquor in den Hirnkammern und im Subarachnoidealraum.

Übrigens ist der Gedanke einer *sekretorischen Tätigkeit der Ependymzellen* nicht neu, wenn auch in der Regel von den Ependymzellen des Gehirns gesprochen wird. So fand STUDNICKA gelegentlich „bläschenförmige Bildungen auf der Oberfläche der ihrer normalen Flimmer- oder Geißelbedeckung entblößten Ependymzellen. Man findet, daß sie an den Stellen, wo sich ehemals der Flimmerbesatz befand, entspringen, und daß sie, nachdem sie sich ausgebildet haben, sich von diesen trennen können, so daß sie dann, frei auf der Oberfläche des Ependyms liegend, oder in größerem Maße das Innere der Hirnventrikel erfüllend, anzutreffen sind. Oft ist die ganze Oberfläche des Ependyms von einer bedeutenden Schicht dieser tropfen- oder bläschenförmigen Gebilde bedeckt". Über die Bedeutung dieser Bläschen schreibt er: „So haben wir es hier mit dem Austreten einer Flüssigkeit aus dem Inneren der Ependymzellen in der Form von scharf begrenzten Blasen zu tun. Es handelt sich vielleicht nur um einen temporären Zustand des Ependyms, und zwar nur in einigen seiner Partien. Wir können nämlich an denselben Präparaten, an denen wir die oben beschriebenen Verhältnisse gefunden haben, das übrige Ependym mit einer ganz normalen Flimmerbedeckung bzw. mit Geißeln versehen finden."

Sehr viel deutlicher drückt sich FUCHS über die sekretorische Tätigkeit des Ependyms aus. Er fand eine Ausstoßung von Körnchen, die offenbar aus dem Kern stammen und durch das Plasma in den Hohlraum ausgestoßen werden. S. 650: „Die Sekretion der Ependymzellen ist vielmehr eine außer allem Zweifel stehende Tatsache." Daneben gibt er aber zu, daß die Ependymzellen Geißeln besitzen, unter Umständen zu Geißel- oder Flimmerzellen werden können. Gerade im embryonalen Ependym fand er regelmäßig diese Sekretionserscheinungen und schließt daraus, daß die sekretorische Funktion offenbar die ältere ist. S. 663: „Das Ependym hat zunächst zwei Aufgaben zu erfüllen: 1. Es dient dem Mark als Stützorgan. 2. Es liefert in den Zentralkanal Sekret." FUCHS erwähnt, daß bei der Anatomenversammlung in Halle im Jahre 1902 auch Prof. v. STRICHT sich zu seiner Ansicht bekannt habe.

Es ist dann im Schrifttum über diese Tätigkeit des Ependyms sehr still geworden, bis neuerdings die sekretorische Tätigkeit wieder mehr vertreten worden ist. Im Handbuch der vergleichenden Anatomie der Wirbeltiere weist C. U. ARIENS KAPPERS auf sie hin, ohne allerdings wesentliche neue Tatsachen anzubringen. Er erwähnt dabei die Untersuchungen von CHARLTON, durch die bei Fischen, Reptilien und Vögeln, besonders im Gebiet des Thalamus, eine sekretorische Funktion des Ependyms wahrscheinlich gemacht wird, und erinnert an die Ergebnisse von WISLOCKI und PETNEM, die bei Trypanblauinjektionen in das Gefäßsystem der Medulla oblongata einen Austritt des Farbstoffes durch das Ependym in den Ventrikel nachweisen konnten.

Ähnliche Andeutungen bei HALLER v. HALLERSTEIN, der besonders auf die Parietalorgane niederer Wirbeltiere hinweist, die sich vom Ependym herleiten und offenbar sekretorische Funktionen haben. Neuerdings hat sich PAPOUSCHEK wieder ausführlicher mit dem Ependym von Amphibien beschäftigt. Er fand, ganz ähnlich wie beim Menschen, im Ventrikel und Zentralkanal häufig Auflagerungen auf den Zellen, bei denen es fraglich ist, ob es sich um Gerinnungen oder Ausscheidungen handelt, und beschreibt das Wabenwerk im Zentralkanal, dessen Ende an den Zellen befestigt zu sein scheint. *„Auch mit bester Optik erhielt ich den Eindruck, daß diese Enden die verschmolzenen Cilien der Ependymzellen sind, und das Wabenwerk ein von ihnen in das Lumen abgeschiedenes Sekret ist."* „Weiterhin", sagt er in der Zusammenfassung, *„wird die Vermutung ausgesprochen, daß sich Ependym und Plexuscilien periodisch in Sekret umwandeln".* Dann erinnert er an Untersuchungen von SCHUMACHER, in denen aus dem Bereich des Verdauungskanals eine ähnliche Ansicht ausgesprochen wird.

Auch von pathologisch-anatomischer Seite werden ähnliche Gedankengänge vertreten. P. ERNST hat bei Besprechung der Hydromyelie im Handbuch der Mißbildungen von SCHWALBE darauf hingewiesen. Er schreibt: „Analog wie beim Hydrocephalus darf man auch bei der Hydromyelie darauf hinweisen, daß vermutlich dem *Ependymepithel sekretorische Bedeutung* zukommt, wie dem Epithel der Adergeflechte; wenigstens kann der Verfasser auch am Zentralkanalepithel eine granuläre Struktur nachweisen, die stark an sekretorische Drüsenzellen erinnert." SCHAETZ nimmt einen etwas anderen Vorgang an, nämlich einen Liquorstrom von der nervösen Substanz durch das Ependym in den Zentralkanal, wenn er auch nicht gerade von einem Sekretionsvorgange spricht.

So liegen also auch im Schrifttum mannigfache Beobachtungen vor, die darauf hindeuten, daß der Liquor wenigstens zum Teil ein Sekretionsprodukt des Ependyms ist.

Ich möchte im Zusammenhang damit noch auf zwei andere Tatsachen hinweisen, wenn sie auch erst in ein späteres Kapitel hineingehören. Wenn das Ependym im späteren Leben vom Zentralkanal abwandert, und sich in der Subst. gel. centralis in Form von kleinen Epithelhäufchen wiederfindet, so sehen wir außerordentlich häufig in diesen *Epithelgruppen Lichtungen* auftreten, die einen *drüsenähnlichen Eindruck* machen. Wie sollen wir uns die Bildung des Lumens erklären, wenn die Zellen nicht ein Sekret absondern? Und wenn wir die Geschwulstbildungen des Ependyms betrachten, die sog. *Ependymome* und *Neuroepitheliome* mit ihren zahlreichen drüsenähnlichen Hohlräumen, um die sich das Epithel wie ein echtes Drüsenepithel herumlegt, so kommt auch hier die ehemalige sekretorische Funktion der Ependymzellen zum morphologischen Ausdruck.

Und schließlich möchte ich noch eine Beobachtung erwähnen, die ich bei der Untersuchung von ungefähr 12 Fällen von *tbc. Meningitis* habe machen können. Untersucht man bei Kindern mit Meningitis tbc. das Rückenmark, so sieht man, daß die Rückenmarkshäute mit den in sie eingeschlossenen Blutgefäßen und Nervenwurzeln sich sehr stark an dem Prozeß beteiligen. Ich habe das in einer Arbeit von HEITZ ausführlicher beschreiben lassen. In keinem dieser Fälle war nun der von oben bis unten durchgängige Zentralkanal irgendwie verändert. Nirgends ließ sich ein Entzündungsexsudat im Zentralkanal nachweisen. Sein Epithel war überall gut erhalten. Keinerlei Andeutungen von tuberkulösen Veränderungen, wie man sie doch regelmäßig im Bereich des Ependyms der Hirnventrikel findet.

Wenn tatsächlich ein Liquorstrom von den Hirnhöhlen in den Zentralkanal des Rückenmarkes bestünde, so müßten dem Inhalt des Zentralkanals in genau der gleichen Menge Exsudatzellen beigemengt sein, wie das im Subarachnoidealraum der Fall ist. Daß das in den verschiedensten Höhen nie zu beobachten war, obwohl die Rückenmarkshäute in sehr ausgedehnter Weise erkrankt waren, also mit dem hierhin stattfindenden Liquorstrom doch ganz offenbar Tuberkelbacillen verschleppt wurden, ist wiederum ein Beweis dafür, daß der Inhalt des Zentralkanals nicht von dem Plexus gebildet werden kann und seinen Ablauf nach unten hat, sondern ist eher in dem Sinne zu deuten, daß die Ependymzellen den Liquor im Zentralkanal hervorbringen, und daß die Stromrichtung eher von unten nach oben geht.

Ich glaube, daß man aus allen diesen Gründen mit großer Sicherheit sagen kann, daß der *Liquor im Bereich des Zentralkanals zum Teil vom Ependym sezerniert wird*, und daß dieser Liquor sich in seiner *Zusammensetzung offenbar grundsätzlich vom Hirnliquor unterscheidet.* Vor allem scheint er einen sehr viel *höheren Eiweißgehalt* zu haben (was ich allerdings nur aus den Gerinnungserscheinungen des fixierten Materials schließen kann). Im späteren Leben scheint allerdings das Ependym Veränderungen durchzumachen, die mit einer allmählichen Umstellung (oder einem Aufhören) seiner Funktion einhergehen (s. den Abschnitt über das Zellbild des Zentralkanals beim älteren Menschen).

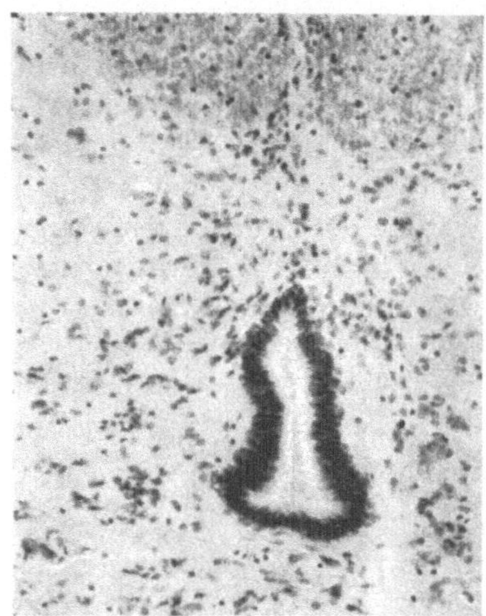

Abb. 7. RM 1052. 10 Tage, männlich. Gelatine, Hämatoxylin. Lendenmark. Offener Zentralkanal, wenig zellreicher Gliamantel mit Zellkappe am hinteren Pol.

Die *Umgebung des Zentralkanals* des Neugeborenen ist außerordentlich reich an Zellen. Sie umgeben ihn als ein dichter Kranz und machen erst in einiger Entfernung einer zellärmeren Zone Platz. Die Zellen sind entweder gleichmäßig verteilt, oder es treten mehr umschriebene Anhäufungen auf. Wenn das der Fall ist, sind in der Regel die hinteren Anteile bevorzugt. Fast immer ist die vordere Umgebung des Zentralkanals zellärmer. Gelegentlich bilden die Zellen eine Art Kappe um den hinteren Pol und setzen sich in Form einer mehr oder weniger deutlich betonten Straße entsprechend der Raphe zum Sept. post. fort (Abb. 7).

Welcher Art sind diese Zellen?

Bei reinen Zellfärbungen kann es kein Zweifel sein, daß die Zellen engste Beziehungen zu den *Ependymzellen* haben. Gerade wenn man die unmittelbare Umgebung des Zentralkanals durchmustert und von den früher erwähnten, aus dem Verband des Ependyms herausgetretenen Zellen ausgeht, wenn man die Kernzeichnung studiert und vor allem die gröberen Chromatinbrocken der Kerne miteinander vergleicht, so kann kein Zweifel darüber sein, daß es fließende Übergänge von den Kernen des Ependyms zu denen der Umgebung gibt. Die Form der letzteren ist im allgemeinen mehr kugelig, die Chromatinzeichnung heller, lockerer. Der Einfluß der freieren Lage scheint sich also in einer Auflockerung des Kernes zu äußern. Nur das Protoplasma ist gänzlich anders geworden. Es ist entweder kaum zu erkennen oder umgibt in Form eines schmalen, unscharf begrenzten Saumes den Kern, der im übrigen in das faserige

Gliagewebe eingebettet erscheint. Bildung von Cilien oder eindeutige Ependymfasern sind an diesen „abgewanderten" Zellen nicht zu erkennen.

Daneben treten in geringerer Zahl kleine, dunkelgefärbte, lymphocyten-
ähnliche und bohnen- und stäbchenförmige Kerne auf, die an die Kerne der
Oligodendroglia und der *Mikroglia*
erinnern.

CAJAL - Färbungen zeigen eindeutig, daß die erstbeschriebenen
Gebilde wenigstens zum Teil Gliazellen mit Fortsätzen sind (Abb. 8
und 9). Während es mit der Gold-
sublimatmethode nie gelingt, an
den Ependymzellen Fortsätze nachzuweisen, sind sie an den Zellen
der Umgebung des Zentralkanals
eindeutig zu erkennen. Dabei zeigt
sich eine gewisse Regel: Je näher
dem Zentralkanal (Abb. 8), um so
unentwickelter die Fortsätze; die
Zellen in seiner unmittelbaren Umgebung (jene, die aus dem Verband des Ependyms herauszutreten

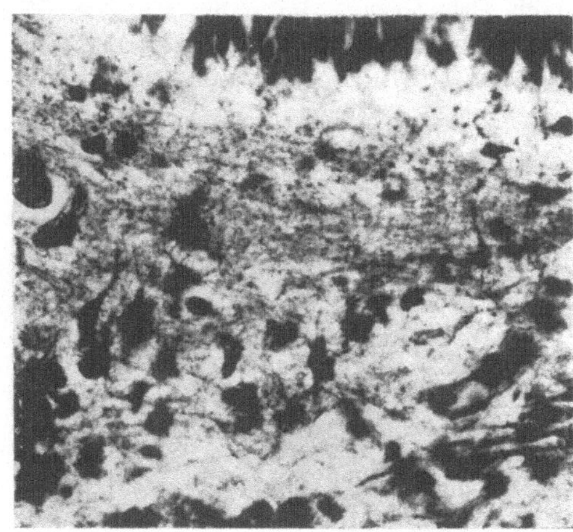

Abb. 8. RM 1207. Neugeborenes. CAJAL.
Unreife Gliazellen in der Nähe des Zentralkanals.

scheinen) scheinen noch frei von Fortsätzen zu sein. In weiterer Entfernung
vom Zentralkanal wird dann die Zahl und die Länge der Fortsätze größer
(Abb. 9). Die Darstellung in der Photographie
ist wegen der Beschränkung des Bildes auf
eine Ebene immer eine recht unvollkommene.
Man wird diese Zellen als *unreife* und *reifere
Gliazellen* oder als *unreife und reifere Astrocyten* bezeichnen müssen (als Astroblasten dürfen sie deshalb nicht bezeichnet werden, weil
die Bezeichnung von LENHOSSEK für diejenigen
ausgewanderten Zellen des Zentralkanals an-
gewandt wird, die noch einen peripheren Fortsatz bis zur Pia haben).

Der Zentralkanal wird also beim Neugeborenen von einem zellreichen Mantel von
unreifen und reiferen Astrocyten umgeben,
denen sich in geringerer Zahl kleine Gliazellen
beimengen.

Daß hier tatsächlich voll ausgereifte Astrocyten in großer Zahl vorkommen, zeigt die
Abb. 10 nach GOLGI-LANDAU, die wie alle

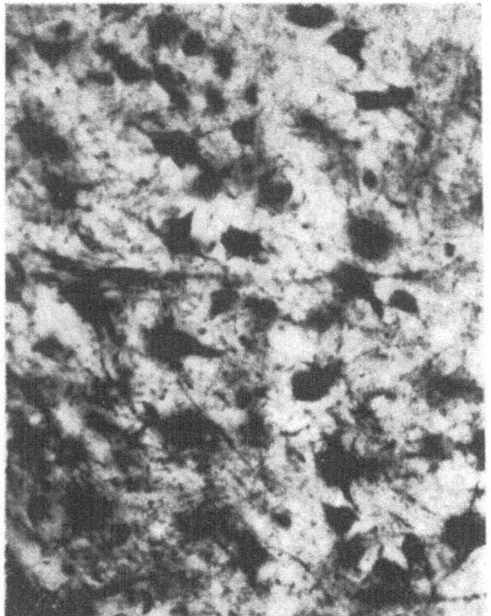

Abb. 9. RM 1217. Neugeborenes. CAJAL.
Reife Gliazellen in den seitlichen Teilen
der Zentralkanalregion.

GOLGI-Färbungen zwar keine Auskunft über die Zahl der Astrocyten gibt,
wohl aber über die Entwicklung einzelner, die die Färbung angenommen
haben.

Es darf vielleicht noch betont werden, daß auch in gut gefärbten CAJAL-
Präparaten die Ausbildung der Fortsätze der Gliazellen in der weißen Substanz

der Stränge gewöhnlich eine sehr viel vollkommenere ist als in der Substantia
gelatinosa centralis. Das gilt allerdings bis zu einem gewissen Grade auch für
das Rückenmark des Erwachsenen.

Und nun noch einige Worte über die Bildung und Anordnung der Fasern
nach Präparaten, die nach HOLZER, WEIGERT, AZAN oder mit der Neutral-
Äthyl-Violett-Orange-G (N-O)-Methode von BAILEY gefärbt sind. Auch die
GOLGI- und LANDAU-Färbung läßt gelegentlich Entsprechendes erkennen. Schon
WEIGERT hat darauf hingewiesen, daß die Substantia gelatinosa centralis beson-
ders reich an Gliafasern ist. Das kann ich nach meinen Präparaten durchweg

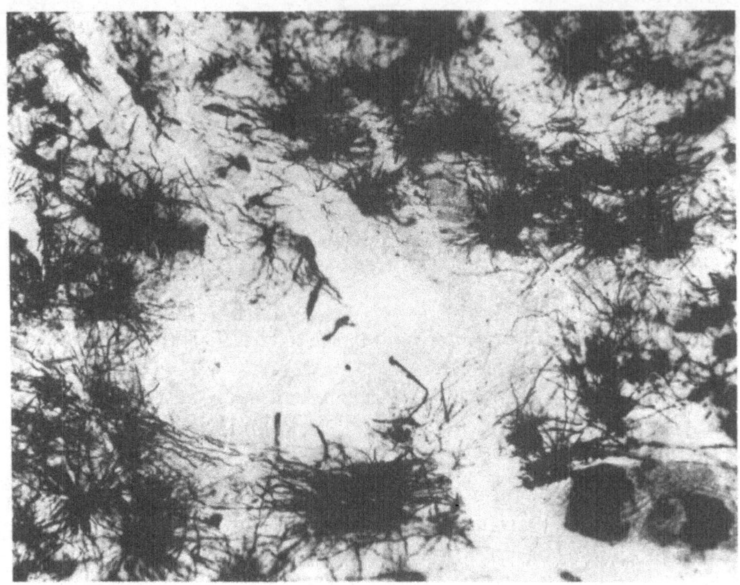

Abb. 10. RM 1026. Männlich, 3 Tage. LANDAU. Astrocyten um den Zentralkanal.

bestätigen. Die *Gliafasern* zeigen dabei oft eine ausgesprochen *zirkuläre Anordnung um den Zentralkanal* und strahlen von hier in die Umgebung aus, gehen
in das Netzwerk über, das zwischen den Markfasern der Stränge angeordnet
ist, und setzen sich in die Bildung der Raphe fort. Die zirkuläre Anordnung
der Gliafasern um den Zentralkanal ist nach LENHOSSEK zum ersten Male von
STILLING 1842 beschrieben worden. LENHOSSEK selbst bestätigt sie.

Die *Raphe* besteht schon beim Neugeborenen überwiegend aus Gliafasern.
Gewiß sind ihr Ependymfasern beigemengt. Die Hauptmasse wird aber von
Gliafasern gebildet. Am Beginn der Raphe im hinteren Umfang des Zentralkanals liegen dabei oft in größerer Zahl Gliazellen, die im CAJAL-Präparat die
vorher beschriebenen Ausläufer erkennen lassen und sich zugweise vom hinteren
Pol des Zentralkanals in die Raphe vorschieben. Oft sind ihre Fortsätze einseitig
in der Längsrichtung der Raphe orientiert. Im weiteren Verlauf der Raphe sind
immer wieder Gliazellen eingestreut. Außerdem beteiligen sich die benachbarten Strangastrocyten mit ihren Fortsätzen am Aufbau der Raphe. Doch
ist sowohl diese Einstreuung von Gliazellen in das Raphegebiet als auch die
Mitbeteiligung der seitlichen Astrocyten relativ gering, so daß die Raphe sich in

der Hauptsache aus durchgehenden, längsverlaufenden Fasern zusammensetzt. Beim Erwachsenen liegen offenbar die Verhältnisse anders.

Von der oben gegebenen Beschreibung trifft man nun in großer Zahl Abweichungen, die teils in das Gebiet des Normalen hineingehören, teils schon als Anomalien angesehen werden müssen.

Zu den häufigsten Abweichungen gehört die Tatsache, daß die *Ependymzellen* unter sich nicht gleich sind, sondern daß *beträchtliche Unterschiede* auftreten.

Schon in den Abb. 1, 6 und 7 sind solche Verschiedenartigkeiten deutlich zu erkennen. Abb. 6 zeigt in dem Seitenteil offenbar eine andere Breite des Epithelsaumes als im Bereich des vorderen und hinteren Pols. Während in dem Seitenteil das Epithel deutlich mehrreihig ist, die Kerne also, wie beschrieben, in mehreren Reihen übereinander angeordnet sind, ist vorn nur eine Reihe (höchstens einmal eine Doppelreihe) von Kernen von langgestreckt ovaler Form zu erkennen. Die Zellen sind offenbar etwas breiter, liegen nicht so gedrängt wie in dem Seitenteil. Noch deutlicher wird dieser Unterschied am Dorsalpol. Die Mehrreihigkeit der Zellen nimmt nach ihm hin allmählich ab, die Zellen sind weniger hoch, die Kerne mehr rund, klein, dicht, liegen weniger gut geordnet und bilden am hinteren Pol zuletzt einen fast ungeordnet erscheinenden Haufen, von dem eine gewisse „Ausstreuung" in die umgebende Glia ausgeht. Man wird unwillkürlich an die embryonalen Bilder des primitiven Zentralkanals mit seiner Boden-, Deck- und seinen Seitenplatten erinnert. Auch die Anordnung der Zellen erinnert etwas an die Bilder, die vom vorderen und hinteren Ependymkeil gegeben werden. Das fällt in der vorliegenden Abbildung besonders am vorderen Pol auf, in dem eine radiäre Anordnung um einen imaginären Mittelpunkt, der im vordersten Teil des Zentralkanallumens liegt, besteht.

Diese hier deutlich erkennbare *Dreiteilung*, ist deshalb wichtig, weil nach den Ergebnissen der embryologischen Forschung der Zentralkanal des Neugeborenen doch schon seine endgültigen Formen hat und sich eigentlich nur aus den Bestandteilen des vorderen und hinteren Ependymkeils aufbaut, während die Seitenplatten längst als Spongioblasten verbraucht sein müßten. In Abb. 7 (vom gleichen Rückenmark eines 10 Tage alten Knaben) ist der Befund ein ähnlicher (Lendenmark). Nur sind in ihm die Zellen des Dorsalpols zylindrisch. Sie zeigen gegenüber denen der Seitenplatten eine deutliche Einbuchtung, so daß die Dreiteilung der Umrandung des Zentralkanals hier noch auffälliger wird. Auch gegenüber der „Bodenplatte" heben sich die von außen her eingebuchteten „Seitenplatten" recht deutlich ab. Daß es sich dabei nicht etwa nur um Schrumpfungsprozesse handelt, geht wohl am besten daraus hervor, daß die Form des Zentralkanals im ganzen Rückenmark die gleiche ist und sowohl bei Paraffineinbettung als auch in dem sehr schonenden Gelatineverfahren herauskommt.

In Abb. 1 ist der Befund ein ähnlicher. Hier ist wieder der Zellbelag des Dorsalpols besonders schmal, während der vordere breiter ist. Die Lichtung des ganzen Zentralkanals ist unvollständig in zwei Teile geteilt, indem am Übergang des vorderen zum mittleren Drittel ein Zellsporn nach innen vorspringt. Dieser Sporn liegt zwar schon im Bereich der Seitenteile, die vollständige Ausbildung des mehrreihigen Seitenepithels beginnt aber erst dorsal von ihm. So entsteht auch hier eine Art Dreiteilung des Ependyms. Wichtig scheint mir auch zu sein, daß sich vom vorderen Pol eine Auswanderung von Zellen in die umgebende Glia entwickelt und zu einer Art Zellkappenbildung um den vorderen Pol geführt hat. Die Kerne dieser Zellen entsprechen ganz den vorher beschriebenen blaß gefärbten Gliakernen, die, abgesehen von ihrer runden Form und dem geringeren Chromatingehalt, die größte Ähnlichkeit mit den Zellen des Ependyms haben. Es scheinen sich also hier auch aus dem Bereich des vorderen Pols Zellen zu lösen, die in die Glia des Rückenmarkes übergehen. Wenn man den Vorgang als eine Art Abwanderung ansieht, so würde das bedeuten, daß diese nicht nur seitlich und hinten, sondern auch vorn vor sich geht.

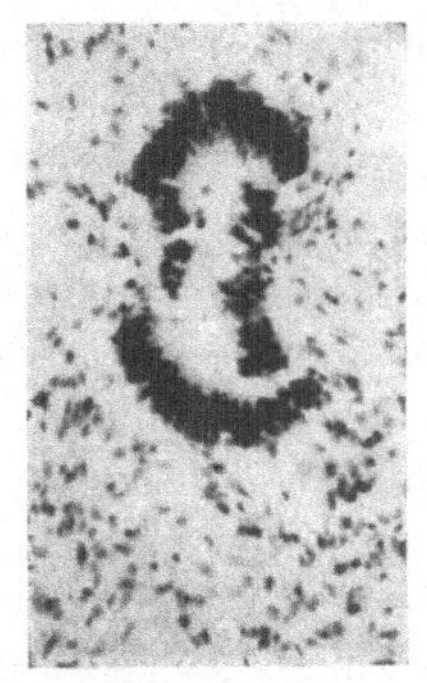

Abb. 11. RM 1014. Männlich, 1 Tag. Gelatine, Hämatoxylin. Brustmark. Offener Zentralkanal, Unterbrechung des Ependyms (Vorderanteile, Hinteranteile, Seitenteile). Zellreiches Lager.

Eine *Dreiteilung des Ependyms* kommt noch deutlicher in Abb. 11 vom Rückenmark eines 1 Tag alten Kindes heraus. Dabei handelt es sich ebenfalls um einen Befund, der in den verschiedensten Höhen des Markes erhoben werden konnte. Der Zentralkanal besteht offenbar aus einer Deckplatte, einer Bodenplatte und zwei Seitenplatten. Die letzteren haben sich von den übrigen gelöst. Ich bin nun zwar überzeugt davon, daß es sich hier um ein Kunstprodukt handelt. Trotzdem scheint mir das Bild von Bedeutung, weil diese Lösung so auffallend symmetrisch ist und wohl auch wieder die Zusammensetzung der Wand des Zentralkanals aus drei verschiedenen Teilen anzeigt.

b) Anomalien.

I. Die einfachste Anomalie des Zentralkanals besteht darin, daß der Querschnitt nicht eine runde oder ovale Form aufweist, sondern eine *spornartige Ausbuchtung* nach hinten besitzt. Der Sporn zeigt die gleiche Epithelauskleidung wie der übrige Zentralkanal, oder er besteht, wie in Abb. 12, aus einem einreihigen Zylinderepithel und setzt sich ziemlich scharf gegen die Seitenteile ab. Diese und die vordere Begrenzung zeigen ungefähr das gleiche Zellbild (Abb. 12). Das „Lager" des Zentralkanals ist sehr zellreich, wie in der Regel besonders bei Frühgeburten. Solche spornartigen Ausbuchtungen sind ein recht häufiger Befund und finden sich sowohl bei Neugeborenen und Kindern, als auch in höheren Altersstufen. Die Annahme, daß es sich dabei um Reste des embryonalen Schließungsvorganges des Zentralkanals handelt, hat sehr viel Wahrscheinlichkeit. Der Sporn, der sich hier so scharf gegen die Seitenteile absetzt,

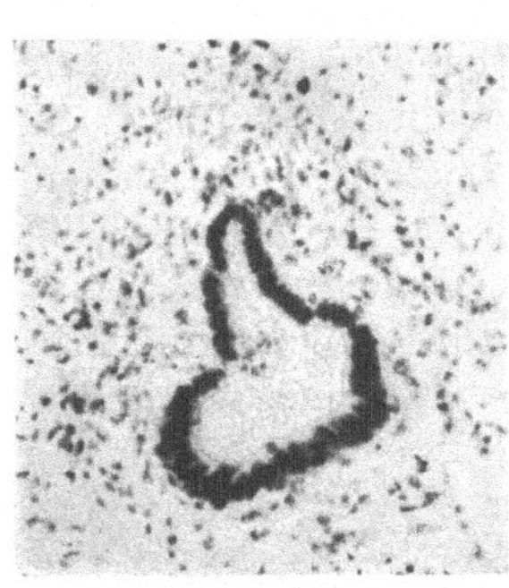

Abb. 12. RM 1064. Frühgeburt. Gelatine, Hämatoxylin. Brustmark. Offener Zentralkanal, zellreiches Lager. Fortsatz zum Sept. post. Erythrocyten im Zentralkanal.

stellt offenbar den vom hinteren Ependymkeil gelieferten Bestandteil des Zentralkanals dar, dessen Zusammenfassung mit dem übrigen Teil nicht ganz gelungen ist. Es besteht somit nach der heutigen Nomenklatur ein leichter Grad von „*Dysraphie*".

II. Ebenso häufig sind *Verlängerungen des Zentralkanalquerschnittes* in dorsoventraler Richtung. Dabei können die Zellen entweder im ganzen Umfang die gleiche Form haben, oder es treten wieder jene Unterschiede zwischen den einzelnen Abschnitten auf, die oben geschildert wurden. Da die Verlängerungen häufig mit Veränderungen im Ependym einhergehen, sollen sie mit den entsprechenden Abbildungen genauer unter III. beschrieben werden.

III. Seltener und schwerer zu beurteilen sind *Lückenbildungen im Epithel.*

Ein Beispiel gibt Abb. 13 von einer nicht ganz ausg tragenen Frühgeburt: Zentralkanal ungefähr normal weit, birnförmig, nach hinten ausgezogen. Vorderer Pol und Seitenteile mehrreihig, beide etwas gegeneinander abgesetzt. Ventral vom vorderen Pol kappenförmige Zellansammlung aus Zellen, die mit den Ependymzellen die größte Ähnlichkeit haben. Nach hinten zu Übergang zur Einreihigkeit. Epithel hinten weniger hoch, wenn auch noch zylindrisch. Hinterer Pol unterbrochen. Defekt durch eine Zellmasse ausgefüllt, die mit den „abgesprengten" Ependymzellen identisch ist. Lichtung mit andersartigen Zellen ausgefüllt: Kleiner, runder Kern, deutlicher, rundlicher Zelleib; ganz vereinzelte Erythrocyten.

Wie ist diese Unterbrechung aufzufassen? Entwicklungsstörung, Trauma oder Kunstprodukt? Gegen das letztere spricht die Zellansammlung in der Lücke und die im Zentralkanal. Eine Entwicklungsstörung könnte wohl die Zellkappe im Epitheldefekt erklären, aber nicht den Inhalt des Zentralkanals. Die Zellen im Innern des Lumens sind als Gliawanderzellen (vielleicht zum Teil auch als Lymphocyten) aufzufassen. Die Erythrocytenbeimengung spricht mit überwiegender Wahrscheinlichkeit dafür, daß es sich hier um die Folge eines Geburtstraumas handelt.

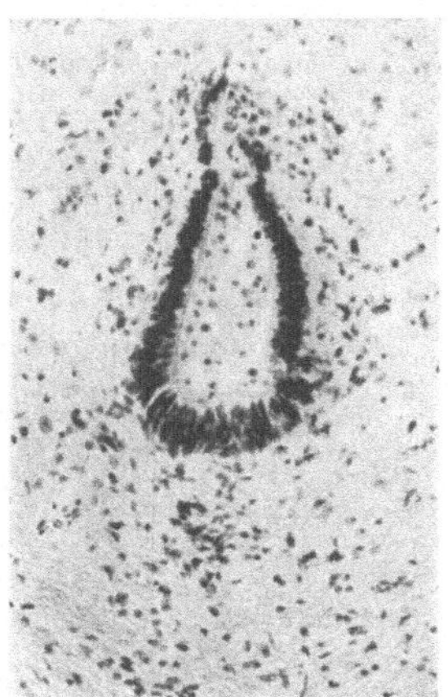

Abb. 13. RM 1005. Frühgeburt. Gelatine, Hämatoxylin. Lendenmark. Offener Zentralkanal, zellreiches Lager, Ependymunterbrechung am unteren Pol.

Schwieriger ist die Beurteilung bei dem Fall der Abb. 14: Gut entwickelter, birnförmig gestalteter Zentralkanal mit vielreihigem Epithel, das in Boden-, Deck- und Seitenplatten getrennt ist. Am hinteren Pol umschriebene Unterbrechung mit Einrollung des Ependyms nach innen. Denkt man sich das eingestülpte Ende ausgezogen, so würde es ungefähr in den Defekt am hinteren Pol hineinpassen. Zellkappe um den hinteren Pol, die um die Lücke verdichtet erscheint. Alle Zellen tragen den Charakter der „abgewanderten" Ependymzellen. Einzelne Zellen der gleichen Art in die Lücke des Zentralkanals vorgetreten.

Es sind zwei Fragen zu stellen: 1. Wodurch ist die *Unterbrechung* des Ependyms erfolgt? und 2. Wie ist die *Zellansammlung in der Umgebung der Lücke* zu erklären? Vergleicht man die Zahl der Zellen an der Lücke mit der sonstigen Umgebung des Zentralkanals, so hat man durchaus den Eindruck einer Zellvermehrung, wenn auch Mitosen nicht gefunden werden. Es sieht also so aus, als ob die Unterbrechung des Ependyms hier eine zellige Reaktion der Umgebung ausgelöst hätte. Das würde zugleich bedeuten, daß der Defekt schon einige Tage alt, also entweder bei der Geburt oder schon vor ihr erfolgt ist. Da er sich hier durchaus nicht, wie in den späteren Fällen, im Bereich eines schon stark rückgebildeten Ependyms findet, muß immerhin daran gedacht werden, daß wir es auch hier mit einem geburtstraumatischen Defekt zu tun haben.

Anders zu beurteilen ist die Abb. 15 von einem 3 Tage alten Knaben. Hier zerfällt der Zentralkanal in zwei deutlich voneinander getrennte Teile. Der vordere zeigt die gewöhnliche Zusammensetzung aus hohem, mehrreihigem Zylinderepithel. Er läuft nach hinten in einem langen, schnabelförmigen Fortsatz aus, der sich am hinteren Pol noch einmal erweitert. Vom hinteren Pol geht dann eine ziemlich dichte Zellreihe aus, die sich bis zum hinteren Septum erstreckt. Die ganze Zellbegrenzung dieses hinteren Abschnittes besteht aus kleinen, schmalen, dunkelgefärbten Kernen ohne nachweisbarem Protoplasma.

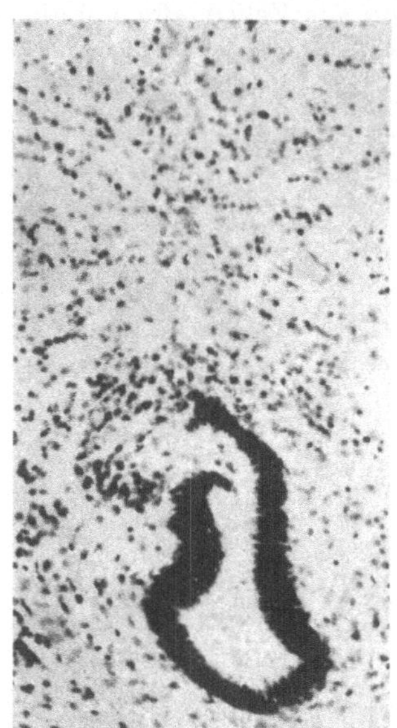

Abb. 14. RM 1026. Männlich, 3 Tage. Gelatine, Hämatoxylin. Lendenmark. Offener Zentralkanal mit Unterbrechung am hinteren Pol. Zellreiches Lager, besonders am hinteren Pol.

Die Kerne stehen mit ihrer Längsachse nicht senkrecht zum Lumen, sondern legen sich ihm flach an. Vorn von der Mitte ist die Zellreihe unterbrochen, rechts im Bild in Form einzelner Lücken, zwischen denen noch einzelne kleine pyknotische Kerne zu erkennen sind, links ist die Unterbrechung eine breite, es haben sich nur vereinzelte Zellen erhalten. Die Unterbrechungsstelle ist mit einer wolkig geronnenen Masse ausgefüllt, die sich auch noch ein Stück in das hintere geschlossene Ende hineinzieht. Das übrige Rückenmark ist sehr gut erhalten. Irgendwelche Quetschungszeichen sind nicht nachzuweisen.

Hier handelt es sich zunächst ja eindeutig um eine unvollständige Obliteration des dorsalen Zentralkanalanteiles *(Dysraphie)*. Der vordere Teil des Zentralkanals liegt an normaler Stelle, vielleicht etwas nach vorn verschoben. Bei der Obliteration von hinten her ist der Verschluß gleich ventral von den Hintersträngen noch zustande gekommen, aber es sind im Bereich der Raphe mehr Zellen liegen geblieben als in der Norm. Dann ist der Verschluß unterblieben, die Zellen haben aber ihren Charakter verändert, offenbar ihre Funktion verloren, und sind zu kleinen, schmalen, länglichen Gebilden atrophiert. Die Lücke in der Mitte scheint darauf hinzudeuten, daß der Untergang der Zellen hier langsam fortschreitet. Wahrscheinlich würde der dorsale Rest des Zentralkanals im Laufe des Lebens noch vollständig obliterieren und sich nur in Form gewisser solider Zellansammlungen halten.

Weitere Bilder des gleichen Falles von *unvollständiger Rückbildung des Zentralkanals*, die also im Sinne von Henneberg schon als *Dysraphie* zu bezeichnen ist, zeigen die Abb. 16 und 17. Sie beweisen zugleich, daß wir es hier nicht mit einem Kunstprodukt zu tun haben. Denn es wäre ganz unwahrscheinlich, daß sich ein solches durch das ganze Rückenmark erstrecken würde. Abb. 16 stammt vom Lendenmark. Der Zentralkanal ist als langgezogener, schlitzförmiger Hohlraum erhalten. Die vordersten Anteile sind etwas weiter. Sie sind mit annähernd normalen Epithel ausgekleidet. Übrigens ist zu betonen, daß der vordere Pol des Zentralkanals in diesem Teil bis fast unmittelbar an die vordere Commissur heranreicht. Man hat also den Eindruck, als wenn der Zentralkanal auch von vornher hätte obliterieren müssen. Nach hinten wieder eine lange, schmale Ausziehung, zuletzt fast ohne Lumen, aber nach hinten doch noch abgeschlossen. Die Epithelien schmal, flach, dem spaltförmigen Hohlraum anliegend, hochgradig pyknotisch. Dann folgt nach hinten eine Unterbrechung mit einigen Gliakernen. An sie schließt sich weiter dorsal eine schmale, offenbar epitheliale Zellansammlung an, die aber keinen Hohlraum mehr umschließt, sondern eine Doppelreihe (zuweilen auch nur eine einzelne Reihe) von Zellen darstellt. Am hinteren Pol wiederum ein Abschluß, ähnlich wie bei einem spitz ausgezogenen Zentralkanal. Daß hier eine Störung der Rückbildung vorliegt, kann wohl kaum bezweifelt werden. In diesem Präparat fällt noch etwas anderes auf: Die den Zentralkanal umgebenden Gliakerne ähneln wie üblich den Kernen der Epithelien. Hier wirkt sich das dahin aus, daß die Gliakerne um den vorderen Pol groß, hell, in ihrer Chromatinstruktur deutlich gezeichnet sind, also den Charakter der gewöhnlichen großen Neurogliakerne haben. Die Kerne an den Seiten und um den hinteren Pol des Zentralkanals sind klein, dunkel, lymphocytenähnlich. Sie erinnern also an die der Mikroglia.

Noch deutlicher wird die Rückbildungsstörung im Halsmark des gleichen Falles (Abb. 17). Vorn ein gut ausgebildetes Lumen mit hochzylindrischer Begrenzung, wiederum auffallend nahe der vorderen weißen Commissur. Dann folgt ein lang ausgezogener, teils noch offener, spaltförmiger, teils unterbrochener, obliterierter Ausläufer, der sich fast bis

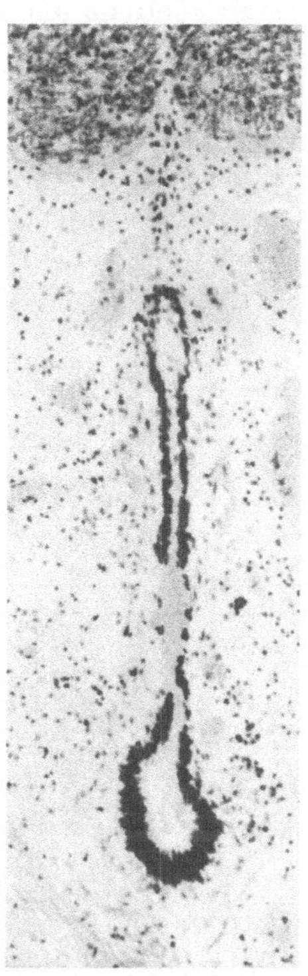 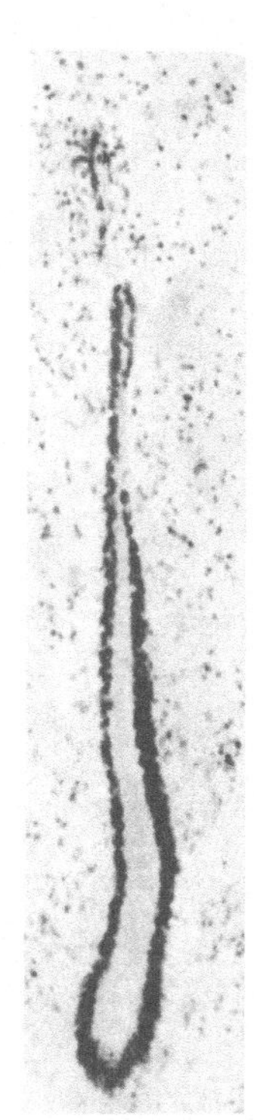

Abb. 15. RM 1057. Männlich, 3 Tage. Gelatine, Hämatoxylin. Brustmark. Unterbrechung des Zentralkanals in der Mitte, Atrophie des Ependyms in den hinteren Abschnitten.

Abb. 16. RM 1057. Männlich, 3 Tage. Gelatine, Hämatoxylin. Lendenmark. Obliteration und Unterbrechungen des Zentralkanals vom hinteren Pol aus.

zu den Hintersträngen hinzieht. Die Zellen sämtlich klein, schmal, die Kerne pyknotisch, das oberste Stückchen völlig abgesprengt, scheinbar wiederum mit kleiner Lichtung versehen. Die so im Gliagewebe liegenden Reste des ursprünglichen Zentralkanals zeigen den Weg seiner Obliteration. Die Gliakerne in seiner Umgebung sind wieder auffallend klein, dunkel, als wenn die Zellen aus dem zurückgebildeten Zentralkanal abzuleiten wären.

Eine ähnliche Absprengung zeigt schließlich Abb. 18 von einem $2^1/_2$ Tage alten Kinde. Der Zentralkanal ist wiederum lang ausgezogen. Die vorderen Anteile gut entwickelt. Der Verschluß nach hinten scheint unterbrochen. Seitliche Epithelabsprengung.

Die hier beschriebenen Abweichungen des Zentralkanals des Neugeborenen von der Norm sind wiederholt beschrieben und zum Gegenstand von

Besprechungen gemacht worden. Von größeren Untersuchungsreihen an Kindern nenne ich ZAPPERT und UTCHIDA. Ersterer hat 200 Fälle von Kindern bis zum vollendeten 2. Lebensjahre untersucht, letzterer 78. Eine Verlängerung des Zentralkanals nach hinten mit wechselnder Gestalt und gelegentlicher Abtrennung einzelner Teile vom hinteren Pol fand ZAPPERT 10mal, nennt sie „*einfache Hydromyelie*" und hält sie, da ihr jede progressive Tendenz fehlt, für eine einfache *Varietät*. Er betont, daß sie besonders häufig bei Feten und Frühgeburten gefunden würde, was darauf hindeute, daß wohl noch eine Rückbildung stattfinden könne.

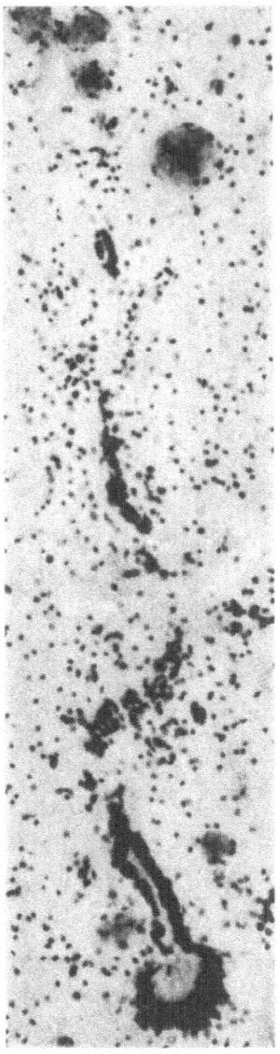

Bei Erwachsenen wurden entsprechende Fehlbildungen und Varietäten des Zentralkanals von PICK beschrieben, der sie in sehr sorgfältigen Serienschnitten untersuchte und sämtlich als Zeichen angeborener Entwicklungsstörungen auffaßt. Auch MARBURG betont, daß er bei seinen Untersuchungen der Rückenmarke von Kriegsverletzten sehr häufig ähnliche Anomalien gefunden habe.

Diese Bildungen als *Hydromyelie* zu bezeichnen ist sicher *falsch*. Denn nicht die Wasser- oder Liquoransammlung mit praller Ausfüllung des Zentralkanals ist das Charakteristische, sondern die Ausziehung des Kanals mit sehr enger Lichtung. Nach den entwicklungsgeschichtlichen Vorbemerkungen wird man nicht fehlgehen, in der Spornbildung oder der dorsoventralen Verlängerung des Querschnittes ein Zeichen

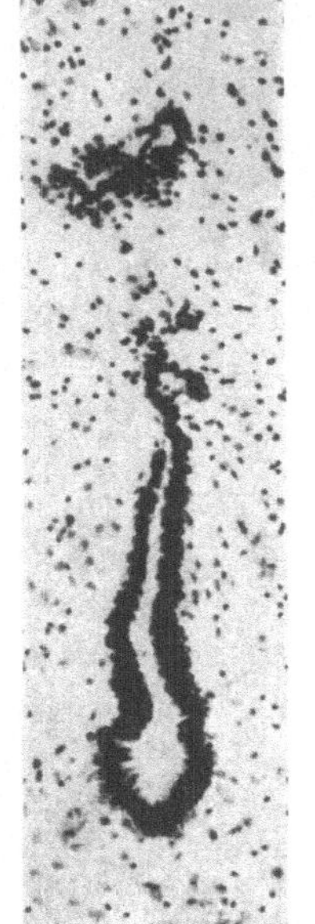

Abb. 17. RM 1057. Männlich, 3 Tage. Gelatine, Hämatoxylin. Halsmark. Langgestreckter, vorne offener Zentralkanal mit mehreren Unterbrechungen, besonders am hinteren Pol.

Abb. 18. RM 1023. 2$^{1}/_{2}$ Tage. Gelatine, Hämatoxylin. Lendenmark. Offener Zentralkanal, Absprengung des hinteren Teiles, mäßig zellreiches Lager.

mangelhafter Rückbildung des Zentralkanals zu sehen, sie also als *einfache Dysraphie* zu bezeichnen.

Dabei zeigt das Ependym oft eine auffallende Ungleichmäßigkeit der Form. Im vorderen Abschnitt ist es in der Regel mehrreihig und trägt alle Zeichen voller Tätigkeit, zeigt Cilien, Sekrettropfen, Ependymfasern, im hinteren Abschnitt ist es ganz offenbar hochgradig atrophisch, flach, die Kerne pyknotisch, die Funktion ist eingestellt. Hier ist also eine Rückbildung eingetreten, aber sie ist nicht bis zum vollständigen Schwunde vorgeschritten, sondern hat noch Reste des Epithels erhalten bleiben lassen. Und aus diesem partiellen Untergang der Ependymzellen erklären sich dann auch, wenigstens zum Teil, die Lückenbildungen, die in dem Zellbesatz, besonders des hinteren Anteils des Zentralkanals, auftreten.

Daß daneben auch geburtstraumatische Schäden umschriebene Unterbrechungen des Ependyms hervorrufen können, möchte ich für sehr wahrscheinlich halten; wenn gelegentlich im Inneren des Zentralkanals rote Blutkörperchen gefunden werden, so spricht das in diesem Sinne.

ZAPPERT hat schon betont, daß es sich bei den beobachteten Bildern um einfache Varietäten ohne progressive Tendenz handelt. Ich kann das durchaus bestätigen.

Im allgemeinen möchte ich ausdrücklich betonen, daß die Rückenmarke, von denen hier die Rede war, in ihrem gröberen Aufbau kaum Unregelmäßigkeiten erkennen ließen. Im besonderen waren sowohl Ganglienzellen als auch Markscheiden usw. voll entwickelt. Das heißt also: *Die einfache Dysraphie braucht nicht zu irgendeiner weiteren Entwicklungsstörung des Rückenmarkes zu führen.* Oder wenn sie mit solchen verbunden ist, müssen noch andere Faktoren eine Rolle spielen. Die *einfache, reine Dysraphie* allein *erklärt nicht gröbere Mißbildungen des Rückenmarkes*, auch nicht solche im Zentralkanalgebiet.

Nur auf eine Abweichung möchte ich schon hier hinweisen, die aus den Abb. 13 und 14 hervorzugehen scheint. Wenn es sich bei den hier beschriebenen Ependymlücken nicht um einfache Kunstprodukte handelt, deutet die Umgebung des Zentralkanals darauf hin, daß der Austritt von Liquor aus dem Kanal in die umgebende Glia zu einer zelligen Reaktion führt. Wenn in den folgenden Abbildungen davon nichts zu sehen ist, so kann das damit in Zusammenhang stehen, daß hier die Lücken in dem inaktiven Bereich des Zentralkanals lagen, also wohl kaum Durchtrittsstellen für Liquor waren. Der *Liquor* scheint also *nicht ganz harmlos für das umgebende Rückenmarksgewebe* zu sein, sondern es zu zelligen Reaktionen anzuregen.

III. Der Zentralkanal im Laufe des 1. Lebensjahres.
a) Normalbilder.

Im Laufe der Monate des 1. Lebensjahres bleibt im großen und ganzen das Zellbild des Zentralkanals das gleiche. Als Beispiel mag zunächst Abb. 19 dienen. Sie zeigt wieder in sehr deutlicher Art, daß das Epithel des Zentralkanals aus drei Teilen zusammengesetzt sein kann, dem einreihigen, hohen Zylinderepithel im Bereich des vorderen und hinteren „*Ependymkeiles*", die deutlich von den mehrreihigen *Seitenplatten* abgesetzt sind. „*Cuticularsaum*" aus feinsten Granula zusammengesetzt, *Zellfortsätze*, die wie feinste Cilien aussehen (Abb. 20). Auch hier hat man wieder den Eindruck, daß die *Cuticula* nicht als Abschlußleiste des Zellplasmas anzusehen ist, sondern daß feinste *Sekretkörnchen* in den Zellen gebildet werden, die auf dem Weg über die „*Cilien*" in den Inhalt des Zentralkanals übergehen. Die Innenfläche der Ependymzellen ist in unregelmäßiger Dichte von einer feinen Schicht körnig-tropfigen Sekrets besetzt. Die *Inhaltsmasse* zeigt allerdings, wie gewöhnlich im Gelatinepräparat, nicht eine so deutliche wabige Gerinnung, wie das in Paraffinschnitten zu sehen ist. Auch in diesem Zeitabschnitt gelegentlich etwas stärkere Abweichungen vom gewöhnlichen Zelltyp. So zeigt z. B. der ganze hintere Pol des Präparates 1017 (Abb. 21) von einem 5monatigen Kind, scharf abgesetzt von den Seitenplatten, eine ganz schmale Zellreihe mit kleinen, runden, pyknotischen, fast lymphocytenähnlichen Zellen und Zellansammlungen um den vorderen und den hinteren Pol. Die ersteren enthalten große, chromatinarme

Kerne, die in jeder Hinsicht den Kernen der dortigen Ependymzellen ähneln, die letzteren sind genau wie die dort liegenden Ependymzellkerne klein, rundlich, dicht. So wie die großkernigen Zellen um den vorderen Pol sich offenbar von den Ependymzellen herleiten (aus ihnen abgewandert sind), so müssen auch die kleinkernigen Gliazellen des hinteren Pols offenbar mit den dortigen Ependymzellen in Verbindung gebracht werden. Natürlich findet man sowohl zwischen den kleinen Zellen um den hinteren Pol großkernige Gliazellen, wie umgekehrt unter den Zellen um den vorderen Pol kleinkernige. Auch in einiger Entfernung vom Zentralkanal, in dem gliösen Mantel, sind zwischen den zahlenmäßig reichlicher vorhandenen großkernigen Gliazellen immer kleine Gliazellen

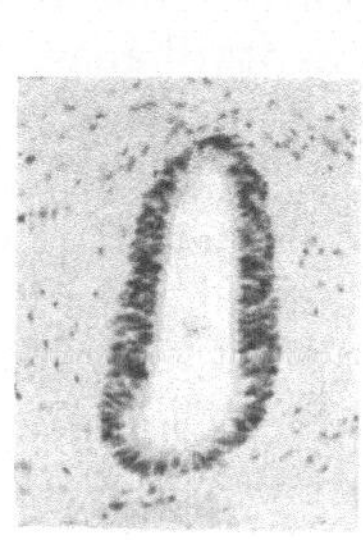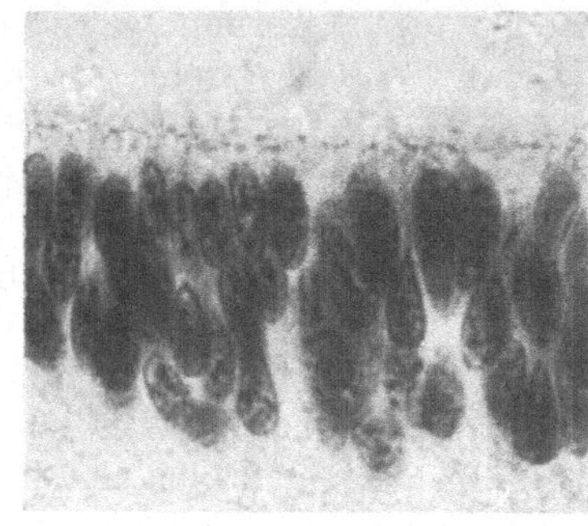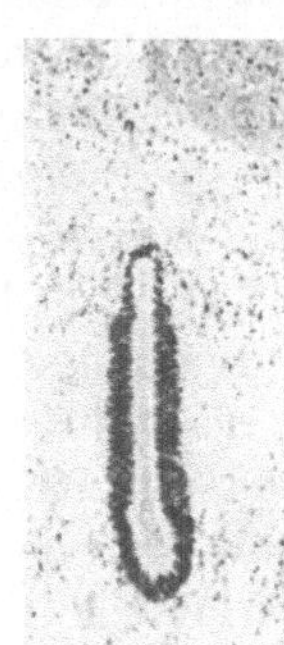

Abb. 19.   Abb. 20.   Abb. 21.

Abb. 19. RM 1095. 6 Monate. Gelatine, Hämatoxylin. Lendenmark. Offener Zentralkanal mit zellarmem Gliabett. Differenzierung des Ependyms in Boden-, Deck- und Seitenplatten.

Abb. 20. RM 1095. 6 Monate. Gelatine, Hämatoxylin. Lendenmark. Starke Vergrößerung von Abb. 19, mehrreihiges Ependym der Seitenplatte mit körniger Innenschicht und feinsten „Cilien".

Abb. 21. RM 1017. 5 Monate. Gelatine, Hämatoxylin. Lendenmark. Offener Zentralkanal, Unterschiede im Ependym, Gliabett vorn und an den Seiten zellarm, hinten zellreich.

vertreten. Ob sie alle als solche aus dem Ependym ausgewandert sind oder sich auch sekundär aus den größeren Zellen umbilden können, vermag ich vorläufig nicht zu sagen. Wenn man die mehrreihigen Seitenwandzellen oder die hohen zylindrischen Zellen der Boden- und Deckplatte auf ihre Zell- und Kernformen genau studiert, sieht man unter ihnen eigentlich nie Kerne, die mit den kleinen Gliakernen Ähnlichkeit haben. Trotzdem sind immer wieder unmittelbar am Fuß dieser Zellen einzelne kleine Gliakerne (zwischen den großen) zu sehen, bei denen man die Vorstellung hat, daß sie aus dem Lager der Seitenplatten herausgetreten sind.

Wenn man sich nun in diesem Zeitabschnitt die *Umgebung des Zentralkanals* ansieht, so macht sich gegenüber den Neugeborenen eine gewisse Wandlung bemerkbar. Das *Gliabett* des Zentralkanals wird *zellärmer* und faserreicher (vgl. Abb. 19 und 21). Dabei ist der Zellgehalt meist nicht überall gleichmäßig. Gewöhnlich ist zunächst das Gebiet um die Seitenteile kernarm, während die Pole noch von Zellkappen umgeben sind, der hintere Pol meist stärker als der vordere. Die Art der Zellen ist oben beschrieben. Im Bereich der seitlichen Teile sieht man vielfach unmittelbar um die Ependymzellen eine fast kernfreie Zone, die dann nach außen von einem Zellkranz umgeben ist (Abb. 21). Die Zellen scheinen gleichsam von der Gliafaserwucherung nach außen verdrängt zu sein. Die äußere Kontur des Ependymzellbesatzes zeigt insofern eine gewisse Veränderung, als das Heraustreten von einzelnen Kernen an den Seitenteilen kaum noch zu sehen ist, während es an den Polen noch reichlicher vorkommt. Es scheint also jetzt allmählich das Ependym mit der von ihm ausgehenden Zellbewegung zu einem gewissen Abschluß zu kommen. Die Abwanderung hört auf und läßt auch um die Pole deutlich nach.

Es ist klar, daß sich diese Wandlung zeitlich nicht genau festsetzen läßt. Die Regel ist im 5. und 6. Lebensmonat, so wie es die Abb. 19 und 21 zeigen. Nicht selten aber sieht man auch Bilder vom Status des Neugeborenen mit zellreichem Gliabett, in dem die Bewegung noch stärker im Gang ist und wenig Fasern gebildet sind.

Daneben bahnt sich eine zweite Bildung in der Umgebung des Zentralkanals an, die man in Abb. 22 schon angedeutet findet. Der Zentralkanal dieses Kindes von $2^1/_2$ Monaten (Lendenmark) ist noch ziemlich lang ausgezogen. Er ist in der Mitte unterbrochen. Da diese Unterbrechung auch in anderen Höhen in ähnlicher Form zu sehen ist, und mit mannigfachen Umlagerungen des Ependyms ähnlich den Abb. 15—18 einhergeht, ist sie sicher nicht als Kunstprodukt anzusehen, sondern mit Rückbildungsstörungen in Verbindung zu bringen. Das Glialager des Zentralkanals ist noch ziemlich zellreich, besonders in der Umgebung der dorsalen Hälfte. Immerhin ist schon eine kernarme Faserzone um die Seitenteile angedeutet, die nach außen von einem Zellmantel umgeben ist. *In diesem Zellmantel* fallen nun schon bei der schwachen Vergrößerung *Gruppenbildungen* auf, die sich durch ihre etwas dunklere Färbung von der Umgebung abheben. Die Kerne dieser Zellgruppen unterscheiden sich kaum von den Gliazellen der Umgebung. Sie sind vielleicht hier und da etwas größer, zeigen aber die gleiche Chromatinzeichnung, wie wir sie

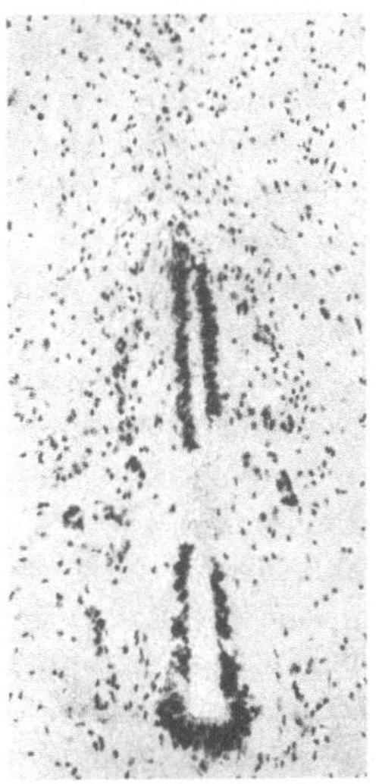

Abb. 22. RM 1071. $2^1/_2$ Monate. Gelatine, Hämatoxylin. Lendenmark. Unterbrechung des Zentralkanals im mittleren Teil, Zellnesterbildung in der äußeren Zone des Gliamantels.

von den großen Gliakernen und den Kernen der Ependymzellen kennengelernt haben. Man kann schlechterdings nicht sagen, ob man sie als kleine Gruppen von Gliazellen oder von Ependymzellen bezeichnen soll. Gelegentlich läßt sich im Innern der Gruppen ein kleiner leerer Raum nachweisen, so daß dann eine Art drüsenähnlicher Rosettenbildung zustande kommt. Diese Nesterbildung, wie ich sie zunächst einmal kurz nennen will, ist in der Regel auf einen ziemlich schmalen Raum um den Zentralkanal nach außen von der zellarmen Faserschicht beschränkt. Beim Erwachsenen kommt sie auch noch in größerer Entfernung vor. Außerhalb der Substantia grisea centralis im Bereich der Vorder- und Hinterhörner oder gar im Bereich der Stränge habe ich sie nie gesehen. Sie muß also etwas sein, was mit der Natur der Zellen um den Zentralkanal in Zusammenhang steht.

Da ja die Herkunft aller Gliazellen aus dem Ependym sicher ist, und die Auswanderung der Zellen, wie im ersten Abschnitt gezeigt, offenbar noch im postembryonalen Leben weiter geht, die fertigen (oder eben noch nicht ganz fertigen) Ependymzellen also offenbar noch die Fähigkeit der Wanderung und der Umbildung zu Gliazellen haben, liegt es wohl nahe anzunehmen, daß hier in der Umgebung des Zentralkanals Ependymzellen liegen geblieben sind, die sich nicht zu Gliazellen umgewandelt, sondern ihren epithelialen Charakter behalten haben. Den einzelnen Kernen wird man es in der Regel nicht ansehen können, ob er einer nicht völlig ausgereiften Gliazelle oder einer noch unreiferen Zelle angehört. Spezialfärbungen nach CAJAL oder GOLGI müßten darüber Auskunft geben, ob die Umbildung zu Astrocyten, zum mindesten zu unreifen Gliazellen mit kleinen Fortsätzen, erfolgt ist. Da aber die CAJAL- oder GLOBUS-Färbung fast nie wirklich alle Zellen darstellt, ist es schwer zu sagen, ob in den Haufen von Zellen die einzelne fortsatzlose Zelle nun eine solche unreife Zelle darstellt, oder ob die Färbung nur eine unvollkommene ist. Jedenfalls lassen sich in diesen Zellnestern in der Regel keine deutlichen Fortsätze mit der CAJAL-(GLOBUS-) Färbung nachweisen. Sie verhalten sich hierbei also wie Ependym-zellen. Ihren epithelialen Charakter offenbaren die Zellen dann noch besonders durch die Nester- und Haufenbildung mit Neigung zur drüsenähnlichen An-ordnung. Dazu muß eine Vermehrung der Zellen erfolgen. Und damit kommt man zu einem schwachen Punkt. Es gelingt niemals, eine Mitose in diesen Zellgruppen, ja überhaupt in den Gliazellen um den Zentralkanal zu sehen. Auch die Ependymzellen zeigen niemals mitotische Kernvermehrung. Da aber im Bereich der Haufen Zellvermehrungen doch wohl nicht angezweifelt werden können, kann es sich nur um amitotische Prozesse handeln. Solche sind ja immer sehr schwer zu beweisen, weil Kerneinschnürungen, Biskuitformen usw. keine richtige Beweiskraft haben. Es sei hier aber doch festgestellt, daß solche Kern-einschnürungen und „Kernzwillingsbildungen" im Bereich der kernreichen Zone und besonders in den Zellnestern durchaus nicht selten sind. Im übrigen ist es aus der Entwicklungsgeschichte bekannt, daß gerade die Spongioblasten zur amitotischen Vermehrung neigen. Es kann sich also hier um einen mit der Entstehung zusammenhängenden Spezial-Zellcharakter handeln.

Ich möchte also annehmen, daß die *Nesterbildungen* dadurch entstehen, daß *Ependymzellen* in das Gliabett *auswandern*, sich nicht zu reifen Gliazellen um-bilden, sondern ihren unreifen, mehr *epithelialen Charakter behalten* und nun die Neigung haben, bei Vermehrungen epithelähnliche Zellnester und Rosetten-bildungen hervorzubringen, wozu noch die *Überbleibsel ihrer sekretorischen Fähigkeit* beitragen. Daß im vorliegenden Fall diese Nesterbildung gerade beider-seits in der Umgebung der Ependymlücken zu sehen ist, deutet vielleicht darauf hin, daß hier eine überstürzte Auswanderung von Zellen erfolgt war, die schließ-lich mit einem Defekt des eigentlichen Zentralkanalepithels endete. Möglicher-weise stellt die Zellwucherung auch eine Reaktion auf den Epitheldefekt und den Austritt von Liquor in das Gliabett dar. Denn es ist anzunehmen, daß die Ependymzellen besonders im Bereich des vorderen Pols noch voll funktions-fähig sind und daher wohl auch noch zur Liquorproduktion beitragen.

Auch für die bekannte RIBBERTsche Vorstellung von der Entstehung der Geschwülste kann das Verhalten der erwähnten Zellen von Bedeutung sein; hier liegen zwar nicht große Keimversprengungen vor, aber doch immerhin Verlagerungen von unreifen Zellen, die an dem Ort, wohin sie gelangen, ausreifen sollen. Sie behalten offenbar ihren unreifen Charakter. Ob das nur in den ersten Lebensmonaten der Fall ist, oder ob diese Unreife bestehen bleiben kann, wird später zu besprechen sein. Wichtig ist, daß man ihnen diese Unreife, wenigstens bei den gewöhnlichen Färbungsmethoden, nicht ansehen kann. Wie sie nun hier schon im 1. Lebensjahr eine gewisse Neigung zur Wucherung aufweisen, so kann das auch später geschehen, und man kann sich wenigstens theoretisch vorstellen, daß irgendeine besondere Reizwirkung ihre Wucherungsfähigkeit auslöst und sie zur Geschwulstbildung veranlaßt. Das anregende Moment ist im vorliegenden Fall vielleicht die Durchtränkung mit Liquor vom unterbrochenen Zentralkanal her.

Eine weitere Frage ist, ob in dem Zellkranz um das Gliabett des Zentralkanals auch unreife Gliazellen liegen. Sie lassen sich an der Bildung kurzer, zackiger Fortsätze und Spitzen im CAJAL-(GLOBUS-)Präparat erkennen. Auch sie könnten eine stärkere Wucherungstendenz haben als die fertigen Astrocyten. Im vorliegenden Fall haben sie sich aber offenbar an der (vielleicht reaktiven) Wucherung nicht beteiligt.

Im Halsteil des gleichen Rückenmarkes ist die Unterbrechung des Zentralkanals, wie erwähnt, eine ganz ähnliche. Die Zellvermehrung in der Umgebung ist weniger deutlich, doch sind auch hier einige Epithelnester zu erkennen, die zum Teil sogar nach vorn vom vorderen Pol liegen.

Die Nesterbildung ist im übrigen nicht auf Rückenmarke beschränkt, in denen solche Unterbrechungen des Zentralkanals nachzuweisen sind, sondern kommt auch bei ganz normalem Verhalten des Zentralkanalepithels vor.

b) Anomalien.

Gehen wir von hier aus zu den leichten *Anomalien* des Zentralkanals im *1. Lebensjahr* über, so schließt sich Abb. 23 unmittelbar an das eben Auseinandergesetzte an. Der Zentralkanal dieses Kindes von 10 Monaten (RM 1083) zeigte im Halsteil eine ganz symmetrische, schmale, doppelseitige Unterbrechung (in der Abbildung kommt nur die eine Seite zur Darstellung). Während nun die Umgebung des Zentralkanals am vorderen und hinteren Pol (außer einigen Zellgruppen am ersteren) zellarm ist und fast nur aus faseriger Glia besteht, zeigen sich über beiden Lücken gröbere Zellansammlungen. Die Kerne tragen alle den Charakter der Ependymkerne, sind allerdings polymorpher und sind vielfach mit Ausziehungen, Einkerbungen, Einschnürungen bis zur Biskuitform versehen, so daß wieder an amitotische Teilungen gedacht werden muß. In der unmittelbaren Umgebung der Lücken erkennt man eine Unruhe im Epithelbesatz, die auf einen lebhaften Auswanderungsvorgang hindeutet. Das übrige Epithel ist hochzylindrisch, vielreihig, zeigt Cuticularsaum, die Lichtung des Kanals ist (wie an dem Bild nicht deutlich herauskommt) mit wabig geronnener Masse ausgefüllt. Daß hier die Zellansammlung um die Lücken eine Reaktionserscheinung ist, man könnte fast von einer Zellcallusbildung sprechen, erscheint mir sicher zu sein. Wodurch die Lücke entstanden ist, ist nicht zu sagen. Wenn die Zellen der Umgebung auch gelegentlich die Neigung zeigen, kleine Gruppen zu bilden, so haben sie doch in der Hauptsache gliösen Charakter. Man könnte also fast sagen, daß hier in der Umgebung von kleinsten Defektbildungen im Zentralkanal je ein mikroskopisch kleines Gliom, oder wohl richtiger eine zellige Gliose, entstanden ist. Ob der Wucherung allerdings eine Progredienz eigen ist, kann man nicht sagen. Ich möchte es nicht für wahrscheinlich halten.

Das Lendenmark zeigt nun die gleiche Veränderung in verstärkter Form (Abb. 24). Der Zentralkanal ist in drei Teile auseinander gefallen. Der vordere Teil ist der größte. Er trägt ein mehrreihiges, funktionierendes Epithel. Seine

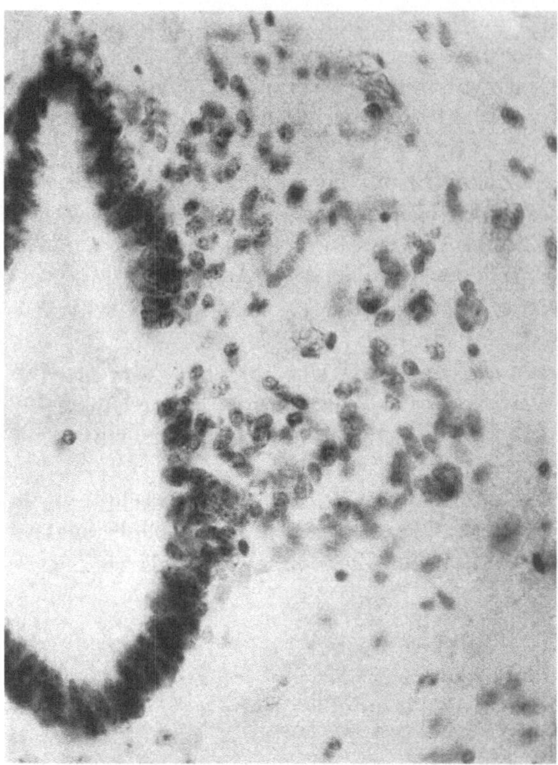

Abb. 23. RM 1083. 10 Monate. Gelatine, Hämatoxylin. Halsmark.
Unterbrechung des Ependyms mit lokaler Zellansammlung.

Umgebung ist nach der vorderen Commissur hin zellarm, faserig. Im Kanal selbst wolkiges Sekret. Der hintere Abschnittspol hat flacheres Epithel vom gleichen Charakter. Zwischen ihnen ein dritter, in sich geschlossener Epithelkanal mit Zylinderepithel. Das ganze zwischen diesen Ependymresten liegende Gewebe ist nun von einer dichten, großkernigen Zellmasse ausgefüllt, deren Kerne im wesentlichen mit denen der Ependymzellen übereinstimmen, nur daß sie polymorpher sind und mannigfache Einbuchtungen zeigen. Wiederum an den Enden der Lücken des vorderen Poles Zellunruhe mit Abwanderungserscheinungen. Unmöglich aber kann die ganze Zellmasse, deren mittlerer Teil in Abb. 25 noch einmal vergrößert dargestellt ist, durch Abwanderung von Ependym entstanden sein.

Hier liegt offenbar eine Zellwucherung durch amitotische Vermehrung vor. Die Zellen tragen dabei nach ihrer Lagerung überwiegend gliösen Charakter, doch kommen an den verschiedensten Stellen, übrigens auch in einiger Entfernung vom Zentralkanal, auch Nester- und Rosettenbildungen vor. So kommt der Doppelcharakter der Zellen gut zum Ausdruck.

Was mag zur Zersprengung des Zentralkanals geführt haben? Vielleicht ein Geburtstrauma. Vielleicht handelt es sich auch um eine reine Rückbildungsstörung. Die Zellwucherung ist also offenbar sekundär entstanden und hat im Laufe der 10 Monate des Lebens einen ziemlich hohen Grad angenommen. Auch hier könnte man von einem umschriebenen Gliom oder einer zelligen Gliose sprechen. Gegen das Wort Gliom bestehen insofern gewisse Bedenken, als die Wucherung keinen progredienten Charakter trägt, sondern offenbar mit der Abdeckung der Defekte sein Ende erreicht.

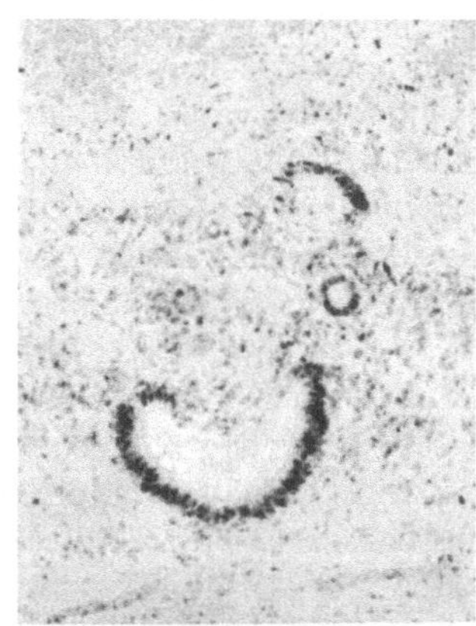

Abb. 24. RM 1083. 10 Monate. Gelatine, Hämatoxylin. Lendenmark. Grobe Unterbrechung des Zentralkanals mit Zellansammlung im Unterbrechungsgebiet.

Ich möchte mir also den Vorgang folgendermaßen vorstellen: *Vollfunktionierendes, „aktives" Ependym mit Sekretion von Liquor. Austritt dieser Flüssigkeit durch eine Lückenbildung in die gliöse Umgebung mit Anregung zur zelligen Wucherung*, die aber wahrscheinlich aufhört, wenn die Lücke im Ependym

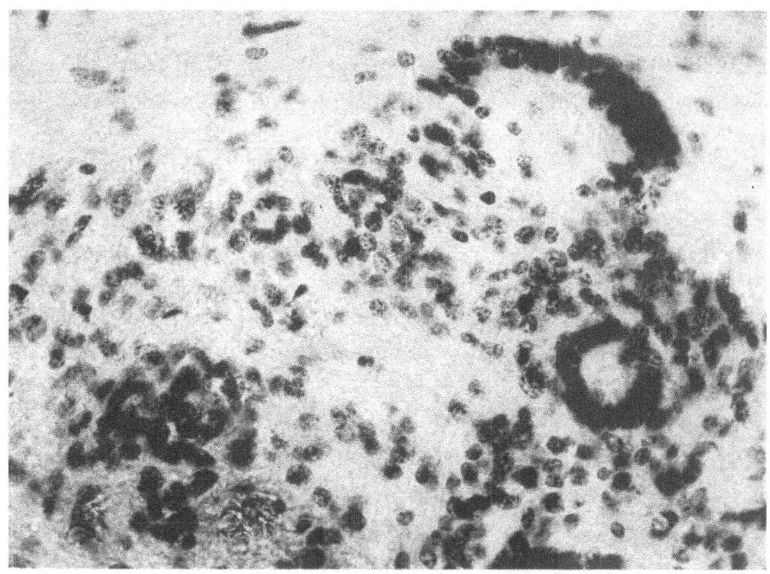

Abb. 25. RM 1083. 10 Monate. Gelatine, Hämatoxylin. Lendenmark. Starke Vergrößerung von Abb. 24. Zellansammlung im Bereich der Unterbrechung des Zentralkanals.

durch die Zellwucherung zum Abschluß gebracht ist. Ein weiteres Vordringen des Liquors in die Rückenmarkssubstanz wird offenbar durch diese reaktive

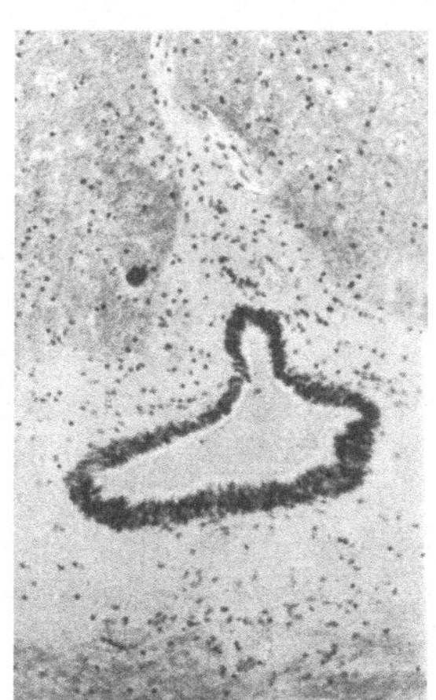

Abb. 26. RM 1068. 6 Monate. Gelatine, Hämatoxylin. Halsmark. Offener Zentralkanal, zellarmes Gliabett, Sporn zum Sept. post. mit Zellansammlung.

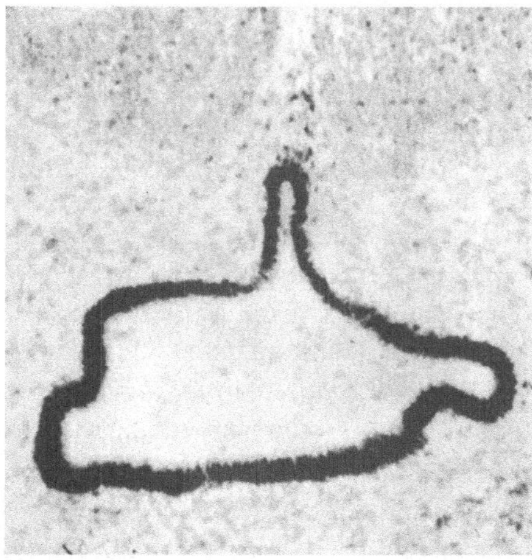

Abb. 27. RM 1160. Männlich, 4 Monate. Gelatine, Hämatoxylin. Lendenmark. Offener erweiterter Zentralkanal mit Spornbildung in das Sept. post. Zellreiches faserarmes Gliabett um den Zentralkanal.

Zellwucherung verhindert. Als Ausgangsmaterial für die letztere kommen wohl in erster Linie die schon vorher aus dem Gebiete des Ependyms ausgewanderten Zellen in Betracht. Die Lücken werden sich also um so leichter schließen, je mehr noch an solchen Zellen zur Verfügung steht und je weniger sie zu Astrocyten ausgereift sind.

Zwei weitere Beispiele von *Spornbildung* des Zentralkanals nach dem Septum posterior hin geben die Abb. 26 und 27.

In Abb. 26 (6 Monate altes Kind, RM 1068) ist im Halsmark die Auskleidung des Zentralkanals sonst völlig regelrecht, mehrreihig, gleichmäßig im ganzen Umfang. Das Gliabett zeigt die für das Alter charakteristische Zellarmut in den seitlichen und vorderen Teilen. Spornbildung nach hinten. In seiner Umgebung eine zellreichere Glia mit Faserbildung, die sich schon keilförmig zwischen die Hinterstränge vorschiebt. Hier liegt also offenbar eine etwas stärkere Raphestörung vor. Der Vorgang ist aber stationär. Die Zellansammlung um den Sporn ist nicht stärker, als man das auch sonst in der Umgebung des hinteren Poles findet. Der hintere Pol ist also einfach um ein Stück nach hinten verlagert.

Im Fall 1160 (Lendenmark von einem 4 Monate alten Kind, Abb. 27) geht die Anomalie insofern noch etwas weiter, als der Sporn selbst sich ein kleines Stück zwischen die Hinterstränge vorschiebt. Das Rückenmark zeigt im übrigen noch mehr embryonalen Charakter. Das Gliabett um den Zentralkanal ist noch sehr zellreich. Die Faserbildung ist gering. Daher ist auch noch nicht sicher zu beurteilen, ob sich um den Sporn eine gröbere Gliafaserwucherung entwickelt hätte, die sich keilförmig zwischen die Hinterstränge vorschieben würde.

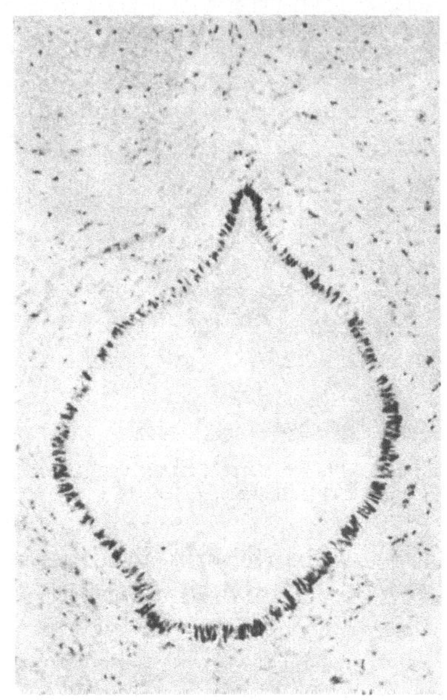

Abb. 28. RM 1063. 6 Monate. Gelatine, Hämatoxylin. Lendenmark. Weit offener Zentralkanal, wenig zellreiches Gliabett. Locker stehendes zylindrisches Ependym.

Als weitere Unregelmäßigkeit sehen wir in diesem Falle eine *Erweiterung des Hohlraumes* mit unregelmäßiger Form des Querschnittes und Bildung seitlicher, *divertikelartiger Ausläufer*, besonders nach rechts. So entsteht eine Art unregelmäßige $\perp$-Form des Querschnittes. Das Epithel zeigt noch alle Anzeichen sekretorischer Funktion. Es besteht also ein gewisser Grad von Dysraphie mit Hydromyelie.

Ähnliche Bilder lassen sich noch in großer Zahl bringen. Sie zeigen alle, daß die *Störung der Rückbildung am hinteren Pol* an sich nicht zu einer Zellwucherung führt, sondern höchstens zu Gestaltsveränderungen des Zentralkanals, die aber völlig *stationären Charakter* tragen und offenbar ohne Störung der Funktion der Epithelien und der Umgebung bestehen können.

Als letztes Bild aus diesem Zeitabschnitt bringe ich Abb. 28 (RM 1063 von einem 6 Monate alten Kinde). Es zeigt im Lendenmark eine nicht unbeträchtliche *Erweiterung des Zentralkanals*, die in den anderen Höhen nicht nachzuweisen war. Ich möchte solche Bilder noch nicht zur Hydromyelie rechnen, da man sie gerade im Lendenmark nicht selten sieht, ohne daß irgendwelche Folgeerscheinungen nachzuweisen sind. Hier interessiert vor allem die Form der

Zellen und das Verhalten der Umgebung. Der Zellkranz ist geschlossen. Die Zellen hochzylindrisch, die Kerne lang, fast stäbchenförmig. An Stelle der Mehrreihigkeit ist eine Art lockere Palisadenstellung der Kerne getreten. Es liegt also ein gewisser Dehnungszustand vor, der zwar noch nicht dazu geführt hat, die Zellen abzuplatten oder grobe Lücken zwischen ihnen zu erzeugen, aber doch, sie etwas weiter auseinander rücken zu lassen. Irgendwelche Wucherungserscheinungen im Epithel sind nicht nachzuweisen. Die Zellen tragen

funktionierenden Charakter mit Granulierung des inneren Protoplasmas und Andeutung von Cilienbildungen, wie man das besonders am hinteren spornähnlichen Pol (Abb. 29) erkennen kann. Auch die Palisadenstellung kommt hier gut zum Vorschein, wenn die Zellen hier auch dichter stehen als in den hinteren und seitlichen Abschnitten.

Ich glaube, daß die *Erweiterung des Zentralkanals* hier als reine *Sekretions- (oder Resorptions-) Störung* zu deuten ist. Vielleicht spricht gerade der Umstand, daß solche Bildungen im Lendenmark besonders häufig sind, dafür, daß eine gewisse mechanische Anstauung des Liquors dabei eine Rolle spielt.

Die Umgebung des Zentralkanals zeigt keinen auffälligen Befund. Das Gliabett ist zellarm, faserig. Keinesfalls ist irgendeine Zellvermehrung nachzuweisen.

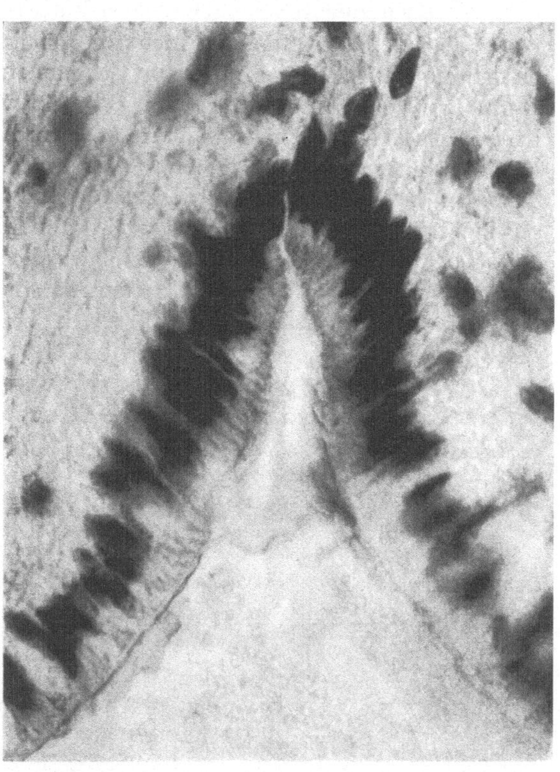

Abb. 29. RM 1063. 6 Monate. Gelatine, Hämatoxylin. Lendenmark. Stärkere Vergrößerung von Abb. 28. Hinterer Pol des Zentralkanals. Hohes, einreihiges Zylinderepithel.

Auch an der Basis der Ependymzellen ist nichts von einer Unruhe und Auswanderungsbestrebung zu erkennen. Vielleicht ist das Glialager im ganzen etwas breiter als normal. Liquorstauung mit Erweiterung des Zentralkanals scheint also nicht zur Gliazellwucherung zu führen, sondern höchstens die Faserbildung etwas anzuregen.

Die Anomalien im ersten Lebensjahr zeigen also keine grundsätzlichen Unterschiede gegen die beim Neugeborenen. Sie bestehen wiederum in der Hauptsache in *Zeichen mangelhafter Rückbildung*, im besonderen mit *Spornbildungen* nach dem Sept. post. Neu ist, daß die *Lücken im Ependym* von einer stärkeren *Gliazellwucherung* umgeben werden, zu der in den ersten Lebenstagen offenbar noch nicht genügend Zeit vorhanden war. Gerade diese stärkere Betonung der Zellansammlungen um die Ependymdefekte läßt die *Gliazellansammlung* in ihrer Umgebung als *reaktiv* erkennen. Worauf sollen diese

Reaktionen zurückzuführen sein ? Es ist kaum anders denkbar, als daß sie durch *Einwirkung des Liquors* auf die Umgebung entstehen. Wie der Wechsel des Liquors normalerweise vor sich geht, ist kaum zu sagen. Wir stehen auf dem Standpunkt, daß seine Sekretion vom Ependym ausgeht. Auf dem gleichen Wege müssen wir uns wohl die Resorption denken. Es scheint aber ein Unterschied vorzuliegen, ob der Liquor bei der Resorption das Filter der Ependymzellen passiert, oder ob er unmittelbar und unfiltriert mit der Umgebung in Borührung tritt.

Schließlich möchte ich noch ausdrücklich betonen, daß die hier beschriebenen Anomalien des Zentralkanals nicht die einzigen sind, die beobachtet werden. In der Literatur sind, besonders im Zusammenhang mit gröberen Entwicklungsstörungen des gesamten Rückenmarks, sehr viele umfangreiche Unregelmäßigkeiten des Zentralkanals beschrieben worden, komplizierte Verzweigungen, Verdoppelungen, Bildungen von Nebenkanälen und Ausbuchtungen usw. Was hier zunächst beschrieben werden sollte, sind diejenigen Veränderungen, die sich an einem durchschnittlichen, unausgelesenen Material mit einer gewissen Häufigkeit beobachten lassen. Und so sei hier gleich betont, daß die beschriebenen Veränderungen durchaus keine Seltenheit sind, sondern, wie das schon früher besprochen und besonders von ZAPPERT betont wurde, verhältnismäßig oft gesehen werden können.

Das übrige Rückenmark zeigt in der Regel keine Anomalien. Die Störung in der Rückbildung des Zentralkanals scheint also auf die Ausbildung des Rückenmarkes keinen Einfluß zu haben.

IV. Der Zentralkanal im 2.—10. Lebensjahr.

Im Laufe des 1. Lebensjahrzehntes ändert sich im allgemeinen das Bild des Zentralkanals in der Richtung, daß das *Epithel an Dichte abnimmt* und mehr zu einem *einreihigen einfachen Zylinderepithel* wird, das abcr sonst in der Regel die typischen Eigenschaften des Ependyms (Cilien, Cuticularmembran, Ependymfasern) behält. Über die Veränderungen der Sekretionsprozesse im Ependym siehe im Abschnitt B VI. Die Lichtung bleibt offen, behält ihre Weite oder nimmt sogar nicht ganz selten noch zu.

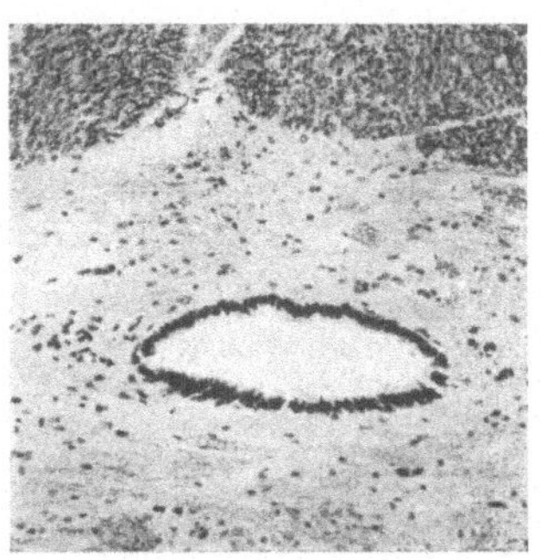

Abb. 30. RM 1013. Männlich, 6½ Jahre. Gelatine, Hämatoxylin. Halsmark. Offener Zentralkanal mit zellarmem Gliabett. Normalbild.

Weiterhin sieht man wie bisher einzelne Kerne nach außen aus der Kontur des Epithelbesatzes heraustreten und in die faserige Glia der Umgebung übergehen. Man sollte also eigentlich annehmen, daß der Kerngehalt dieser Glia zunimmt. Das ist aber in der Regel nicht der Fall. Die Zellen gehen also entweder zugrunde, wofür es aber nirgends anatomische Anhaltspunkte gibt, oder es muß eine Weiterwanderung der Zellen in die Peripherie angenommen werden. Abb. 30 zeigt ein solches Zentralkanalbild, wie es der Regel entspricht. Die Umgebung des Zentralkanals ist etwa von dem gleichen Zellgehalt wie im vorigen Zeitabschnitt. Gliazellen und kleine Gruppen von Epithelien sind in der Fasermasse unregelmäßig verteilt. Die Anordnung in eine zellarme Innen- und eine zellreichere Außenschicht ist nicht mehr so deutlich wie bisher.

Von dieser Regel gibt es nun in beträchtlicher Zahl *Ausnahmen*, die eine gewisse prinzipielle Bedeutung haben, zwar zahlenmäßig gegenüber der Regel zurücktreten, aber durchaus nicht als selten angesehen werden können. Sie gehören noch nicht zu den Anomalien, sind also schon in diesem Abschnitt zu behandeln.

Ich möchte versuchen, sie in einer gewissen Reihenfolge darzustellen.

a) Abb. 31. *Der Zellgehalt des Gliabettes ist auffallend hoch.* Das Bild erinnert an das beim Neugeborenen, ist aber von ihm grundsätzlich verschieden. Das eigentliche, innere Epithel des Zentralkanals ist einreihig. Die Zellen sind nicht mehr so hochzylindrisch, die Kerne fast kugelig rund, intensiv gefärbt, pyknotisch mit undeutlicher Chromatinstruktur. Das Epithel ist dabei im größeren Umfang des Zentralkanals zweischichtig, indem aus der äußeren Kontur der Zellen eine fast geschlossene zweite Reihe herausgetreten ist, die in ihrer Anordnung durchaus nicht mehr der der inneren Reihe entspricht, sondern viel willkürlicher ist. Diese Zweischichtigkeit ist ganz offenbar Produkt eines Zellaustrittes nach außen. In dem Gliabett der Umgebung sind zwei Kernarten zu unterscheiden: Einmal die großen, chromatinarmen, gut gezeichneten Kerne der embryonalen und postembryonalen Zeit, die wir als unreife Gliazellen kennengelernt haben. Sie treten jetzt an Menge zurück gegen kleine, dunkle, runde oder längliche Kerne, die in ihrer Größe und Form etwa den dunklen Epithelzellen erster und zweiter Reihe des Zentralkanals entsprechen. Sie liegen teils einzeln, teils haben sie die Neigung, Häufchen und Rosetten zu bilden. Es hat also offenbar eine verstärkte Auswanderung von Zellen aus dem Zentralkanal stattgefunden. Die Zellen sind zum großen Teil im Zentralkanalgebiet liegen geblieben und formen sich hier zu kleinen Gliazellen oder behalten den Charakter von Epithelzellen. Das Zentralkanalepithel scheint atrophisch zu sein. Ob es noch irgendwelche Funktion hat, ist fraglich.

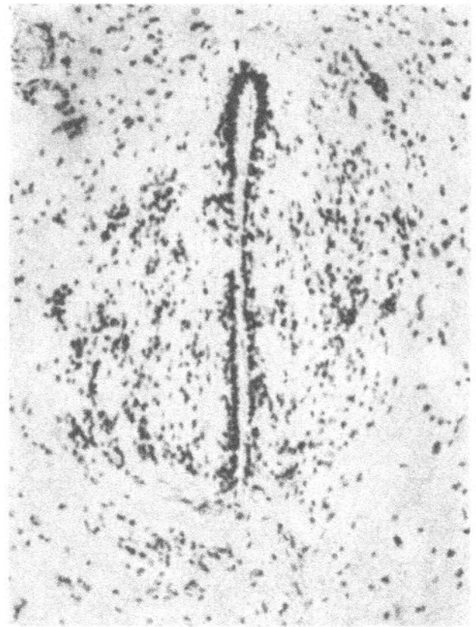

Abb. 31. RM 960. Weiblich, 3½ Jahre. Gelatine, Hämatoxylin. Lendenmark. Spaltförmiger Zentralkanal mit zahlreichen Zellhaufen in der Subst. gel. centr.

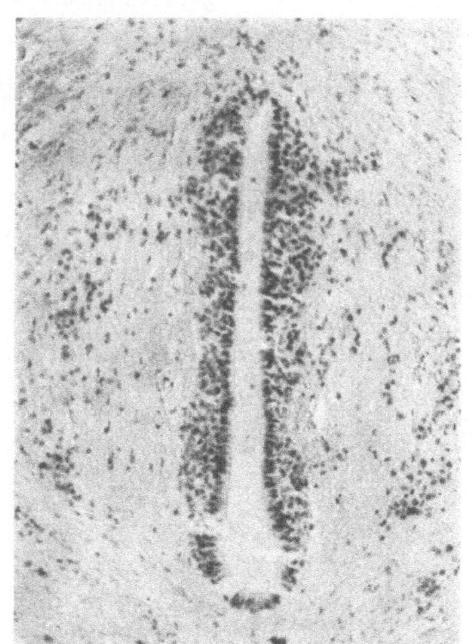

Abb. 32. RM 780. Männlich, 9 Jahre. Gelatine, Hämatoxylin. Lendenmark. Offener Zentralkanal mit vielschichtigem Zellmantel.

Grundsätzlich ähnlich zu deuten ist der Befund, den Abb. 32 darstellt (RM 780 eines 9jährigen Knaben). Langgestellter Zentralkanal, Epithel hier noch hochzylindrisch, aber einreihig, etwas locker angeordnet, am vorderen Pol mit einzelnen Lückenbildungen (Kunstprodukt?). Kerne blaß, bläschenförmig, deutliche Chromatinstruktur mit zwei größeren Chromatinkörnchen. Die gleichen Zellen setzen den vielschichtigen Zellmantel zusammen, der das Epithel im

Bereich der Seitenteile umgibt (Abb. 33). Hier sind also offenbar aus dem ursprünglich mehrreihigen Epithel die meisten Zellen nach außen herausgetreten

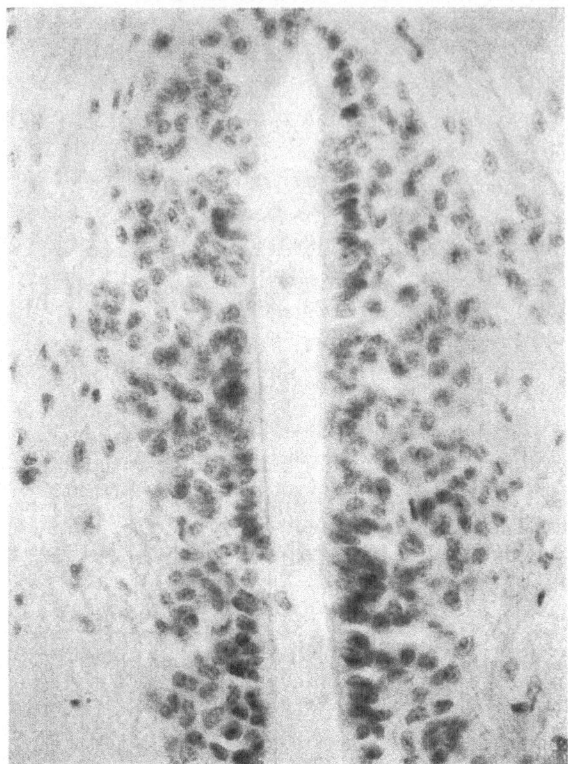

Abb. 33. RM 780. Männlich, 9 Jahre. Gelatine, Hämatoxylin. Lendenmark. Starke Vergrößerung von Abb. 32. Offener Zentralkanal mit vielschichtigem Zellmantel.

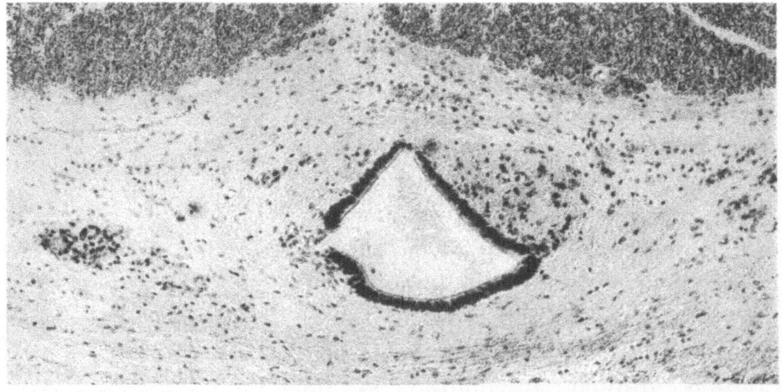

Abb. 34. RM 1166. Männlich, 6 Jahre. Gelatine, Hämatoxylin. Lendenmark. Offener Zentralkanal, Zellhaufen zum Teil mit Rosettenbildung in der Subst. centr. Umschriebene Zellansammlung um Ependymdefekt.

(so wie man auch jetzt noch das Austreten aus dem aufgelockerten Zellverband erkennen kann), haben aber nicht die Wanderung in die Peripherie angetreten, sondern sind als Zellmantel liegen geblieben. Nach außen von dem Zellmantel folgt eine faserige, zellarme Gliazone, die nach außen von einem neuen Zellkranz abgeschlossen wird. Der letztere setzt sich aus den gleichen Zellen wie der innere Mantel zusammen. Er stellt wohl die erste Phase der Abwanderung der Ependymzellen dar.

Wir haben es also mit einer *zweiten Abwanderungswelle* zu tun, die zu einer zweiten Vielzelligkeit des Zentralkanalgebietes führen kann. Die Zellen des Gliabettes entsprechen dabei immer denen des Zentralkanals. Sind diese klein, so sind es auch die des Gliabettes (soweit sie nicht schon früher abgewandert sind). Es scheint also, als ob die Epithelzellen des Zentralkanals ihre Wanderungsfähigkeit auch dann beibehalten, wenn sie nach ihrem ganzen Aussehen einen inaktiven, fast atrophischen Eindruck machen. Das, was in dieser Phase aber mehr in Erscheinung tritt, ist die Neigung der Zellen, epitheliale Haufen zu bilden, die jetzt zum Teil weit vom Zentralkanal entfernt in der Glia auftreten.

Es ist natürlich nicht zu entscheiden, ob es sich hier um frühzeitig ausgewanderte Zellen handelt, die sich jetzt erst epithelial formieren, oder ob sie der neuen Auswanderungswelle angehören. Abb. 34 zeigt einen reichlichen, zum Teil epithelialen Zellgehalt in näherer Umgebung des Zentralkanals und mehrere epitheliale Rosetten in weiterer Entfernung (vgl. Abb. 35). Außerdem sieht man an der einen Kante des Zentralkanals einen Epitheldefekt ähnlich wie in Abb. 23 mit

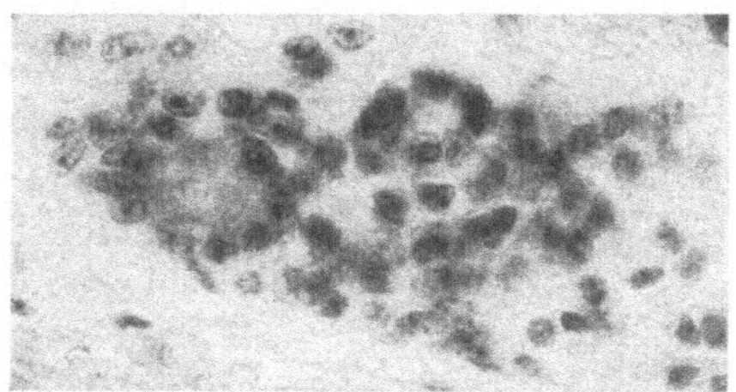

Abb. 35. RM 1166. Männlich, 6 Jahre. Gelatine Hämatoxylin. Lendenmark. Rosettenbildung aus Abb. 34 in größerer Entfernung vom Zentralkanal. Starke Vergrößerung.

einer wolkigen Ansammlung von Gliazellen. Entweder hat hier also die verstärkte Abwanderung zur Defektbildung geführt; oder es ist auf den Defekt hin infolge Austretens von Liquor zu einer reaktiven „callösen" Zellwucherung gekommen.

Bei diesen Zellbildern um den Zentralkanal taucht immer wieder die Frage auf, ob die Kappen- und Mantelbildungen *allein durch Auswanderung* erklärt werden können, oder ob *Wucherungsprozesse* beteiligt sind. Die Abb. 32 und 33 lassen, wie ich glaube, keinen Zweifel daran, daß hier auch eine Zellvermehrung beteiligt ist. Auch die gedrängteste Lage der Zellen im embryonalen und postembryonalen Zentralkanal mit noch so intensiver Auswanderung vermag einen solchen vielschichtigen Mantel nicht zu erklären. *Mitosen* sind aber auch in diesem Stadium niemals zu sehen. Die Vermehrung kann also nur auf amitotischem Wege erfolgen.

Für eine Zellwucherung spricht übrigens entscheidend die Bildung der epithelialen Zellhaufen in einiger Entfernung vom Zentralkanal. Daß diese Haufen lediglich durch ein Aneinanderreihen ausgewanderter Zellen zustande kommen, ist kaum vorstellbar.

Dieser *Phase der zweiten Zellauswanderung* ist also auch eine *Vermehrungstendenz* eigen.

Ein CAJAL-GLOBUS-Präparat vom gleichen Rückenmark (aus einer anderen Höhe) zeigt folgendes Bild: Zentralkanal gut erhalten, zylindrisches Epithel, keine Fortsätze oder Ependymfasern (die im CAJAL-Präparat nie zum Vorschein kommen). Kerne länglich, schwarz, Plasma blaßgrau. Die Zellen des Zellmantels (vgl. Abb. 32) gleichfalls ohne Fortsätze, Kerne und Plasma wie die des Ependyms, Form klein, rundlich-eckig. Der Gliamantel um den Zentralkanal ist noch stärker als in Abb. 32 von Einzelzellen und Zellgruppen durchsetzt. Die Einzelzellen sind zum großen Teil reife Astrocyten mit zahlreichen, gut entwickelten Fortsätzen. In den Gruppen finden sich teils polygonale Zellen ohne Fortsätze (die denen des Zellmantels um den Zentralkanal entsprechen), teils reife Astrocyten, teils polygonale Zellen mit spärlichen Fortsätzen, die auf der Grenze zwischen den beiden ersteren zu stehen scheinen. Da, wo die Zellen in geschlossenen (epithelialen) Haufen zusammen liegen, lassen sich keine Fortsätze nachweisen.

Es scheint also, als wenn diese zweite Auswanderung teils zur Bildung von (vielleicht unvollkommenen) Astrocyten führt, teils mögen aber die Zellen den Charakter von Epithelien behalten und keine Neigung haben, Fortsätze zu entwickeln.

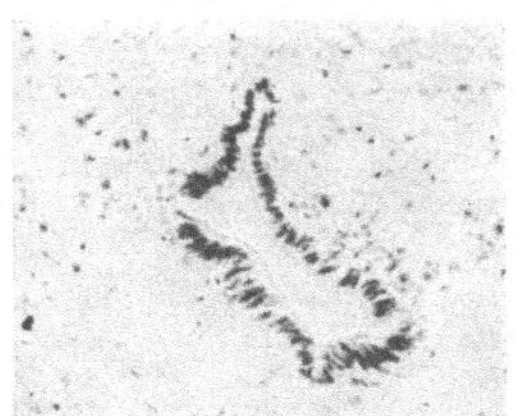

Abb. 36. RM 220. Männlich, 7 Jahre. Gelatine, Hämatoxylin. Lendenmark. Offener Zentralkanal, zellarmes Gliabett. Unregelmäßiger Querschnitt, beginnender Kollaps der Wände.

Die Veränderung des Epithels zur Einreihigkeit braucht nun durchaus nicht immer im ganzen Umfang des Zentralkanals gleichzeitig vor sich zu gehen. Dem entsprechen die Abwanderungsbilder. Man sieht dann oft, besonders in den Seitenteilen, noch ein vielreihiges Epithel. Die Umgebung ist zellarm, faserig-gliös. An den Polen Auflockerung des Epithels, hinten mit deutlicher Zellkappe, vorn mit Abwanderung einzelner Zellen. Nach außen von der Gliafaserzone Gruppenbildungen von Epithelzellen, zum Teil weit vom Zentralkanal entfernt. Gelegentlich geht der Zellbesatz des Zentralkanals durch Abwanderung stellenweise vollständig verloren. Hier hat man durchaus den Eindruck, daß sich das Epithel völlig kontinuierlich in die großzellige Mantelbildung auflöst.

b) Die zweite Abweichung von der Regel ist die *Formveränderung des Zentralkanals*. Im embryonalen oder postembryonalen Leben ist der Zentralkanal rund oder oval, dabei seine Weite wechselnd. Später tritt mehr die Neigung auf, *unregelmäßig-zackige Konturen* zu bilden (Abb. 36). Das Epithel ist dabei mehrreihig oder häufiger einreihig. Es zeigt meist einen hochzylindrischen Charakter mit langgestreckten Kernen, die sämtlich senkrecht zur Lichtung stehen. Es handelt sich dabei offenbar um ein *Zusammenfallen des Kanals* nach *Aufhören des Liquordruckes*, sei es, daß die Liquorleitung vom Gehirn her durch partielle Obliteration des Zentralkanals unterbrochen ist, vor allem aber wohl, weil die Zellen selbst ihre sekretorische Funktion eingestellt haben.

c) Und schließlich kann es schon in diesem kindlichen Stadium zu einer mehr oder weniger vollständigen *Obliteration des Zentralkanals* kommen. Ein Beispiel zeigt der Lendenteil des Rückenmarkes 1138 von einem 9jährigen Mädchen. Vom Zentralkanal ist nur eine kleine Epithelrosette übriggeblieben, die fließend in eine großkernige Zellansammlung übergeht. Im ganzen Zentralkanalgebiet sind Zellen gleicher Art ausgestreut auf eine Fläche, die weit über die des eigentlichen Zentralkanals hinausgeht. Über die Art, wie diese Obliteration zustande kommt, wird später gesprochen werden.

Solche Verödungen des Zentralkanals stellen aber in diesem Alter große Seltenheiten dar. Der Kanal ist in der Regel noch weit offen, nur in ganz

seltenen Fällen habe ich einmal an seiner Stelle eine vollständig solide Zellansammlung gefunden.

Die wichtigste Umwandlung ist also im Verlaufe des ersten Jahrzehntes im
Zentralkanal eine *neue Abwanderungswelle* des Ependyms. Sie führt zu einer
beträchtlichen Rarifizierung im Epithel des Zentralkanals und zu einer oft sehr
verschieden starken Ansammlung epithelialer oder unreifer gliöser Elemente
in seiner Umgebung, bald in Form eines vielzelligen Mantels, bald in mehr
lockerer Verteilung. Dabei wird die Neigung dieser ausgewanderten Zellen zu
vollständiger Ausreifung zu Astrocyten geringer. Der epitheliale Charakter
bleibt meist erhalten. Das Ependym selbst behält seine alte Form oder zeigt
Zeichen von Rückbildung, wird atrophisch und läßt Anzeichen einer sekretorischen Tätigkeit nicht mehr so deutlich erkennen.

V. Der Zentralkanal im 11.—20. Lebensjahr.

Im folgenden Stadium beginnt nun die *Auflösung des Zentralkanals* eine
größere Rolle zu spielen. Sie soll deshalb jetzt etwas genauer dargestellt werden.

Es sei aber betont, daß in einem großen
Teil der Rückenmarke davon in diesem
Alter noch kaum etwas zu erkennen ist.
Die Regel ist durchaus noch, daß der
Zentralkanal mit einem einschichtigen,
einreihigen Zylinderepithel ausgekleidet
ist, das dem des vorigen Stadiums
entspricht.

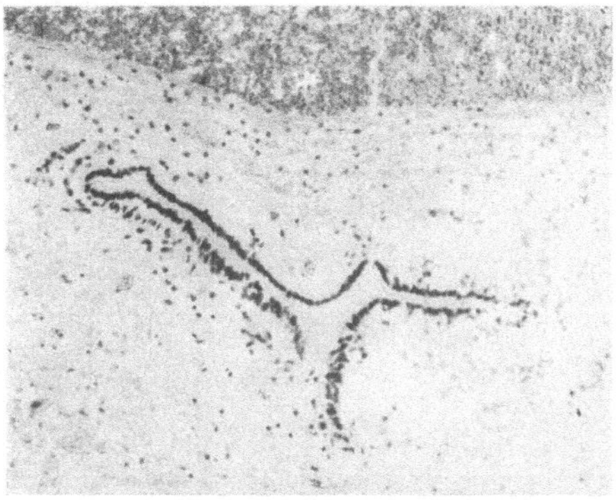

Der *Auflösung der Kanalwand* geht
immer die *Umwandlung zur Einreihigkeit des Epithels* voraus. Dabei können
die Epithelien ihre Zylinderformen behalten oder sich zu kubischen oder mehr
rundlichen Zellen abgeflacht haben.

Das erste, was man beobachtet, ist
eine *Lockerung des Zellverbandes*, bei der

Abb. 37. RM 200. Männlich, 16 Jahre. Gelatine,
Hämatoxylin. Halsmark. Gefalteter Zentralkanal
mit Unterbrechungen des Ependyms.

es manchmal nicht recht ersichtlich ist, ob es sich um ein Kunstprodukt handelt
oder nicht (Abb. 37). Der Zentralkanal kann dabei ein weites Lumen haben
oder mehr spaltförmig oder, wie in der vorliegenden Abbildung, unregelmäßig
gestaltet sein. Die Auflockerung des Epithelverbandes beginnt oft an mehreren
Stellen des Querschnittes gleichzeitig. Sie braucht aber nicht in der ganzen
Länge des Rückenmarkes zu gleicher Zeit einzutreten. Man sieht vielmehr oft
in einer Höhe noch völlig regelmäßige Bilder, während an anderen die Auflösung
schon voll im Gange ist.

Gleichzeitig *verlieren die Zellen ihre geordnete Stellung*. Die Kerne stehen
mit ihren Längsachsen nicht mehr parallel, sondern nehmen alle möglichen
Lagen ein. Immer wieder treten einzelne in die umgebende Glia über. So bilden
sich kleine Lücken, die allmählich größeren Umfang annehmen. Einen eigentlichen Zelluntergang mit Abstoßung abgestorbener Zellen in das Lumen sieht
man dabei nur selten. Der Zellbesatz geht vielmehr in der Hauptsache durch
Abwanderung verloren.

Ein gröberes Beispiel gibt Abb. 38 (RM 77 von einem 17jährigen Knaben). Hier sehen wir einmal eine ausgesprochene Mantelbildung durch Abwanderung und Zellvermehrung wie in Abb. 32 und 33. Aber während im letzteren Fall die innere Zylinderepithellage noch durchgehend gut erhalten war, ist sie in Abb. 38 auf größere und kleinere Strecken geschwunden. Der Defekt wird durch die Zellen des Mantels gedeckt. Das Zylinderepithel ist hier übrigens am hinteren Pol noch deutlich mehrreihig, trägt also einen mehr embryonalen Charakter,

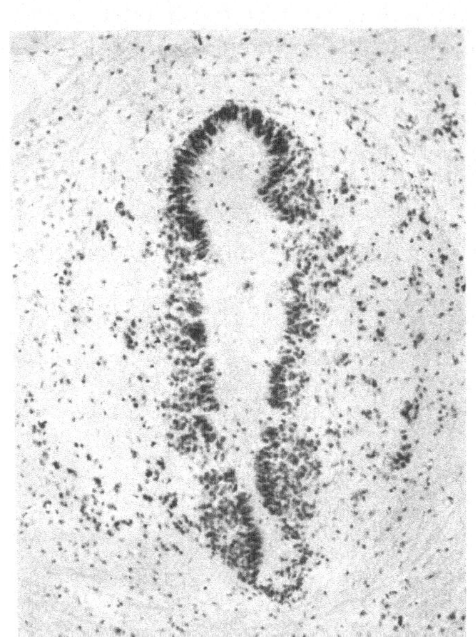

Abb. 38. RM 77. Männlich 17 Jahre. Gelatine, Hämatoxylin. Brustmark. Offener Zentralkanal mit Unterbrechungen des Ependyms in den Seitenteilen. Zellansammlung um den Zentralkanal.

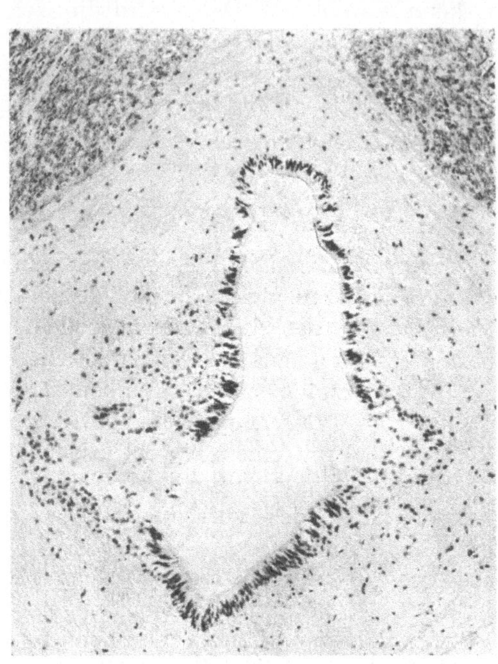

Abb. 39. RM 227. Männlich, 12 Jahre. Gelatine, Hämatoxylin. Lendenmark. Weit offener Zentralkanal, Unterbrechung des Ependyms der Seitenteile mit Zellansammlungen.

nach der Mitte und vorn zu ist es überwiegend einreihig. Der Vorgang der Abwanderung ist also wieder ungleichmäßig am Querschnitt vor sich gegangen.

Die erhaltenen Zylinderzellen und zum Teil auch die abgewanderten Mantelzellen zeigen ferner bei *Sudanfärbung* vielfach *feine*, blaßgelb gefärbte, *körnige Ablagerungen*, die man wohl am ehesten als Stoffwechselschlacken bei herabgesetzter Zelltätigkeit ansehen muß (sie werden in späteren Altersstadien sehr viel reichlicher). Eine Anzahl von Zellen ist in das Innere des Kanals abgestoßen. Sie sind zum Teil in gröberer Form aufgequollen und von feinen, gelblichen Fettsubstanzen erfüllt. Hier liegen offenbar gröbere *Untergangsbilder* vor, wie man sie sonst in den Wandzellen des Kanals nicht zu sehen bekommt.

Im Bereich der Defekte sind die Mantelzellen entweder nur als Kappen vorgelagert, oder sie schieben sich unmittelbar in die Lücken vor. So können allmählich größere und kleinere Teile der Epithelauskleidung durch gewucherte Mantelzellen ersetzt werden.

Eine CAJAL-GLOBUS-Färbung vom gleichen Präparat zeigt ein sehr wechselndes Verhalten der einzelnen Zellen der Zentralkanalgegend.

Das Ependym hoch zylindrisch, Kerne lang gestreckt, Protoplasma fein rötlich getönt. Keine Fortsätze. Die nach außen herausgetretenen Zellen haben ebenfalls ein fein rosa getöntes Protoplasma, das ziemlich scharf gradlinig begrenzt erscheint. Nach außen von ihnen sieht man die Gliafaserzone, in der in großer Zahl voll entwickelte Astrocyten mit schönen Fortsätzen zu erkennen sind. Dann folgt eine Außenzone, in der Zellgruppen zu erkennen sind, von denen ein Teil unvollkommen entwickelte Fortsätze zeigt, aber schon die Schwarzfärbung der Astrocyten im CAJAL-Präparat erkennen läßt, während die anderen ohne Fortsätze mehr rötlich gefärbt sind. Die ersteren sind sehr viel kleiner als voll entwickelte Astrocyten und scheinen durch Übergänge mit den letzteren verbunden.

Das zeigt auch Abb. 39. Der Zentralkanal ist hier weit und war wohl ursprünglich kreuzförmig gestaltet. Das Zylinderepithel ist am vorderen Pol noch mehr-

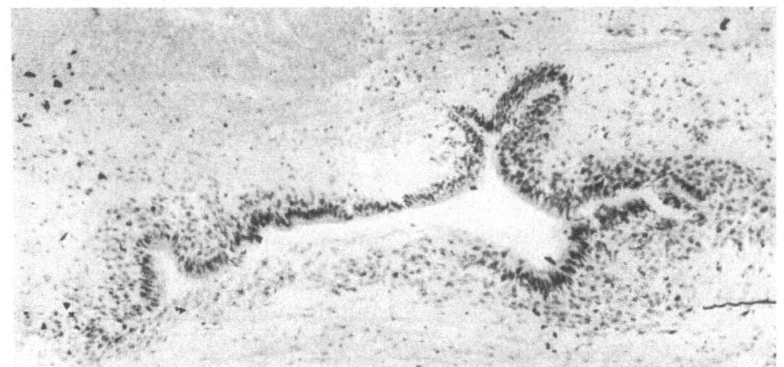

Abb. 40. RM 77. Männlich, 17 Jahre. Gelatine, Hämatoxylin. Lendenmark. Großer verzweigter Zentralkanal mit breiten Unterbrechungen des Ependyms. Ersatz der Wand durch „abgewanderte“ Ependymzellen.

reihig, am hinteren Pol und in den seitlichen Teilen im allgemeinen hoch zylindrisch, einreihig. Es liegt ausgesprochen locker, hier und da schon ungeordnet, weist kleine Lücken auf. Der Zentralkanal ist von einem zellarmen Gliagewebe umgeben, ausgewanderte (liegengebliebene) Zellen sind kaum mehr zu sehen. An den Enden des Querbalkens des Kreuzes fehlt das Zylinderepithel auf größere Strecken. An seine Stelle treten die ungeordneten Haufen ausgewanderter Zellen, die sich schon ein wenig in die Lichtung hinein vorschieben. Das Bild entspricht in mancher Hinsicht dem von Abb. 23. Auch hier wird man wohl annehmen müssen, daß die Zellhaufen um die Lücken am Querbalken nicht allein auf Abwanderung, sondern auch auf Zellwucherung reaktiver Art beruhen.

In Abb. 40 (Lendenmark des gleichen Falles wie Abb. 38) ist das Zylinderepithel schon in breiter Front unterbrochen, und die Kanalwand wird vorn von ungeordneten abgewanderten Zellen gliöser Art gebildet, während die gegenüberliegende Wand aus gut erhaltenen Zylinderzellen besteht und an dem einen seitlichen Pol eine massive Abwanderung und Zellwucherung nachzuweisen ist. In weiterer Entfernung vom Zentralkanal sind im gliösen Gewebe zahlreiche kleine Inseln und Gruppen epithelialer Zellen nachzuweisen.

Das nächste Stadium wird in Abb. 41 dargestellt. Der Zentralkanal ist in seinem vorderen Anteil noch offen und zeigt eine Zylinderepithelauskleidung mit einzelnen Lücken. Die eine Seite weist kleinere, die andere eine breite Unterbrechung auf. Der hintere Pol ist zum Teil erhalten. Im Lumen liegen eine Anzahl (in der Abbildung nicht deutlich erkennbar) aufgequollene Zellen mit Fettsubstanzeinlagerungen. Der große Defekt der linken Seite wird von einer zellig-faserigen Wucherung eingenommen, die sich offenbar von außen hinein vorgeschoben und damit zu der unten erkennbaren Einrollung des Zylinder-

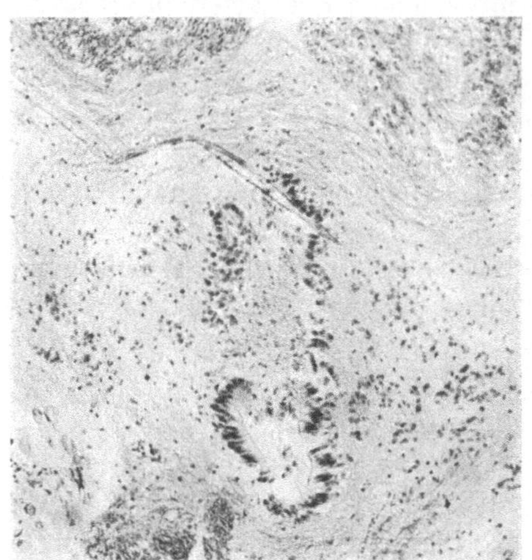

epithels geführt hat. Die Masse besteht teils aus abgewanderten Zentralkanalepithelien, teils aus eingewucherter zellig-faseriger Glia. In der Nähe des hinteren Pols auf der linken Seite ein scheinbar isoliertes, mit Zylinderepithel ausgekleidetes Kanälchen, das offenbar durch Absprengung von Zylinderepithel aus der Zellauskleidung des Zentralkanals entstanden ist. So ist der Zentralkanal zum großen Teil obliteriert, das noch vorhandene Zylinderepithel leitet sich vom ursprünglichen Kanalepithel her. Die faserige Glia, die jetzt im Innern des ursprünglichen Zentralkanals liegt, ist offenbar nicht von den abgewanderten Zellen gebildet, sondern hat sich von dem äußeren Gliabett aus in die Lücken hineingeschoben.

Abb. 41. RM 261. Männlich, 12 Jahre. Gelatine, Hämatoxylin. Lendenmark. Unterbrechung des Ependyms, Einwucherung von zelliger und faseriger Glia. Zentralkanal schon zum Teil obliteriert.

Das *weitere Schicksal des ursprünglichen Zentralkanals* hängt davon ab, wie der Zentralkanal vor seinem Zusammenbruch ausgesehen hat. War er von einem dicken Mantel unreifer, abgewanderter und gewucherter Zellen umgeben, so bilden diese jetzt einen mehr oder weniger massiven Zellhaufen und füllen nach

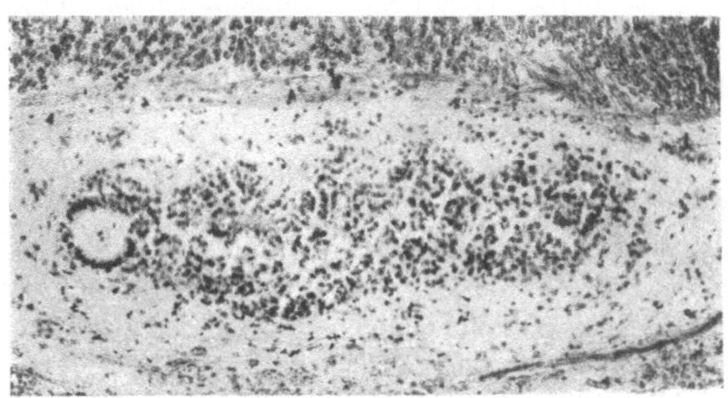

Schwund des Liquors den Raum des Zentralkanals aus. Dabei können Reste der ursprünglichen Wand erhalten bleiben und sich zu neuen Kanälchen formieren. Die zusammengesinterten Zellen haben aber auch wohl selbst die Fähigkeit, neue kanälchenähnliche Formationen zu bilden (Abb. 42). In diese Zellmassen schieben sich aber von außen bald mehr, bald weniger faserige Gliamassen

Abb. 42. RM 537. Männlich, 13 Jahre. Gelatine, Hämatoxylin. Brustmark. Obliteration des Zentralkanals. Großer Zellhaufen mit neugebildetem Lumen.

vor, die den Zentralkern auseinandersprengen und ihn in einzelne Gruppen aufteilen. Die abgewanderten Zellen selbst scheinen keine Gliafasern zu bilden, sondern einen mehr epithelialen Charakter zu behalten. Gelegentlich kommt es, wie Abb. 43 zeigt, zu einer recht großen Zahl von Restkanälchen, die sich zum größeren Teil wohl, ähnlich wie die Zellrosetten, in weiterer Entfernung vom Zentralkanal aus den ursprünglich abgewanderten Epithelzellen bilden.

Das *Endbild* kann eine *zellig-faserige Masse* sein, in der sich die faserbildenden Gliazellen in der Regel noch sehr deutlich von den Zentralkanalzellen unterscheiden lassen (Abb. 44). Wenn dieser ganze Rückbildungsprozeß hier bei der Altersstufe zwischen 10 und 20 Jahren behandelt wurde, so soll das keinesfalls

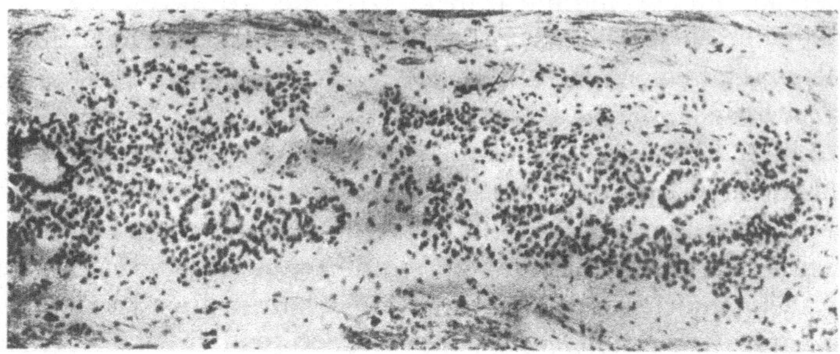

Abb. 43. RM 537. Männlich, 13 Jahre. Gelatine, Hämatoxylin. Lendenmark. Obliteration des Zentralkanals. Zahlreiche neue Lumina. Großer Ependymzellhaufen.

heißen, daß er mit diesem Alter in der Regel schon abgeschlossen ist. Meist trägt der Zentralkanal sogar noch seinen rein kindlichen Charakter. Aber es machen sich doch schon in so vielen Fällen die ersten Anfänge der Obliteration geltend, daß man sie gerade hier gut verfolgen und darstellen konnte. Selbst

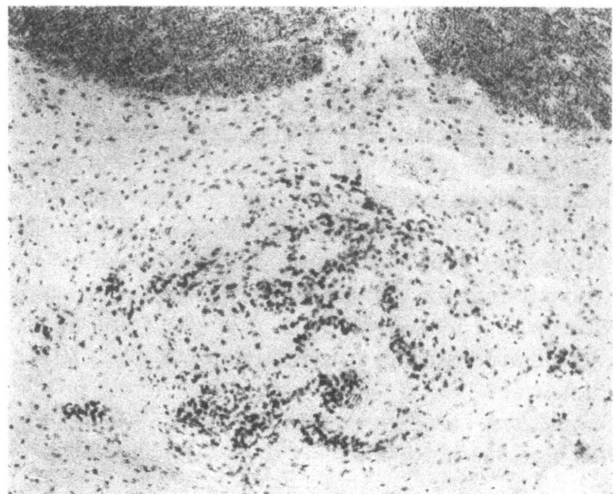

Abb. 44. RM 1027. Weiblich, 19 Jahre. Gelatine, Hämatoxylin. Lendenmark. Obliterierter Zentralkanal, Zellgliahaufen.

im nächsten und übernächsten Jahrzehnt ist der Zentralkanal noch oft als offener Kanal zu finden.

Weiterhin fielen in den Bildern dieses Abschnittes die *Unregelmäßigkeiten in Größe und Form des Zentralkanals* auf. Solche Formen sind nun durchaus nicht die Regel. Meist ist vielmehr der Zentralkanal ein kleiner, längs- oder quergestellter Hohlraum mit glatter Kontur seiner Wände. Die Bilder sind ausdrücklich mit Rücksicht darauf ausgesucht, diese Unregelmäßigkeiten darzustellen. Sie sind besonders häufig im Lendenmark. Da sich hier sowohl der primäre

Verschlußmechanismus der Medullarrinne wie die sekundäre Verkleinerung des Zentralkanals, also die Raphebildung, zuletzt entwickeln, kommen hier offenbar am häufigsten leichteste Grade von Störungen zustande. Und mit solchen leichtesten Störungen muß man offenbar diese Formen und Vergrößerungen des Zentralkanals in Verbindung bringen. Ist die Reduktion des Zentralkanals eine ungenügende, so entsteht entweder eine offene Verlängerung des längsgestellten Zentralkanals nach hinten zu, unter Umständen bis in das Gebiet des Septum posterius hinein, wie wir sie als Spornbildung kennengelernt haben. Auch die Abb. 39 läßt ja eine solche Vorwölbung zwischen die Hinterstränge deutlich erkennen. Oder es entsteht eine allgemeine Erweiterung des Zentralkanals, eine angeborene Hydromyelie. Oder aber es wird der weite und ungenügend reduzierte Zentralkanal von den seitlich zusammendrängenden hinteren Teilen des Rückenmarkes mechanisch so verschoben, daß er eine breite Querstellung einnimmt. So entstehen mit den dazu tretenden Obliterationsprozessen Formen, wie sie in den Abb. 40, 42 und 43 dargestellt werden.

Fassen wir also zusammen, was die beiden letzten Abschnitte gezeigt haben:

1. Im kindlichen Alter sehen wir weitere regelmäßige Veränderungen im Zentralkanal auftreten. Das Epithel wird einreihig, *es entsteht eine neue Abwanderung, offenbar mit Zellvermehrung*, aus dem Epithel in die Glia hinein. Die heraustretenden Zellen bleiben in der Regel in der Umgebung des Zentralkanals als unreife, sich nicht weiter differenzierende Elemente liegen.

2. Der *Zentralkanal verfällt allmählich weiterer Rückbildung*. Sie beginnt mit einer *Lockerung des Epithelgefüges*, führt (zusammen mit der Auswanderung) zur *Lückenbildung* im Epithel und endet mit dem *Zusammenbruch der Zentralkanalwand*. Die lockeren Haufen der den Zentralkanal umgebenden ausgewanderten Zellen schieben sich nach innen zu vor und füllen das ursprüngliche Kanallumen als undifferenzierte Zellmasse vorwiegend epithelialen Charakters aus. Aus den Resten des Zylinderepithels und den vorgedrungenen undifferenzierten Zellen können sich neue kleine Kanälchen bilden. In diese Zellhaufen dringen Gliamassen aus der Umgebung vor, wuchern in die Zellmassen hinein und sprengen sie auseinander. So entsteht im Endstadium ein zentraler Zellhaufen epithelialer Art, der von größeren und kleineren Zügen faseriger Glia durchsetzt ist. Form und Größe dieses Zellhaufens richtet sich nach den Verhältnissen des ursprünglichen Zentralkanals.

Die *Ursache für diesen Verödungsprozeß* ist wahrscheinlich in dem *Versiegen der Liquorsekretion* und *dem Aufhören des Liquordruckes* zu sehen.

VI. Der Zentralkanal in den späteren Jahrzehnten des Lebens.

Wenn wir nun dazu übergehen, das Gebiet des Zentralkanals beim Erwachsenen der späteren Altersstadien darzustellen, so ist eine Einteilung in einzelne Altersdezennien nicht mehr erforderlich. Es treten zwar noch Umbauvorgänge im Bereich des Zentralkanals auf; doch sind sie jetzt viel weniger zeitlich gebunden und zeigen so viele Varianten, die unabhängig vom Alter sind, daß es richtiger erscheint, diese ganze Variationsbreite zusammenfassend darzustellen, und die Entwicklung des Zentralkanals bis zur endgültigen Verödung im Zusammenhang zu beschreiben.

I. *Die Variationen der äußeren Gestalt des Zentralkanals.*

Die äußere Gestalt des Zentralkanals zeigt auf Querschnitten *vier Grundformen:*

    a) *die dorsoventrale Längsform,*
    b) *die Querform,*
    c) *die Form des umgekehrten T* ($\perp$) und
    d) *die Kreuzform.*

Sehr häufig wechselt die Gestalt sogar im gleichen Rückenmark. Man kann dabei kaum eine Regel in der Hinsicht aufstellen, daß bestimmte Formen für die einzelnen Höhenabschnitte des Rückenmarkes charakteristisch wären. Als Regel kann höchstens gelten, daß die $\perp$-Form besonders häufig im Lendenmark vorkommt, das sich übrigens auch durch eine besonders große Variabilität in den Formen des Zentralkanals auszeichnet.

Neben diesen mehr spaltförmigen Gestaltsbildungen gibt es endlich noch einen fast kreisförmigen Querschnitt, der meist mit einer gewissen Erweiterung des Zentralkanals (leichtester Grad von Hydromyelie) verbunden ist.

Diese großen Unterschiede der Formen erscheinen dann wenig erklärlich, wenn man bei der sehr naheliegenden Rückführung auf embryonale Verhältnisse das Bild des Zentralkanals des Hühnchens vor sich sieht. Bei ihm finden wir eigentlich überall und zu allen Zeiten die dorsoventralen Längsformen (vgl. die Abbildungen von HIS, CAJAL, SCHIEFFERDECKER u. a.). Genauere bildliche Darstellungen vom Zentralkanal des menschlichen Embryos liegen verhältnismäßig spärlich vor. Von älteren Abbildungen erwähne ich die bei KÖLLIKER, von jüngeren jene von KOLLMER und MARBURG. Die letzteren bilden ebenfalls überwiegend längsgestellte Querschnitte ab, die sich allerdings gelegentlich im vorderen Anteil tonnenförmig erweitern (Abb. 8 von einem Embryo von 37 mm) oder im gleichen Anteil gewisse Querausläufer zeigen können (Abb. 9 bei einem Embryo von 48 mm). Im Gegensatz dazu zeigen die Querschnitte von zwei Rückenmarken von zwei etwa 6 Wochen alten menschlichen Embryonen bei KÖLLIKER (Abb. 402 und 403) einen mehr rhombischen Querschnitt, der an die oben erwähnte Kreuzform erinnert. Ganz besonders zeigt die Abb. 403 bei einem menschlichen Embryo von 8 mm Länge eine ausgeprägte Kreuzform mit weit ausladenden seitlichen Fortsätzen und je einem Sporn nach der vorderen und der hinteren Begrenzung des Rückenmarkes. Die Bilder von HERTWIG und FISCHEL zeigen wieder überwiegend längsgerichtete Querschnitte. Gehen wir von der Abb. 9 bei KOLLMER und MARBURG aus, die deswegen von besonderer Wichtigkeit ist, weil ein relativ alter Embryo von 48 mm Länge dargestellt wird, bei dem aber die Rückbildung des Zentralkanals noch nicht sehr weit fortgeschritten ist, so können wir sagen: Bei vollständiger Rückbildung des hinteren Anteils wird in der Regel ein kleiner rundlicher oder quergestellter Zentralkanal resultieren. War die seitliche Ausbuchtung des Zentralkanals im Beginn weniger ausgeprägt, so wird das Ergebnis ein längsgestellter spaltförmiger Zentralkanal sein. Bleibt ein Teil der Reduktion von hinten her aus, so bleibt ein Sporn nach hinten bestehen, und es entsteht die $\perp$-Form. Die letztere würde also nach der heutigen Bezeichnung schon einen gewissen Grad von Raphestörung darstellen, in einer Ausprägung, die an der Grenze vom Normalen zum leicht Krankhaften steht. Die sehr viel seltenere Kreuzform könnte dann zustande kommen, wenn eine Formbildung, wie sie KÖLLIKER in Abb. 403 darstellt, im postembryonalen Leben erhalten ist.

Wir sehen also schon in dieser äußeren Form des Zentralkanals *Reminiszenzen an embryonale Vorgänge*. Längs- und Querstellung sind gleichsam die Grundformen, ⊥- und Kreuzform Abweichungen in frühembryonaler Hinsicht. Damit stimmt gut überein, daß die ⊥- und Kreuzformen in der Regel mit einer allgemeinen Vergrößerung des Zentralkanals verbunden sind, die allerdings nicht mit einer Ausweitung der Lichtung einherzugehen brauchen, sondern durchaus die Spaltform beibehalten können.

Außer diesen Unterschieden in der äußeren Form sehen wir *Variationen in der Verödung der Lichtung*. Die Haupttendenz ist ganz ohne Zweifel die, daß der Zentralkanal im Laufe des späteren Lebens beim Erwachsenen einen Obliterationsprozeß verfällt, dessen Ende die Bildung eines Ependymzellfadens ist. Von diesem normalen Endzustand bis zum Erhaltenbleiben eines offenen Kanals mit hohem Zylinderepithel gibt es alle nur erdenklichen Zwischenstufen, in denen die Art des Obliterationsprozesses in fließenden Übergängen dargestellt wird.

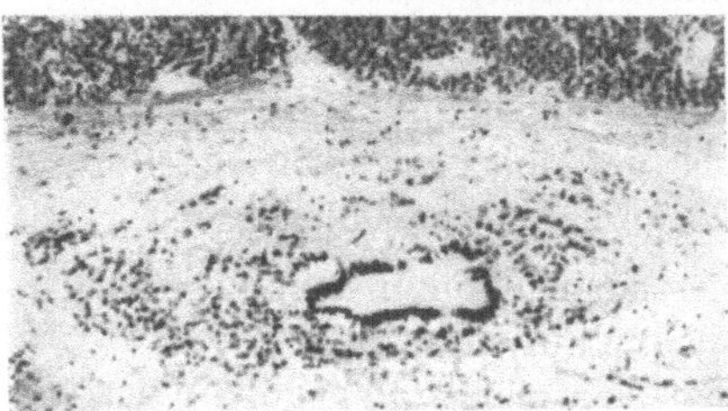

Abb. 45. RM 260. Weiblich, 75 Jahre. Gelatine, Hämatoxylin. Halsmark. Offener Zentralkanal, Zellabwanderung.

Am seltensten sehen wir beim älteren Erwachsenen den rein embryonal-frühkindlichen Zustand: Zentralkanal gleichmäßig mit hohem, mehrreihigem Zylinderepithel ausgekleidet, von einer gleichmäßig zellarmen Gliazone umgeben. Er kann in seinem Größenverhältnis zwar völlig normal, also in richtiger Weise von hinten her reduziert sein, das Epithel hat aber nicht die regelmäßige, früher beschriebene Umwandlung zum einreihigen, locker sitzenden Ependym durchgemacht.

Etwas häufiger sind die Zustände, wie sie in der Abb. 45 dargestellt sind. Sie zeigt einen offenen Zentralkanal mit einem, wenigstens zum Teil, einreihigen Zylinderepithel. Die Umgebung besteht aber nicht aus zellarmer Glia, sondern ist auf das Dichteste mit großen Zellen durchsetzt, die wir beim Neugeborenen in der Regel nicht finden. Die Zellen sitzen entweder als Kappen auf den Polen des Zentralkanals auf oder sind mehr breit in der Substantia zentralis verteilt. Es sind Zellen der zweiten Auswanderung, teils gliösen, teils epithelialen Charakters.

Das häufigste Bild ist das der *vollständigen Verödung des Zentralkanals mit Bildung eines größeren oder kleineren Zellhaufens* aus unregelmäßig geformten, polygonalen Zellen, die oft noch in epithelialem Verbande liegen, gelegentlich aber wirr durch- und nebeneinander angeordnet sind. Die Größe dieser Zellhaufen ist offenbar von der Größe des vor der Obliteration vorhandenen Zentralkanals abhängig. Die Anordnung zeigt in der Regel eine Querstellung, so wie auch der offene Zentralkanal am häufigsten Querstellung erkennen läßt. Die Zahl der Zellen kann auf einen ganz geringen Rest reduziert sein (Abb. 46). Auch die umgebende Glia ist dabei kernarm. „Abgesprengte" Zellen der zweiten Auswanderung sind nicht zu erkennen. Da auch diese Form des Zentralkanalrestes aus einem embryonal offenen Hohlraum hergeleitet werden muß, ist anzunehmen, daß bei der Umbildung des Zentralkanals die sekundär ausgewanderten

Zellen entweder zugrunde gegangen oder restlos in Gliazellen umgewandelt worden sind. Das hängt wahrscheinlich damit zusammen, daß diese Umbildung sehr frühzeitig eintrat. Eine Funktion kann diesem kleinen Zellhaufen kaum noch zukommen. In der Regel bleibt der Rest des Zentralkanals etwas größer. Er besteht aber nicht allein aus Zellen, sondern ist von faseriger Glia durchsetzt, die die Zellgruppen auseinanderdrängt und sich in unregelmäßigen Zügen zwischen sie schiebt. Gelegentlich können auch Quer- und Längsschnitte durch kleine Venen in dem Zellhaufen nachgewiesen werden (Abb. 47).

Im äußersten Fall ist vom Zentralkanal überhaupt nichts mehr nachzuweisen. An seiner Stelle findet sich eine *zellarme Glia-masse*, die von einzelnen Gruppen von großen Zellen durchsetzt ist. Es sind abgewanderte Zellen mehr gliöser oder epithelialer Art.

Von diesen häufigsten Endzuständen gibt es nun mehrfach Abweichungen.

1. *Die faserig-gliöse Wucherung im Zentral-kanalgebiet nimmt einen größeren Umfang ein.* Dabei schiebt sie sich entweder unregelmäßig in gröberen Zügen und Strängen zwischen die

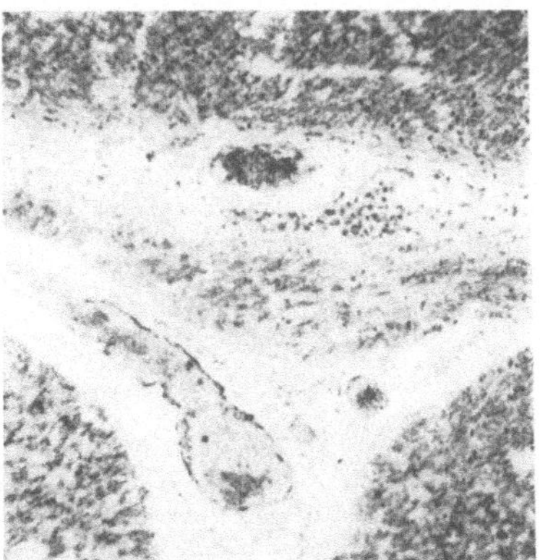

Abb. 46. RM 628. Weiblich, 60 Jahre. Gelatine, Hämatoxylin. Brustmark. Zentralkanal obliteriert, kleiner Zellhaufen.

Ependymzellen hinein, oder sie bildet einen großen zentralen Gliafaserknoten, der von den Ependymzellen als Kranz umgeben wird (Abb. 48). Dabei lassen sich die Kerne dieser zentralen Gliose sehr deutlich von den Ependymzellen des äußeren Kranzes unterscheiden. In diesem Fall liegt sicher primär ein recht weiter Zentralkanal vor, der beim Zusammenbruch von der Glia durchwachsen wurde.

2. Im Bereich der zentral-zellig-faserigen Masse sind *Reste des offenen Zentralkanals zu finden* (Abb. 49). Sie sind mit hochzylindrischem Epithel ausgekleidet, das völlig mit dem Epithel des ursprünglichen Zentralkanals übereinstimmt. Diese Kanäle sind keinesfalls neu gebildet. Es ist oben davon gesprochen worden, daß sich aus den abgewanderten Ependymzellen neue Hohlräume und Rosetten bilden können. Diese zeigen aber nicht die hochzylindrische Gestalt und eng gedrängte Lage der ursprünglichen Ependymzellen. Abb. 49 läßt die Entstehung der beiden Kanäle aus einem querliegenden Zentralkanal (der wahrscheinlich

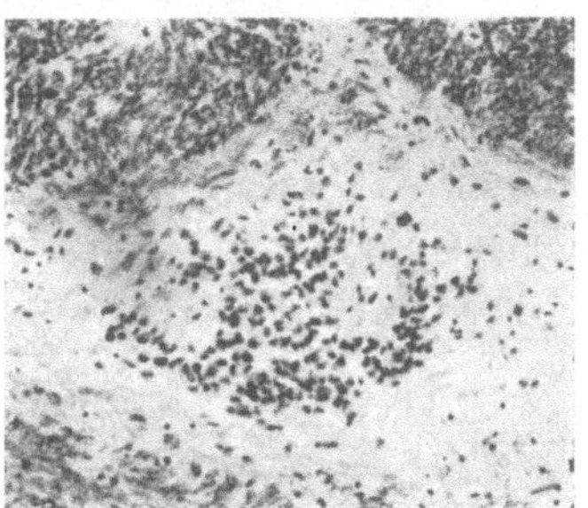

Abb. 47. RM 207. Weiblich, 68 Jahre. Gelatine, Hämatoxylin. Halsmark. Zentralkanal obliteriert. Kleiner Zellhaufen mit Glia und Gefäßdurchschnitt.

ursprünglich einen Fortsatz zum hinteren Septum hatte) noch deutlich erkennen. Die sehr viel zahlreicheren ähnlichen Bildungen der Abb. 43 sind schwerer als solche Restkanäle zu erkennen. Ihre Gesamtanordnung läßt es aber doch wahrscheinlich erscheinen, daß sie aus den auseinandergesprengten Resten des Zentralkanals entstanden sind. Gehen Teile des Ependyms zugrunde und werden durch einwachsende Glia auseinandergedrängt, so vermögen sich offenbar die Reste der Ependymzellen zu neuen Kanälchen zusammenzuschließen.

3. Als *gröbere Anomalien des Zentralkanals* sind die anzusehen, die mit *stärkeren Vergrößerungen* einhergehen. Einen leichten Grad zeigt Abb. 50: Starke Aus-

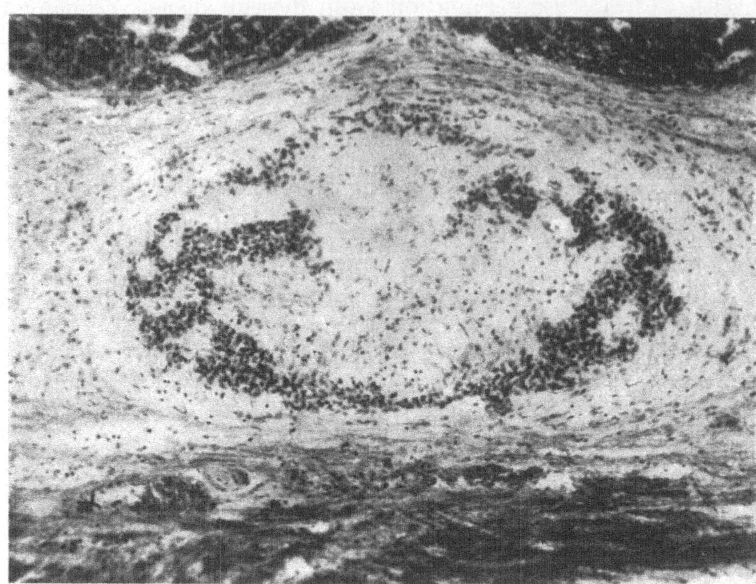

Abb. 48. RM 1120. Weiblich, 63 Jahre. Gelatine, Hämatoxylin. Lendenmark. Zentralkanal obliteriert, Zellhaufen mit zentraler Gliose.

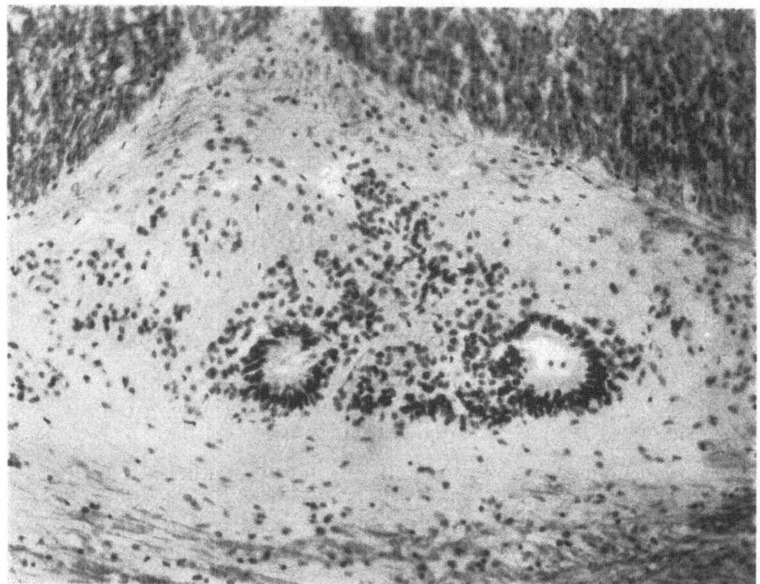

Abb. 49. RM 916. Männlich, 24 Jahre. Gelatine, Hämatoxylin. Halsmark. Obliterierter Zentralkanal, Restlumina.

dehnung des Zentralkanals nach den Seiten, Unregelmäßigkeit der Form, Bildung von Ausläufern. Hier liegt offenbar eine frühembryonale Störung vor, bei der zwar die Reduktion des Zentralkanals von hinten her erfolgte, aber die seitlichen

Ausläufer des Zentralkanals, wie sie KOLLMER und MARBURG und KÖLLIKER zeigen, erhalten blieben oder von vornherein verstärkt gebildet wurden. Das Epithel kann bei diesen Formen ganz verschieden sein. In Abb. 50 ist es zum

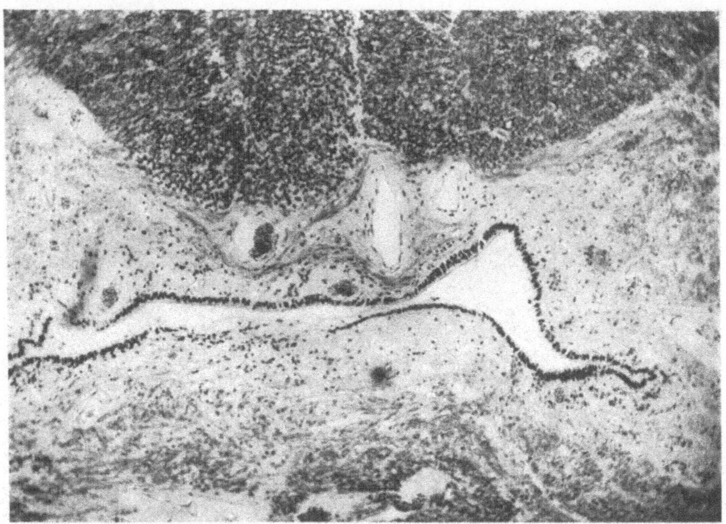

Abb. 50. RM 193. Männlich, 22 Jahre. Gelatine, Hämatoxylin. Brustmark. Großer offener quergestellter Zentralkanal. Ausläufer.

großen Teil einreihig, zylindrisch, im Bereich des vorderen Belages sogar zum Teil unterbrochen, es kann aber streckenweise einen mehr embryonalen Charakter behalten, wie in der Abb. 51, wo die obere Seite ein fast einreihiges, wenn auch

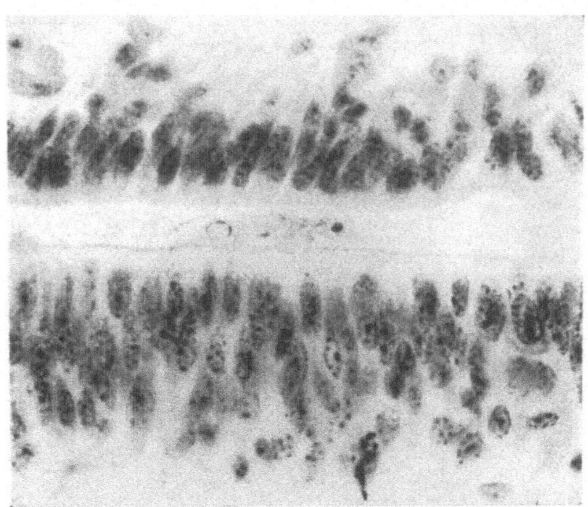

Abb. 51. RM 516. Weiblich, 51 Jahre. Gelatine, Hämatoxylin. Halsmark. Oben: Einreihiges, locker angeordnetes Ependym (reifer Zelltyp). Unten: Mehrreihiges dicht gedrängtes Ependym (embryonaler Typ).

noch sehr gedrängt stehendes Epithel erkennen läßt, während das der unteren (vorderen) Seite einen embryonalen vielreihigen Charakter behalten hat. Auch die Chromatinzeichnung der Kerne zeigt hier noch ganz die Anordnung des Embryos oder des Neugeborenen. Dieser breite, spaltförmig offene Zentralkanal kann nun alle Umwandlungen des normal entwickelten durchmachen: Sein

Epithel geht streckenweise zugrunde und ist zunächst durch massenhaft angesammelte, abgewanderte Zellen ersetzt (Abb. 52), oder er geht in eine breite,

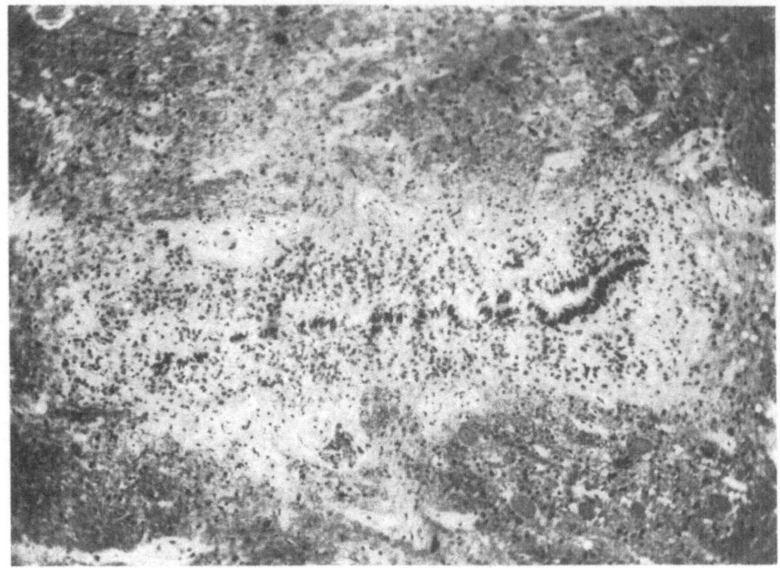

Abb. 52. RM 88. Weiblich, 53 Jahre. Gelatine, Hämatoxylin. Brustmark. Langer, quergestellter Zentralkanal mit Untergang des Ependyms.

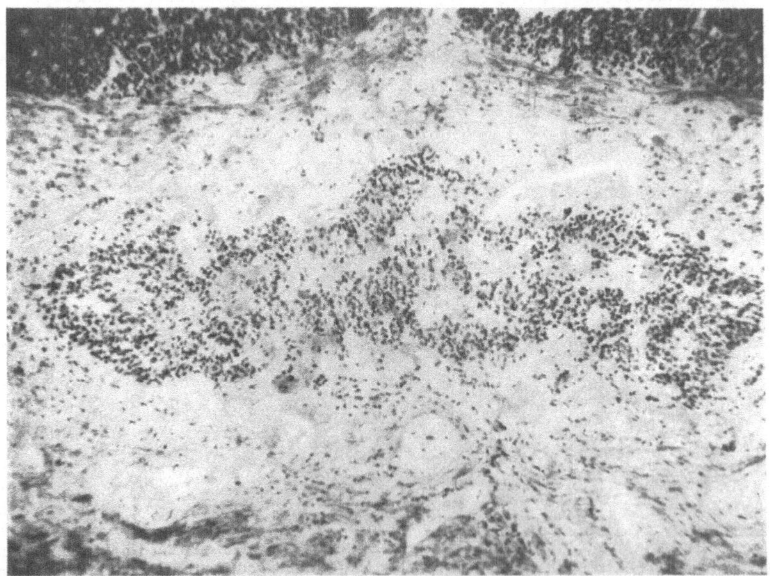

Abb. 53. RM 592. Männlich, 66 Jahre. Gelatine, Hämatoxylin. Lendenmark. Obliterierter, sehr breit entwickelter Zentralkanal. Gliafaserwucherung.

zellig-gliöse Masse über, die nur noch durch die Breitenausdehnung die Entstehung aus einem solchen nach den Seiten vergrößerten Zentralkanal erkennen läßt (Abb. 53).

Es sei dabei ausdrücklich betont, daß das Verhalten der den Zentralkanal umgebenden Glia bei diesen Anomalien kein anderes ist als beim normalen

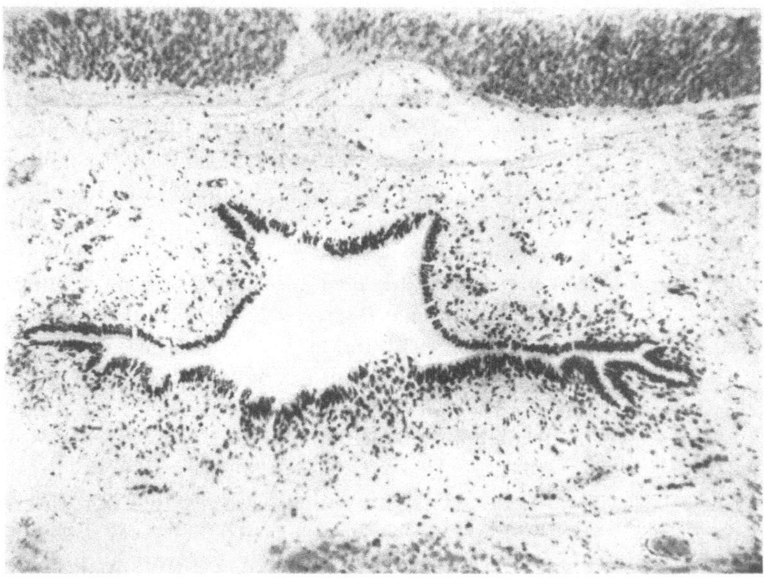

Abb. 54. RM 964. Männlich, 51 Jahre. Gelatine, Hämatoxylin. Brustmark. Verzweigter, weit offener Zentralkanal mit Unterbrechung des Ependyms.

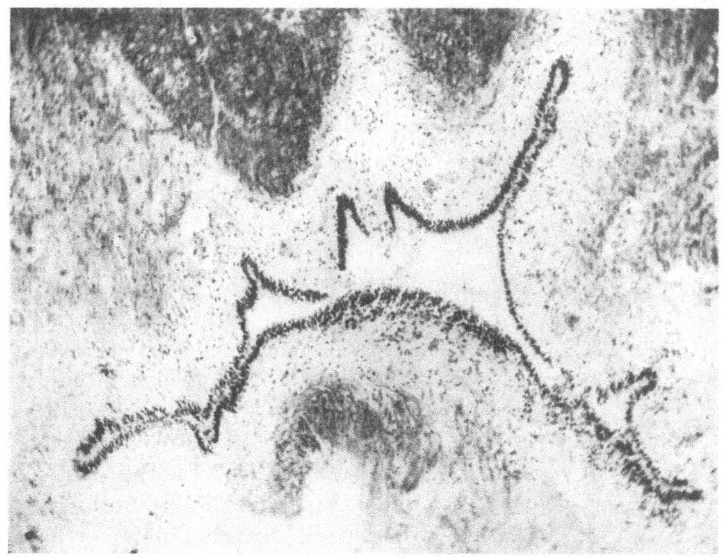

Abb. 55. RM 193. Männlich, 22 Jahre. Gelatine, Hämatoxylin. Lendenmark. Weiter, stark verzweigter Zentralkanal, breites Gliabett.

Zentralkanal. Es besteht keineswegs eine Neigung zu verstärkter Wucherung, wenigstens nicht über das Zentralkanalgebiet hinaus. Die Gliabildung ist gewiß rein mengenmäßig stärker als im Bereich eines normal großen Zentralkanals, aber sie hält sich unbedingt an die Umgebung des Ependyms. Man hat absolut

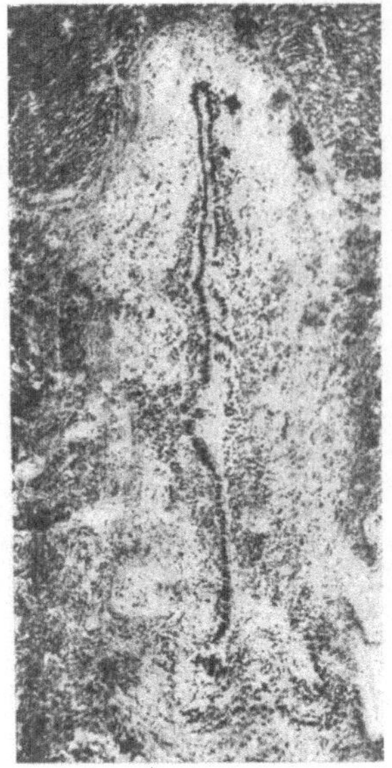

Abb. 56. RM 592. Männlich, 46 Jahre. Gelatine, Hämatoxylin. Brustmark. Langgestreckter sagittaler Zentralkanal mit Verdrängung der Commissura post. Epithel unterbrochen.

den Eindruck, als ob von den Ependymzellen irgendein Einfluß auf die Bildung der umgebenden Glia ausgeübt wird. Die faserige Glia bildet einen dicken Mantel um den Zentralkanal. Geht der Zentralkanal in seitliche Ausläufer über, so werden auch diese von einem Gliamantel umgeben. Die Glia ist eben ein Produkt der Zellen des Zentralkanals, die zu irgendeiner Zeit aus dem Epithelverband ausgewandert und zu Gliazellen geworden sind. Niemals sieht man, daß die Ausläufer des Zentralkanals etwa den Gliamantel durchwachsen, was ja durchaus vorkommen könnte, wenn sie im postembryonalen Leben eine Wucherungstendenz zeigten. Die Dicke des faserigen Gliamantels steht dabei in einem gewissen umgekehrten Verhältnis zu dem oft den Zentralkanal umgebenden Mantel aus abgewanderten Zellen. Sind diese sehr reichlich, so ist meist die gliös-faserige Wucherung gering. Das ist so zu erklären, daß die im späteren Leben auswandernden Epithelzellen ihre faserbildende Fähigkeit schon verloren haben. Sie bleiben als indifferente Zellen um den Zentralkanal liegen. Tritt die Abwanderung dagegen zu richtiger früher Zeit ein, so werden aus den abgewanderten Zellen Astrocyten mit der Fähigkeit, einen dicken Fasermantel um den Zentralkanal zu bilden.

Daß der Zentralkanal in seiner queren Ausbreitung noch *vielgestaltigere Formen* annehmen kann, lassen die Abb. 54 und 55 erkennen. Die Abb. 55

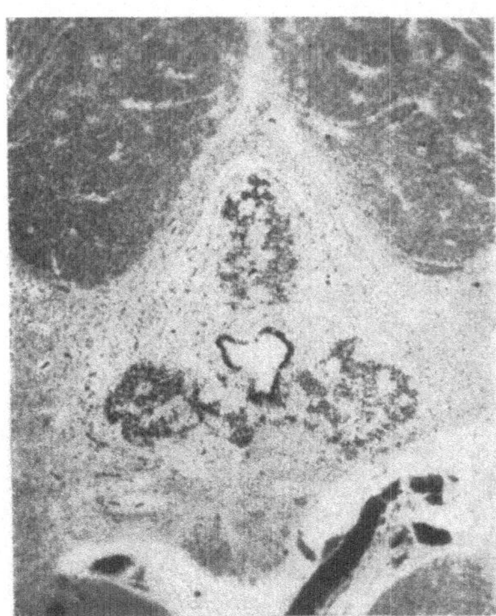

Abb. 57. RM 212. Männlich, 59 Jahre. Gelatine, Hämatoxylin. Lendenmark. Teils verschlossener, teils offener Zentralkanal. Große pilzförmige Zellwucherung. Verdrängung der hinteren Commissur.

zeigt deutlich, wie sich um die einzelnen Ausläufer herum der faserige Gliamantel gebildet hat. Dabei schiebt sich ein stärkerer Sporn nach hinten vor, aber nicht in das Gebiet des Septum posterius hinein, sondern nach dem einen Hinterstrang zu. Wie soll man solche Bildungen bezeichnen? Bei Abb. 54 liegt in der Erweiterung des Zentralkanals ja ein gewisser Grad von Hydromyelie vor. Und mehrfach sind solche Gestaltsveränderungen des Zentralkanals auch als „einfache Hydromyelie"-Formen bezeichnet worden. Das Charakteristische ist aber dabei nicht die Ansammlung von Liquor, sondern die unvollkommene Obliteration des zunächst größer angelegten Zentralkanals. Dabei ist die ganze sonstige Ausbildung des Rückenmarkes programmäßig verlaufen. Die Spongioblasten haben sich also in durchaus normaler Weise weiter entwickelt. Die komplizierte Formenbildung ist mit Wahrscheinlichkeit durch den sekundären Wachstumsdruck des sich weiter entwickelten Rückenmarkes zu erklären, das den Zentralkanal zwang, sich den räumlichen Verhältnissen anzupassen und die abgebildeten Ausläufer und Divertikel zu bilden. Von Wichtigkeit ist dabei

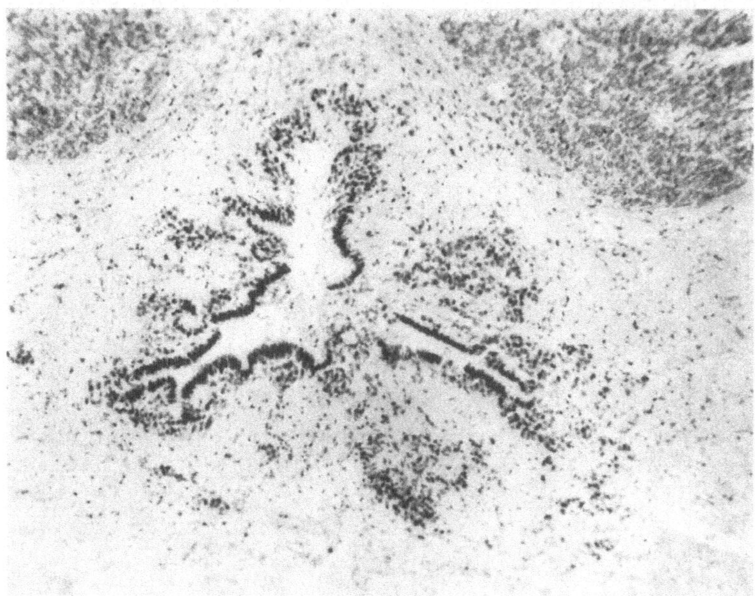

Abb. 58. RM 1122. Weiblich, 67 Jahre. Gelatine, Hämatoxylin. Lendenmark. Großer offener zusammengefalteter Zentralkanal mit Unterbrechung des Ependyms. Mantel abgewanderter Ependymzellen.

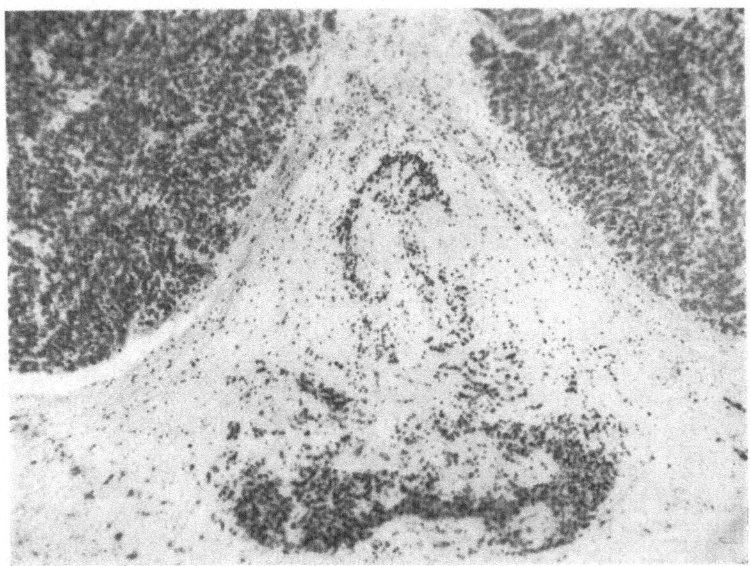

Abb. 59. RM 929. Weiblich, 39 Jahre. Gelatine, Hämatoxylin. Lendenmark. Großer, obliterierter pilzförmiger Zentralkanal mit Verdrängung der hinteren Commissur und Gliawucherung.

ja sicher, daß gröbere Ausläufer sich immer nur nach den Seiten und nach hinten, niemals nach vorn entwickeln.

Die letzten Bilder legen den Gedanken nahe, daß, wenigstens in vielen
Rückenmarken, die embryonale Obliteration des Zentralkanals nicht nur von
hinten her, im Bereich der späteren Raphe, vor sich geht, sondern auch die
seitlichen Teile des Zentralkanals betrifft. Fischel nimmt sogar an, daß auch
von vorn her eine Obliteration eintritt, so daß der endgültige Zentralkanal
nicht seinem ursprünglichen vordersten Anteil, sondern einem Mittelteil
entspricht.

Die nächsten Bilder sind nach der üblichen Auffassung von der Bildung des
endgültigen Zentralkanals leichter zu deuten. Abb. 56 repräsentiert eine Raphestörung im gewöhnlichen Sinn.
Der Zentralkanal ist in dorsoventraler Richtung verlängert,
der hintere Teil drängt die hintere Commissur vor und schiebt
sich in das Septum posterius
hinein. Der Zentralkanal ist
dabei unvollständig obliteriert.
Und eine Kombination von Störungen des Längsverschlusses
mit denen des Querverschlusses
ist in Abb. 57 wiedergegeben.
Man sieht die gleiche Ausbuchtung der hinteren Commissur
und die Auseinanderdrängung
der Hinterstränge. Der betref-
fende Teil des Zentralkanals ist
aber nicht offen, sondern obliteriert. Eine zellig-faserige Masse
ist an seine Stelle getreten. In
der Mitte, an normaler Stelle,
liegt ein rundlicher, offener Zentralkanal. Nach beiden Seiten

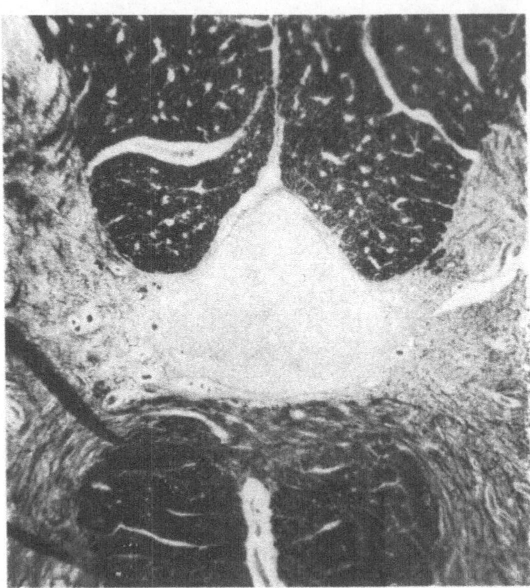

Abb. 60. RM 1049. Weiblich, 55 Jahre. Gelatine, Spielmeyer.
Lendenmark. Großer, verödeter Zentralkanal in eine Gliafaser-
zellmasse umgewandelt, Verdrängung der hinteren Commissur.

von ihm sind obliterierte Teile der Querausbreitung des Zentralkanals
stehengeblieben. So entsteht eine, wenn auch zum Teil obliterierte ⊥-Form
des Zentralkanals. Im ganzen ist das Gebiet des Zentralkanals wesentlich größer
als normal. Die beiden an diesen Zustand angrenzenden Verhältnisse zeigen
Abb. 58 und 59. In Abb. 58 ist die ⊥-Form noch erhalten, der Kanal zum
größten Teil offen. An Stelle der vollständigen Obliteration sieht man nur eine
mächtige Zellmantelbildung, die zum Teil das untergegangene Zylinderepithel
ersetzt hat. Und in Abb. 59 ist die Obliteration eine vollständige. Eine ⊥-förmige
Zell-Gliamasse ist an die Stelle des Zentralkanals getreten. Die Unvollständigkeit
der Raphebildung ist wieder an der Ausbuchtung der hinteren Commissur zu
erkennen; der Zentralkanal schiebt sich (wenn auch in verödetem Zustand)
ziemlich weit zwischen die Hinterstränge vor, wie das in ähnlicher Form an
einem Markscheidenpräparat in Abb. 60 zu erkennen ist.

Noch stärker ist dieser Zustand in dem Rückenmark aus Abb. 61, in dem
die Kreuzform des Zentralkanals erhalten und neben dem weit ausgreifenden
Divertikel in das Septum posterius und den kürzeren nach den Seiten auch

ein Fortsatz nach vorn entwickelt ist. Ob wir in dem letzteren eine ungenügende Obliteration von vorn her sehen sollen oder eine sekundäre, durch Wachstumsdruck erzeugte Divertikelbildung, aus dem Seitenfortsatz entstanden, möchte ich hier offen lassen. Sehr schön ist auch hier wieder der Faser-Gliawall zu erkennen, der den ganzen Zentralkanal in ziemlich gleichmäßiger Breite umgibt.

Ähnlich zu deuten ist schließlich Abb. 62, in der auch die ⊥-Form des Zentralkanals vorliegt, aber die Obliteration eine so ungleichmäßige war, daß eine Mehrfachbildung des Zentralkanals wenigstens an dieser Stelle vorliegt.

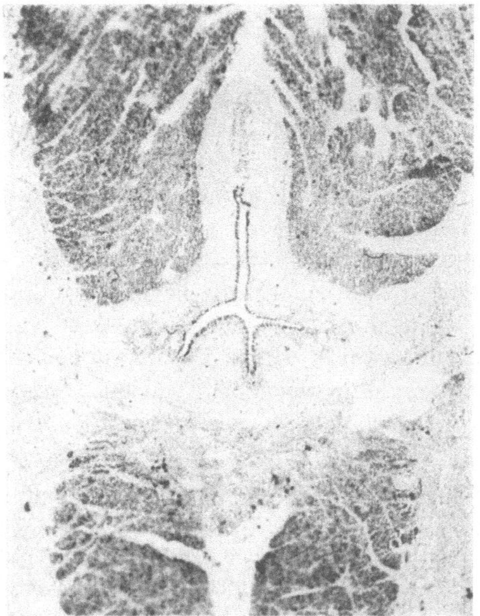

Abb. 61. RM 966. Weiblich, 44 Jahre. Gelatine, Hämatoxylin. Lendenmark. Kreuzförmiger, offener Zentralkanal mit Vordringen in das Sept. post. Gliafaserwall.

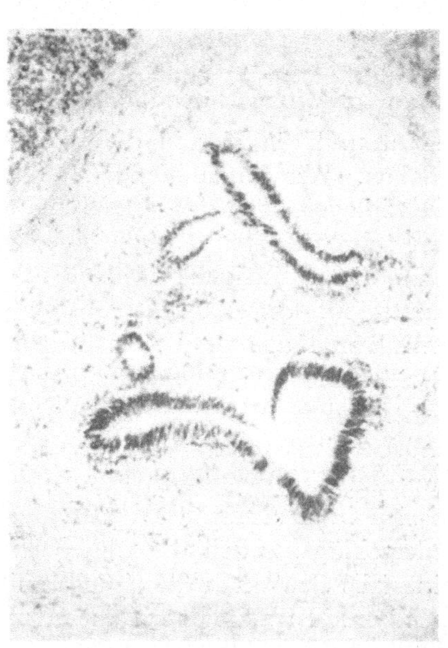

Abb. 62. RM 857. Weiblich, 35 Jahre. Gelatine, Hämatoxylin. Lendenmark. Geteilter Zentralkanal in Obliteration. Gliose.

Alle diese Umbildungen des Zentralkanals werden also grundsätzlich als *ungenügende Rückbildungsprozesse aufzufassen* sein, wobei wir aber mit dem Dogma der alleinigen Rückbildung von hinten her nicht auskommen, sondern annehmen müssen, daß auch die seitlichen und vielleicht vorderen Teile des Zentralkanals einer solchen Rückbildung verfallen.

Ependym, Gliazellen und Nervenfasern im Zentralkanalgebiet des älteren Menschen.

Der Zentralkanal ist also im höheren Alter als solcher entweder, wenigstens teilweise, erhalten oder obliteriert und durch eine ungeordnete Zellansammlung ersetzt.

Im ersten Fall können die Zellen ihren kindlichen Typ beibehalten. Sie sind hoch zylindrisch, haben einen länglichen, in der Längsachse der Zelle gestellten Kern und enthalten in ihrem inneren Protoplasmaanteil jene Körnchen, die man als Blepharoblasten bezeichnet. Geht das Lumen verloren, so schwindet auch dieser Zellkörper oder ist nur gelegentlich einmal in einer Zelle zu erkennen. Schwund der Lichtung geht mit Aufhören der Sekretion einher.

Aber auch in jenen Fällen, in denen der Zentralkanal noch offen ist, zeigen die Ependymzellen morphologisch gewisse Unterschiede gegenüber den Zellen des frühkindlichen Rückenmarkes.

Zunächst fällt auf, daß der *Inhalt des Zentralkanals sich ändert.* Im Rückenmark des Kindes in den ersten Lebensjahren ist der Zentralkanal in der Regel mit einer feinkörnig geronnenen, wabigen Masse angefüllt, die, wie in den Abb. 2 und 3 gezeigt wurde, zipfelförmig mit den Epithelzellen zusammenhängt und unmittelbar in die hier deutlich erkennbaren Cilien überzugehen scheint. Wir haben daraus den Schluß gezogen, daß der Liquor des Zentralkanals einen viel höheren Eiweißgehalt haben muß als der des Gehirns und des Subarachnoidealraumes. An der Oberfläche der Zellen sieht man regelmäßig feine, granuläre Auflagerungen, die wir in ähnlicher Form im Inneren des Protoplasmas finden, und die hier in dicht gedrängter Lagerung die cuticulare Innenzone abheben. Wir sahen in der Besonderheit des Inhalts, in den körnigen Auf- und Einlagerungen des Ependyms und in der Beziehung zu den Cilien Zeichen einer sekretorischen Tätigkeit der Ependymzellen.

In dieser Tätigkeit scheint nun schon im Kindesalter eine Veränderung einzutreten. Untersucht man eine größere Anzahl Rückenmarke mit offenem Zentralkanal aus den verschiedensten Lebensaltern, so sieht man, daß der Eiweißgehalt des Liquors offenbar schon in der zweiten Hälfte des ersten Dezenniums abnimmt. Die Gerinnung des Inhaltes ist in der Form wie bei kleinen Kindern nicht mehr zu erkennen. Der Inhalt ist entweder überhaupt nicht darzustellen, oder nur in Form einer fast farblosen, ganz feinkörnigen Masse, die sich in der Hauptsache an der Oberfläche der Zellen als feinste Granula niederschlägt. Auch die Cilien sind jetzt nur noch vereinzelt nachzuweisen, keinesfalls sieht man die zipfelförmigen Zusammenhänge des Inhaltes mit dem Ependym. In zunehmendem Alter werden die morphologisch nachweisbaren Sekretionserscheinungen immer geringer. Der offene Zentralkanal erscheint leer, das Epithel ist zwar noch zylindrisch, steht dicht gedrängt oder lockerer, zeigt keine Cilien und nur eine ganz feinkörnige Auflagerung, die sich nach VAN GIESON blaßrot, mit Azan in einen bläulichen Farbenton färbt. Es muß sich also die Art des Sekrets geändert haben. Diese Änderung des Absonderungsprozesses geht dann ganz allmählich in das vollständige Versiegen der Sekretion über, das die Obliteration des Zentralkanals einleitet.

Nach außen hin sind die Zellen des noch offenen Zentralkanals im Kindesalter, aber auch später, unscharf begrenzt und gehen in die früher erwähnten Ependymfortsätze über. Auch sie verschwinden, wenn das Lumen des Zentralkanals obliteriert. Das Protoplasma der Zellen ist nunmehr schärfer begrenzt, rundlich-eckig. Eine weitere Rückbildung der Zellen zeigt sich in ihrem Gehalt an Fettsubstanzen. Sie treten oft schon im jugendlichen Alter auf, sind aber bei älteren Leuten wesentlich deutlicher und sind als scharf begrenzte, mit *Sudan* gelbrote Körnchen im Protoplasma nachzuweisen. Diese Fettkörnchen findet man auch in den Zylinderzellen, die ein noch erhaltenes Lumen begrenzen. Sie finden sich ferner in den außerhalb des eigentlichen Zentralkanals liegenden (abgewanderten) Zellen, während sie in eigentlichen Gliazellen fehlen. Sie sind offenbar Zeichen für Stoffwechselstörungen im Zelleib, die sich im Alter einstellen.

Daß im Alter eine Neigung der Epithelzellen zu Wucherungen ins Innere des Kanals besteht, wie PINTUS behauptet, kann ich nicht bestätigen. Er will die Obliteration des Zentralkanals mit papillären Wucherungen der Ependymzellen beginnen lassen. Die so entstehenden Zapfen sollen dann im Innern zusammenstoßen, netzartige Ausfüllungen des Zentralkanals bilden, und so die Obliteration der Lichtung herbeiführen. Das, was hier als papilläre Wucherungen gedeutet wird, möchte ich (abgesehen davon, daß man es nur in relativ wenigen Fällen überhaupt zu sehen bekommt) für Folgen von Zusammenfaltungen des Zentralkanals ansehen, wenn dessen Liquor versiegt.

Die *weitere Entwicklung der aus dem Epithelverband des Zentralkanals austretenden Zellen* ist am ehesten an CAJAL- und GLOBUS-Präparaten zu studieren. Nach CAJALs Originalmethode färbt sich das Plasma der Ependymzellen meist rötlich, während die Gliazellen, im besonderen die Astrocyten mit ihren Fortsätzen, schwarzblau gefärbt sind. Ist der Zentralkanal von einem Mantel von ausgetretenen Epithelzellen umgeben, wie das in den Abb. 32, 38 u. a. dargestellt ist, so zeigen diese immer die färberische Reaktion der Ependymzellen. Sie lassen dementsprechend auch keine Fortsätze erkennen, sind also zweifellos keine Astrocyten, sondern haben ihren Charakter als Ependymzellen behalten. Die in dem Gliabett um den Zentralkanal eingestreuten Zellen verhalten sich verschieden. Ein Teil zeigt volle Fortsatzbildung der Astrocyten. Das sind die Zellen, die auch schon im jugendlichen Alter vorhanden sind, die Zellen des den Zentralkanal umgebenden Gliamantels. Ihre Ausstattung mit Fortsätzen ist in der Regel in einiger Entfernung vom Zentralkanal ausgeprägter als in seiner unmittelbaren Nähe. Das gilt allerdings nur für das CAJAL-Präparat. Färbungen nach GOLGI-LANDAU zeigen, daß auch unmittelbar um den Zentralkanal vollentwickelte Spinnenzellen in großer Zahl nachzuweisen sind.

Das CAJAL-Präparat zeigt in der Nähe des Zentralkanals außer reifen Astrocyten eine Zellform, die in dieser Färbung wesentlich kleiner erscheint und nur spärliche, kleine Fortsätze, Zacken, Spitzen besitzt. Man wird sie als unreife, unvollkommen entwickelte Gliazellen aufzufassen haben. Sie sind durchaus nicht etwa nur beim jungen Menschen zu finden, sondern bleiben das ganze Leben über bestehen, scheinen sogar mit der Auswanderung der Zellen aus dem Zentralkanal an Menge zuzunehmen. Und zwischen ihnen treten immer, teils einzeln, teils in Gruppen, Zellen auf, die keinerlei Fortsätze aufweisen und sich im CAJAL-Präparat mehr rötlich anfärben. Ganz eindeutig kann man das in den epithelialen, rosettenförmigen Zellgruppen sehen, die niemals Fortsätze besitzen.

Diese Spezialfärbungen zeigen also, daß die im Laufe des Lebens aus dem Verband der Ependymzellen auswandernden Zellen teils unmittelbar neben dem Zentralkanal als entwicklungsunfähige Ependymzellen liegen bleiben, teils einen weiteren Weg durchmachen und nun hier in der Substantia centralis bald als gleiche entwicklungsunfähige Zellen epithelialer Art liegen bleiben, bald eine gewisse Umbildung zu unreifen Gliazellen erfahren, bald zu reifen Astrocyten sich entwickeln. Je später die Auswanderung stattfindet, um so weniger weit geht in der Regel der Weg, und um so geringer ist die Differenzierungsfähigkeit. Was bei der endgültigen Verödung des Zentralkanals noch in die Umgebung übertritt, macht keine weitere Entwicklung mehr durch. Die Zellen scheinen zwar noch amitotisch teilungsfähig zu sein, sind aber doch in ihrer Entwicklung so weit festgelegt, daß aus ihnen keine Gliazellen mehr werden können. Was hier vom eigentlichen Zentralkanal gesagt ist, gilt in gleicher Weise von den im früheren Abschnitt beschriebenen Ausläufern und Fortsätzen.

Auffallend ist vielleicht noch die Tatsache, daß man im Bereich des Septum posterius außer in den vordersten Abschnitten, die unmittelbar an die Substantia centralis angrenzen, keine abgewanderten Zellen findet. Hier sind nur reife Astrocyten nachzuweisen, mit Ausnahme der Fälle, wo der Zentralkanal selbst sich mit einem hinteren Sporn in das Septum vorschiebt und in seiner unmittelbaren Umgebung die beschriebenen Zellen ausgestreut hat. Das bestätigt die Ansicht, daß die in frühembryonaler Zeit aus dem Epithelverband ausscheidenden Zellen sich sämtlich zu Astrocyten umwandeln, und als solche entweder weiter in die Substanz des Rückenmarkes übertreten oder an Ort und Stelle liegen bleiben.

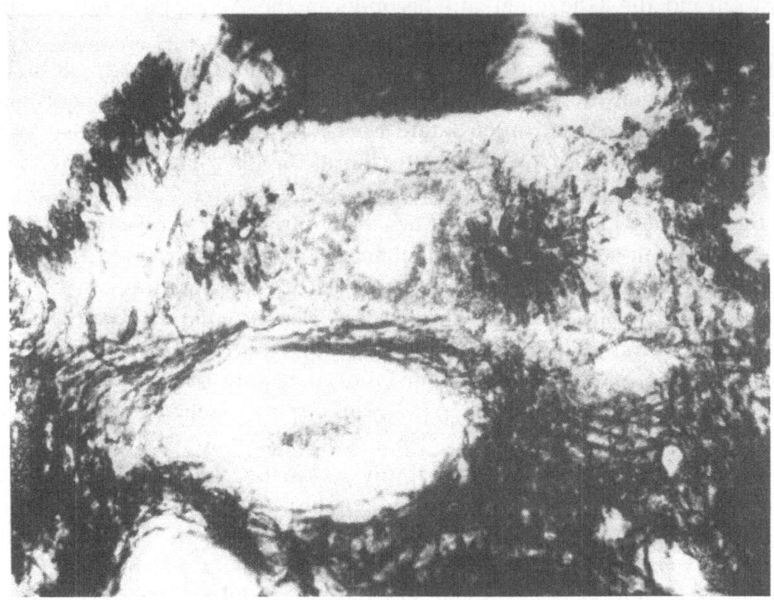

Abb. 63. RM 875. Weiblich, 48 Jahre. Gelatine, SPIELMEYER. Brustmark. Offener Zentralkanal, Gliabett mit wirr angeordneten Markfasern.

Eine Erwähnung beansprucht weiterhin das Auftreten von *markhaltigen Nervenfasern im Gebiet des Zentralkanals*. Ihr Vorkommen wird im Schrifttum gelegentlich erwähnt, genauere Darstellungen habe ich nirgends gefunden.

SCHAFFER betont, daß die große graue Commissur des Rückenmarkes durch den Zentralkanal in die vordere und die hintere graue Commissur geteilt würde. In der ersten verläuft die Commissura alba ant., in der letzteren die schwächere Commissura alba dorsalis. Außerdem enthält (S. 238) die Substantia gelatinosa centralis, die aus einer reichlichen Gliaansammlung besteht, „stets markhaltige Nervenfasern". Im Gegensatz dazu schreibt ZIEHEN, daß sich in der Substantia gliosa centralis keine Nervenfasern fänden. Die meisten Autoren gehen auf diese Fasern überhaupt nicht ein.

Im jugendlichen Alter kommen markhaltige Nervenfasern im Gebiet des Zentralkanals nicht vor. Im mittleren und höheren Alter stellen sie einen fast regelmäßigen Befund dar. Der Verlauf ist in der Regel longitudinal. Ist der Zentralkanal noch offen, so liegen sie am häufigsten in lockeren Bündeln zu beiden Seiten des Kanals (Abb. 63), können ihn aber auch kranzförmig von allen Seiten umgeben. Ist der Kanal völlig obliteriert, so liegen sie in ganz unregelmäßigen Bündeln zwischen den Ependymzellen (Abb. 64). Sie sind schon im Fettpräparat eindeutig zu erkennen, treten aber im SPIELMEYER-Präparat deutlicher hervor und zeigen die gleiche intensive Färbung wie die Fasern der Commissuren. Auch die zentrale Gliose, die man an Stelle des Zentralkanals in vielen Fällen entstehen sieht, kann von solchen markhaltigen Fasern in mehr oder weniger großer Zahl durchsetzt sein. Je kleiner der Zellhaufen ist, der sich an Stelle des Zentralkanals gebildet hat, um so weniger Markfasern sind in der Regel nachzuweisen.

Wenn man in größerer Zahl Präparate auf den Gehalt an diesen Fasern untersucht, so sieht man, daß ihre Anordnung nicht so regelmäßig ist, wie man zunächst glaubt. Ein gutes Beispiel dafür gibt Abb. 63. Sie zeigt zwei grobe Bündel zu beiden Seiten des gut erhaltenen Zentralkanals. Ihr Verlauf ist zum Teil auch hier longitudinal; die Mehrzahl zeigt aber eine durchaus wirre, ungeordnete Anordnung, bald in dorsoventraler, bald in schräger Richtung. Nicht selten läßt sich feststellen, daß die Fasern mit denen der Commissuren in Verbindung stehen, von ihnen gleichsam abgesprengt werden.

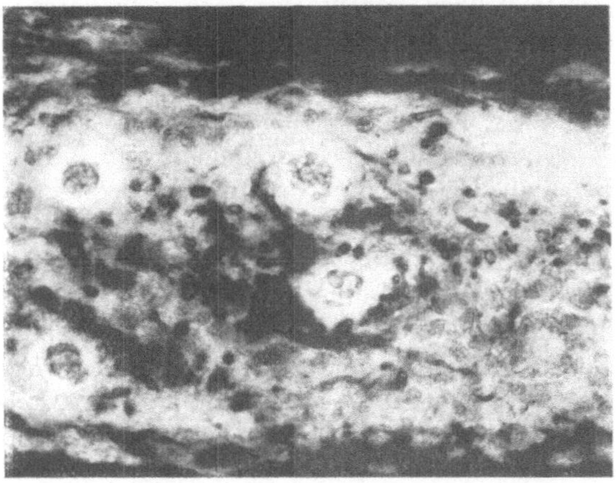

Und so werden wir uns wohl auch die Entstehung dieser Markfasern vorstellen müssen. Daß sie nicht von den Ependymzellen oder ihren Abkömmlingen im Gliabett neu gebildet sind, darüber kann wohl kein Zweifel bestehen. Sie müssen von irgendwelchen präformierten Bündeln der Umgebung hergeleitet werden, und dafür kommen am ehesten die Commissuren in Betracht. Ich möchte mir den Vorgang so vorstellen, daß bei dem Verödungs- oder Vernarbungsprozeß des Zentralkanals, wenn die faserige Glia anfängt zu wuchern und sich in das Zentralkanalgebiet vorzuschieben, *Markfasern* gleichsam mitgenommen und passiv in das Gebiet des Zentralkanals *verlagert* werden. Eine praktische Bedeutung kommt diesen Bildungen offenbar nicht zu.

Abb. 64. RM 590. Weiblich, 49 Jahre. Gelatine, SPIELMEYER. Brustmark. Markhaltige Nervenfasern im Gliabett des Zentralkanals.

VII. Zusammenfassung.

Wenn ich versuche, kurz zusammenzufassen, was das Studium des Zentralkanalgebietes an etwa 1200 Rückenmarken der verschiedensten Lebensalter gezeigt hat, so ist es etwa folgendermaßen zu formulieren:

1. Beim *Neugeborenen* besteht der Zentralkanal oft noch nachweislich aus *drei verschiedenen Anteilen*, den Resten des vorderen und hinteren Ependymkeils und den Seitenwandteilen. Darauf weist die Form des Epithels und die Anordnung der GOLGI-Fasern hin.

2. Das *Epithel des Zentralkanals* hat beim *Neugeborenen* noch embryonalen Charakter; es ist vielreihig, zeigt Epithelfasern, sog. Cilien, enthält Blepharoblasten und übt wahrscheinlich eine sekretorische Tätigkeit aus. Dafür sprechen die körnigen Einlagerungen im Innern und die gleichen Auflagerungen auf der Oberfläche der Zellen, der Übergang in die Cilien und der Zusammenhang dieser mit dem körnig-wabigen, offenbar eiweißreichen, geronnenen Inhalt des Zentralkanals, der chemisch eine andere Zusammensetzung haben muß als der Liquor in den Hirnhöhlen und im Subarachnoidealraum. Die Vielreihigkeit des Ependyms ist im ganzen Umfang des Zentralkanals, auch an den Polen, nachzuweisen.

3. Die *embryonale Auswanderung von Zellen* aus dem Gebiet des Zentralkanals geht auch im postembryonalen Leben weiter. Aus diesen Zellen können sich im frühen Lebensalter noch vollwertige Astrocyten entwickeln, die Wanderung dieser Zellen bleibt aber wohl meist auf die graue Substanz beschränkt.

4. Die *Funktion der Zellauskleidung des Zentralkanals* ist also noch im Kindesalter eine doppelte:

Einmal stellt es ein *Keimlager* zur Bildung von Zellen dar und zweitens ist es an der *Sekretion* des Liquors beteiligt.

5. Im Laufe des 1. Lebensjahres findet eine *Ausreifung des Gliamantels* um den Zentralkanal statt. Der Mantel wird zellärmer, faserreicher. Das Auswandern von Zellen aus dem Zentralkanal läßt eine gewisse Zeit über nach. Die Stützfasern des Rückenmarkes, im frühembryonalen Leben vorwiegend aus Ependymfasern bestehend, sind später überwiegend gliöser Natur. Die Ependymfasern sind aber auch im postembryonalen Leben sowohl im Bereich der Ependymkeile als auch in den seitlichen Anteilen mit Hilfe der GOLGI-Methode und der Gliafaserfärbungen nachweisbar.

6. Im Laufe des weiteren Kindesalters setzt eine *neue Auswanderungsbewegung* mit Vermehrung der auswandernden Zellen ein. Das Epithel des Zentralkanals wird einreihig, locker in seiner Anordnung. Es entstehen Zellmäntel aus abgewanderten Ependymzellen um den Zentralkanal. Diese Auswanderung kann auch weiter in die Peripherie erfolgen und mit Zellvermehrung zur Bildung von *Epithelnestern* in der Substantia centralis führen. Diese Epithelnester zeigen grundsätzlich andere Formen als die Ependymzellen. Echte Ausreifung der auswandernden Zellen zu Astrocyten findet jetzt nicht mehr statt.

7. Die Zeichen der *sekretorischen Tätigkeit* der Ependymzellen treten nun mehr und mehr zurück. Der Inhalt des Zentralkanals zeigt keine deutliche, wabige Gerinnung mehr, die Cilienbildung verschwindet mehr und mehr, granuläre Ein- und Auflagerungen sind aber noch in Resten nachzuweisen.

8. In diesen Altersstufen können die ersten *sekundären Lückenbildungen* im Zentralkanal auftreten.

9. Das höhere Lebensalter ist durch den *Verödungsvorgang des Zentralkanals* charakterisiert. Dieser tritt zwar nicht in gesetzmäßiger Regelmäßigkeit auf, stellt aber den normalen Endzustand des Zentralkanals dar.

10. Er beginnt mit einem *Alterungsprozeß der Zentralkanalepithelien*, der sich in einer Verfettung und dem vollständigen Aufhören der Sekretion zeigt. Die abgewanderten Zentralkanalepithelien haben ihre *Umwandlungsfähigkeit* in Gliazellen *verloren*, ihre *Wucherungsfähigkeit scheint* bis zu einem gewissen Grade *erhalten* zu bleiben.

11. Die *Verödung des Zentralkanals* hat zwei Ursachen:

a) Die *Lückenbildung im Epithel* durch ·Abwanderung und Untergang der Zellen.

b) Das *Aufhören der Sekretion* und damit das Versiegen des Liquors.

12. Die Verödung des Zentralkanals geht mit einer *Wucherung der faserigen Glia* einher. Die Glia schiebt sich in die Lücken des Epithels vor und kann den ganzen ehemaligen Zentralkanal ausfüllen und durchwachsen. Sie nimmt oft markhaltige Nervenfasern aus dem Gebiet der Commissuren bei ihrer Wanderung mit, die dadurch in das Gebiet des Zentralkanals hineingeraten.

13. Der *Zentralkanal* ist also in einer *ständigen Umwandlung* begriffen, die mit der ersten Bildung der Neuralrinne beginnt und mit der endgültigen Vernarbung endet. Diese Umwandlung kann in jedem Augenblick zum Stillstand kommen. Dadurch entstehen die so sehr wechselnden Bilder des Zentralkanals, die sämtlich als Bildungsanomalien (embryonaler oder postembryonaler Art) anzusehen sind.

14. Ein gestaltliches Stehenbleiben auf früherer Stufe bedingt noch nicht das Aufhören der weiteren Zelldifferenzierung.

15. *Gröbere Gestaltsveränderungen* des Zentralkanals, im besonderen Ausdehnungen in seitlicher und dorsoventraler Richtung, sind auf *ungenügende Reduktionsprozesse* des *Zentralkanals* in embryonaler Zeit zurückzuführen. Sie deuten darauf hin, daß die Rückbildung des primären Zentralkanals nicht nur von hinten her stattfindet, sondern auch in den seitlichen Teilen (vielleicht auch vorn) vor sich geht.

C. Die krankhaften Veränderungen des Zentralkanals.

I. Dysraphie und Hydromyelie.

a) Kasuistik.

Fall 1. RM 1088. S.-Nr. M 110/39, Emma K., $^1/_2$ Jahr.

Krankengeschichte. Normale Entwicklung. Hautausschlag seit Geburt. Wiederholt Furunkel. Mit fieberhafter Erkrankung und scharlachähnlichem Hautausschlag aufgenommen. Grippaler Infekt.

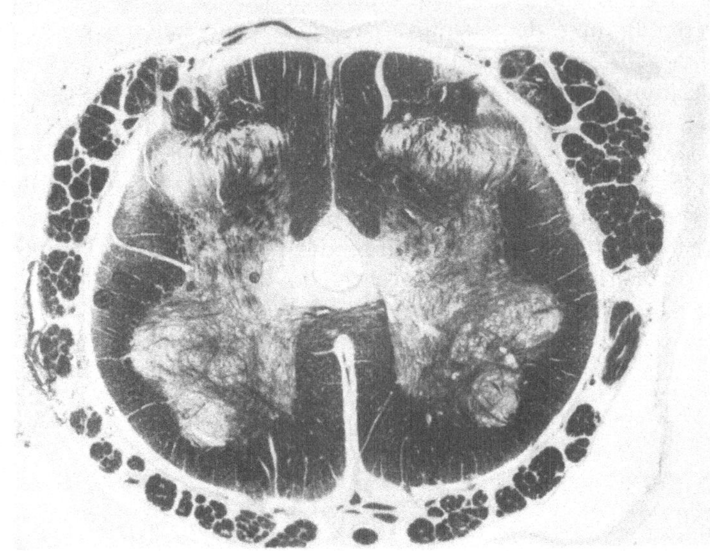

Abb. 65. Fall I. RM 1088. Weiblich, $^1/_2$ Jahr. Gelatine, SPIELMEYER. Lendenmark. Hydromyelie mit Gliamantel.

Todesursache. Intoxikation.

Pathologisch-anatomische Diagnose. Scarlatiformes Exanthem, besonders an den Schenkelbeugen. Hydronephrose der linken Niere mit Erweiterung des dazu gehörigen Ureters. Blähung beider Lungenoberlappen. Trübe Schwellung der Leber. Gehirn unverändert. Keine Mißbildungen oder sonstige Abnormitäten der äußeren Körperform.

Rückenmark. Das Rückenmark zeigt in seiner ganzen Ausdehnung vom Hals- bis zum Sacralmark eine deutliche, wenn auch nicht ganz gleichmäßige Erweiterung des Zentralkanals, die im ganzen die Tendenz zeigt, nach unten zuzunehmen. Ein typisches Beispiel zeigt Abb. 65 aus dem Lendenmark bei SPIELMEYER-Färbung. Der Zentralkanal ist ziemlich gleichmäßig, eiförmig erweitert, zeigt eine gewisse verstärkte Ausbuchtung nach den Hintersträngen zu. Die hintere Commissur ist deutlich verdrängt, die Hinterstränge sind in ihrem vorderen Teil auseinander gedrängt. Die vordere Commissur ist unbeteiligt. Der Zentralkanal enthält eine feinkörnig geronnene Masse, der einzelne rote Blutkörperchen beigemengt sind (Kunstprodukt?).

Er ist in allen Höhen ausgekleidet mit einem einschichtigen, hochzylindrischen Epithel. Dies zeigt gewisse Unterschiede, die mit der Weite des Zentralkanals parallel gehen.

In den höheren, weniger erweiterten Partien (besonders des Hals- und oberen Brustmarkes) ist es mehrreihig, von mehr embryonalem Typ. Zellen sehr dicht gedrängt, Kerne in verschiedenen Höhen. In den unteren, weiteren Abschnitten sitzt es lockerer und zeigt deutliche „Kammerung". Cuticularsaum überall gut zu erkennen. Kleinste Lücken durch Ausfall einzelner Zellen aus der Kontur sind wohl als Kunstprodukt anzusehen. Da auch die Kammerung im Paraffinschnitt sehr viel stärker hervortritt als im Gelatineschnitt aus der gleichen Höhe, ist auch diese wohl zum Teil als Schrumpfungserscheinung zu beurteilen.

Sehr deutlich ist an vielen Stellen der Cilienbesatz der Epithelzellen zu erkennen. Diese, der Cuticularsaum und die basalen Ependymfortsätze kommen am besten am *Azan*- und am HOLZER-Präparat heraus (Abb. 66). Im inneren Teil des Protoplasmas, gleich unterhalb der Cuticula, läßt sich vielfach eine feinkörnige Struktur erkennen. Im *Azan*-Präparat färben sich diese Granula ähnlich wie die im Lumen des Zentralkanals enthaltenen Massen. Auch den Cilien haften gelegentlich feinste Körnchen an.

Der Zentralkanal ist von einem wenig breiten, ziemlich gleichmäßigen Gliawall umgeben, der sich vom normalen nicht wesentlich unterscheidet. Die Fasern sind in den inneren Schichten vorwiegend zirku

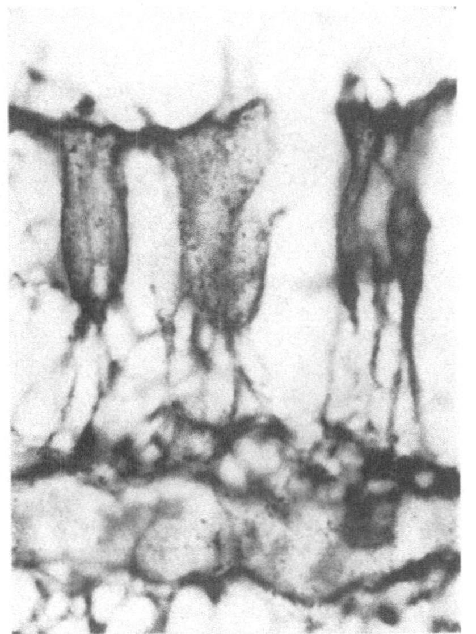

Abb. 66. Fall I. RM 1088. Weiblich, ¹/₂ Jahr. Paraffin, HOLZER. Diffuse leichte Hydromyelie. Cilien- und Ependymfasern.

lär um den Kanal angeordnet. Hier mischen sich ihnen die Ependymfasern bei, die gelegentlich ein Stück in radiärer Richtung zu verfolgen sind, aber sich dann im Gewirr der Gliafasern verlieren.

Auffällig ist, daß das Ependym vielfach auf Strecken hin von dem Gliawall abgehoben ist. Zwischen beiden liegt ein offenbar stark von Flüssigkeit durchtränktes, aufgelockertes Fasergewebe, in dem man besonders gut die Ependymfasern erkennen kann. Diese Auflockerung des Gewebes ist bald im ganzen Umfang, bald nur in einem bestimmten Stück der Circumferenz des Zentralkanals zu sehen. Sie findet sich sowohl im Paraffin- als auch im Gelatineschnitt. Sie ist an den stärker erweiterten Teilen des Zentralkanals im allgemeinen nicht ausgeprägter als in den weniger weiten. Im ganzen macht sie den Eindruck, als wenn sie durch Eindringen von Liquor vom Lumen her in die Glia entstanden wäre. Eine zellige Reaktion im Sinne einer Degeneration oder einer Zellvermehrung in der Umgebung solcher Auflockerungen ist nicht festzustellen.

Das eigentliche Gliabett ist nicht breiter als normal. Es umgibt den Zentralkanal zunächst als zellarmer Ring, an den sich nach außen eine zellreichere Zone anschließt. Diese enthält, wie *Globus*-Präparate zeigen, überwiegend

Astrocyten. Ihnen sind aber einzelne oder in Gruppen stehende, abgewanderte Ependymzellen beigemengt. Ihre Gesamtzahl entspricht ungefähr der Altersstufe des Kindes. Sie liegt eher an der unteren, keinesfalls an der oberen Grenze der Norm. Das übrige Rückenmark ist als völlig normal in Zellen, Fasern und mesenchymalem Gewebe anzusehen. Nirgends Ansammlung von Fettsubstanzen, kein Zell- oder Faserausfall.

Nur in der Dura mater ist eine zellig-faserige Verdickung der inneren Schicht mit Ansammlung pigment- (hämosiderin-) haltiger Zellen zu sehen, die auf eine wahrscheinlich intra partum entstandene intradurale Blutung hinweist. Irgendwelche Verwachsung zwischen der harten und weichen Hirnhaut ist nicht entstanden. Die Verdickung ist auch nirgends so hochgradig, daß daraus ein Druck auf das Rückenmark ausgeübt sein könnte.

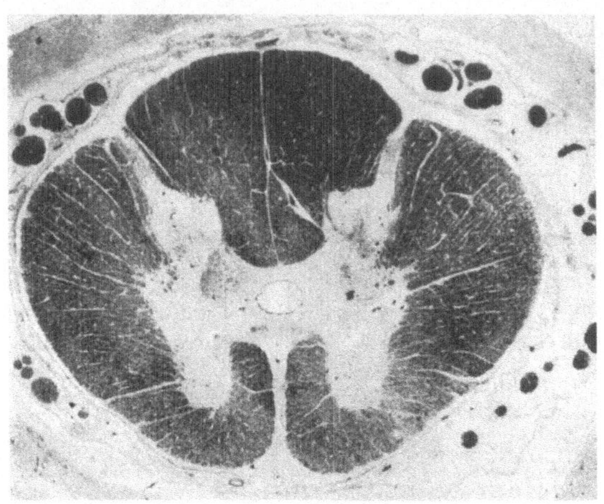

Abb. 67. Fall II. RM 1061. Männlich, 1 Jahr. Gelatine, SPIELMEYER. Brustmark. Leichte Hydromyelie.

Zusammenfassung. Diffuse, ungleichmäßige *Erweiterung* des *Zentralkanals* mit *erhaltenem Epithel.* Ependymzellen überall mit deutlichem *Cilienbesatz, Cuticula* und auffallend gut darstellbare basale *Ependymfasern,* in ihrer Lage etwas aufgelockert, nicht abgeflacht. *Supependymäre Flüssigkeitsdurchtränkung der Glia* mit Abhebung der Ependymzellen, keine Gliawucherung. Gliabett zellarm, wenig glioide Zellen.

Epikrise. Der Zentralkanal zeigt eindeutig eine *ungenügende Rückbildung* (*Dysraphie* im hinteren Abschnitt), die allerdings nur von geringem Ausmaß ist. Die Ependymzellen weisen embryonalen Charakter auf (sehr deutliche Ependymfasern und Cilien). Die feine Granulierung der inneren Protoplasmaanteile und der Befund von feinsten Körnchen in den Zellen läßt an eine Sekretion denken. Die pralle Füllung des Zentralkanals deutet auf ein gewisses Mißverhältnis zwischen Produktion und Resorption des Liquors hin.

Leichte mantelförmige Wucherung der Glia um den Zentralkanal. Glia fast rein faserig, Zellgehalt nicht vermehrt.

Keine sonstige Störung im Aufbau des Rückenmarkes (seiner zelligen, faserigen oder gliösen Anteile!).

Fall 2. RM 1061. S.-Nr. M 367/38, Helmuth G., 1 Jahr.

Krankengeschichte. Ohne wesentliche Besonderheiten.

Klinische Diagnose. Exsudative Diathese.

Pathologisch-anatomische Diagnose. Hyperplasie des Thymus und der Tonsillen. Ödem der Leptomeningen. Verfettung der Leber. Anämie der Nieren. Keine Mißbildungen oder Anomalien der äußeren Körperform.

Rückenmark. Diffuse Durchgängigkeit des Zentralkanals. Lichtung im Halsgebiet nur wenig, im Brustmark deutlich erweitert, im Lendenmark etwas abnehmend (Abb. 67). Größte Weite 1—2 mm. Kontur des Zentralkanals auf den Querschnitten ganz verschieden. In den erweiterten Abschnitten ist oft eine gewisse Spornbildung nach der hinteren Commissur zu erkennen. Die Hinterstränge weichen in ihren vordersten Abschnitten ein wenig auseinander, das Septum post. gliosum ist etwas breiter als normal. Ependym in den engeren Anteilen dicht gedrängt, hochzylindrisch, stellenweise deutlich mehrreihig, in den weiten Abschnitten im allgemeinen etwas lockerer stehend, einreihig. Ependymzellen im inneren Teil des Protoplasmas deutlich granuliert, innerste Schicht zu einer Cuticula verdickt, deutliche Cilien. An der inneren Oberfläche der Ependymzellen im *Azan-* und HOLZER-Präparat vielfach feinkörnige Auflagerungen, zum Teil in räumlicher Verbindung mit den Cilien. Gliabett im allgemeinen mäßig zellreich, von glioiden Zellen durchsetzt, im ganzen nicht verbreitert. Ependymzellen stellenweise vom Gliabett abgehoben, meist nur in einem Teil des Kanalumfanges. Unter dem Ependym eine aufgelockerte, scheinbar von Flüssigkeit durchtränkte Zone, in der besonders gut die Zellfortsätze der Ependymzellen zu erkennen sind (Abb. 68). Sowohl in weiten als auch in engen Abschnitten des Zentralkanals ist sehr deutlich zu erkennen, daß die sog. Kammerung des Ependyms nur im Paraffinschnitt herauskommt, während in Gelatineschnitten entsprechende Lücken zwischen den Zellkernen fehlen. Ich möchte es danach als sicher halten, daß es sich bei dieser Kammerung nur um Fixierungserscheinungen handelt.

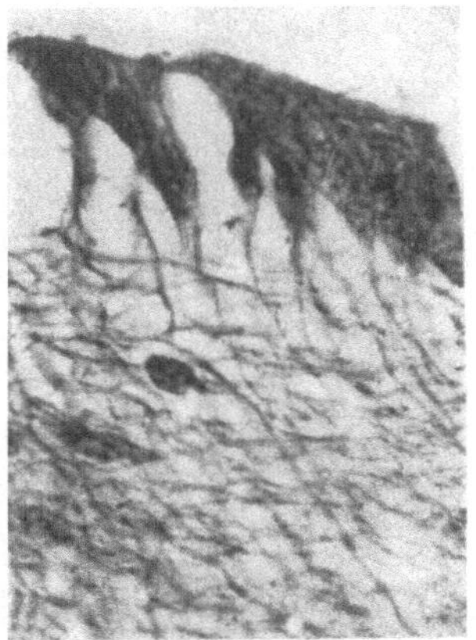

Abb. 68. Fall II. RM 1061. Männlich, 1 Jahr. Paraffin, Azan. Ependymfasern.

Rückenmarksstruktur im ganzen ungestört. Als einziger abweichender Befund wäre die Ansammlung einzelner Fettkörnchenzellen in den perivasculären Lymphscheiden und die Verfettung einzelner Gefäßwandzellen zu erwähnen.

Rückenmarkshäute ohne krankhaften Befund. Auffallend ist nur, daß sich in der Pia sehr zahlreiche Chromatophoren finden, wie man sie sonst im Rückenmark von kleinen Kindern nicht sieht.

Zusammenfassung. Durchweg *offener, teilweise erweiterter Zentralkanal* mit *gut erhaltenem Ependym* von embryonalem Aussehen, das zum Teil etwas auseinander gedrängt ist. Keine deutliche Gliawucherung.

Epikrise. Der Zentralkanal zeigt streckenweise eine ungenügende Rückbildung (*Dysraphie* im hinteren Abschnitt) von geringem Ausmaß. *Epithel von embryonalem Typ* (Cilien, sehr deutliche Ependymfasern). *Sekretionserscheinungen. Mißverhältnis zwischen Liquorbildung und Resorption.* Keine deutliche Gliawucherung.

Rückenmark sonst ohne Mißbildung. Keine Störung im Aufbau der zelligen, faserigen oder gliösen Anteile.

Fall 3. RM 943. S.-Nr. M 327/38, Christa R., 18 Jahre.

Krankengeschichte. November 1938 wegen Go. in Behandlung. Leichter Ikterus. Anfang Dezember 1938 Wa.R.: + + + +. Eine Bismogenalinjektion. Kein Salvarsan. Ikterus. Eingewiesen im Coma hepaticum. Exitus.

Klinische Diagnose. Subchronische Leberatrophie.

Todesursache. Coma hepaticum.

Pathologisch-anatomische Diagnose. Subchronische gelbe Leberatrophie. Floride Gonorrhoe. Entzündliche Veränderungen im Bereich beider Adnexe. Subepikardiale Blutungen. Hochgradiger Ikterus. Keine Veränderungen der äußeren Körperform.

Rückenmark. Zentralkanal im ganzen sehr unregelmäßig in Form und Weite. Halsmark unverändert. Zentralkanal offen, mit einschichtigem, im allgemeinen auch einreihigem Zylinderepithel ausgekleidet, spaltförmig, quer gelagert. Normaler Gliamantel.

Im obersten Brustmark zeigt der Zentralkanal zwar einen engen Hohlraum, aber eine seitlich weit ausladende Form, die sich bis zur Gegend der CLARKEschen Säulen vorschiebt. Das Ependym ist sehr unregelmäßig, teils zylindrisch, mehrreihig, teils kubisch oder flacher. Auf einzelne Strecken fehlt es völlig. Die beiden seitlichen Ausläufer sind von einem mäßig ausgeprägten Gliamantel umgeben, der sich aber in seinem Aufbau und Zellgehalt von dem normalen Gliamantel des Zentralkanals nicht wesentlich unterscheidet.

Etwa in der Höhe D 3 bildet sich eine sehr starke Erweiterung des Zentralkanals, der die ganzen inneren Teile der grauen Substanz einnimmt, sich schnabelförmig zwischen die Hinterstränge vorschiebt (Abb. 69). Die CLARKEschen Säulen sind bis auf einzelne Ganglienzellen

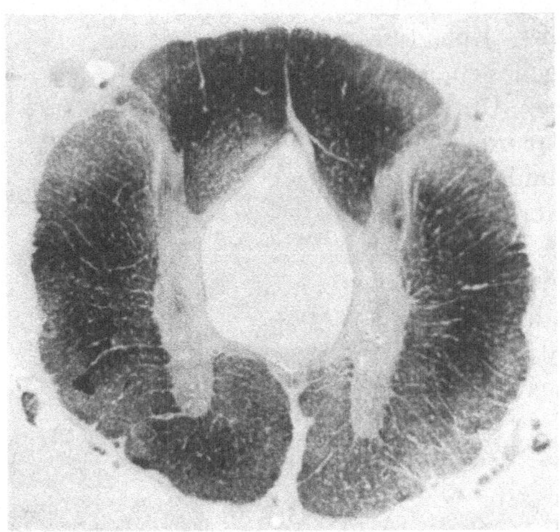

Abb. 69. Fall III. RM 943. Weiblich, 18 Jahre. Gelatine, SPIELMEYER. Brustmark. Große Hydromyelie mit schmalem Gliamantel.

verschwunden, die vordere Commissur ist normal, wenn auch verdrängt, die hintere nicht deutlich zu erkennen.

Ependym hier, soweit vorhanden, kubisch oder niedrig zylindrisch, auf Strecken fehlend (postmortal?). Schmaler Gliawall um die Höhle, nirgends breiter als normal. Glia zellarm. Weiter abwärts wird der Zentralkanal sehr schnell wieder eng, fast spaltförmig, die Querschnittfigur ist allerdings vielfach beträchtlich unregelmäßig, mit Ausläufern und Fortsätzen versehen. Im untersten Brustmark nimmt die Lichtung wieder zu, die Unregelmäßigkeit der Konturen bleibt die gleiche, das Ependym ist flach bis kubisch, streckenweise fehlt es. Eine wesentliche Gliose besteht nicht. Der Hohlraum wird von einem schmalen Gliamantel umgeben.

Im Lendenmark ein völlig normaler, spaltförmiger, aber offener Zentralkanal. Überall zeigt das Ependym entweder ausgesprochene Cilienbildung oder eine feinkörnige Auflagerung an der freien Oberfläche. Eine ähnliche Masse findet sich auch im Lumen des Zentralkanals, besonders an der stärker erweiterten Stelle.

Zusammenfassung. Umschriebene Hydromyelie. Druckatrophie der CLARKEschen Säulen. Ependym erhalten, zum Teil fehlend. Glia als derbfaseriger, zellarmer Mantel um den Hohlraum. Keine Gliaaufquellung. Keine Kernwucherung.

Epikrise. Rückbildungsstörung des Zentralkanals von wechselnder Stärke *(Dysraphie).* Unregelmäßige Erweiterung des Zentralkanals *(Hydromyelie).* *Epithel von embryonalem Charakter* (Cilien, Epithelfasern), offenbar in lebhafter *Sekretion.* Gliamantel um den Zentralkanal *ohne eigentliche Gliose.* Ependym zum Teil defekt (wahrscheinlich postmortal). Keine Reaktion der Glia.

Fall 4. RM 1133. S.-Nr. 569/39, Paul G., 29 Jahre.

Krankengeschichte. Familienanamnese o. B. 1937: Seit längerer Zeit Cystopyelitis. 16. 11. Nervenklinik: Spina bifida des Kreuzbeines. Kein krankhafter Nervenbefund.

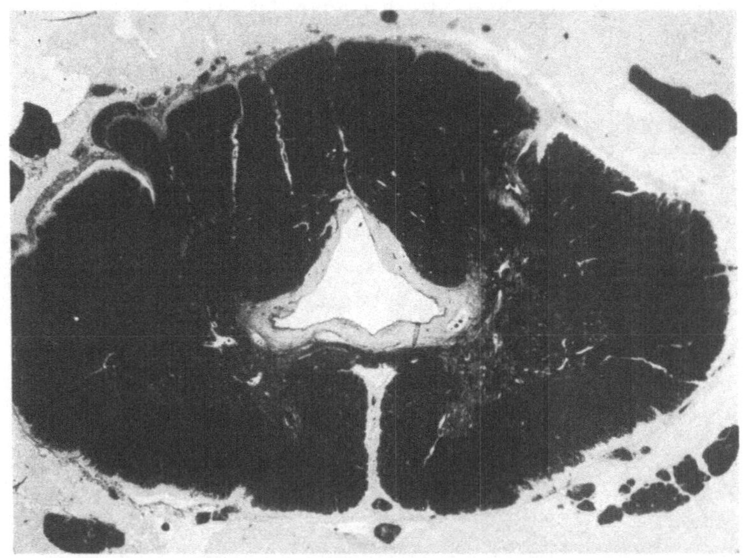

Abb. 70. Fall IV. RM 1133. Männlich, 29 Jahre. Gelatine, SPIELMEYER. Halsmark. Hydromyelie mit Gliamantel.

Klinische Diagnose. Spina bifida, aufsteigende Entzündung der ableitenden Harnwege.

Todesursache. Pyelonephritis.

Pathologisch-anatomische Diagnose. Spina bifida des Os sacrum. Schwere nekrotisierende Cystitis. Pyoureter mit chronisch entzündlich verdickter Wand und narbiger Stenose beiderseits. Abscedierende beiderseitige Pyelonephritis mit Durchbruch in die Nierenkapseln. Abscedierende Epididymitis beiderseits mit Fisteln rechts. Prostatitis und eitrige Samenblasenentzündung. Paraaortale Lymphdrüsenschwellung. Chronischentzündliche Milz. Verkalkte Mesenteriallymphdrüse.

Rückenmark. Die Hauptveränderung betrifft den oberen Halsteil. Hier findet sich ausgesprochene Hydromyelie. Zentralkanal auf dem Durchschnitt dreieckig. Basis nach der vorderen Commissur. Spitze vorgeschoben zwischen die Hinterstränge. Hintere Commissur stark ausgebuchtet, verläuft bogenförmig um die Spitze des Dreiecks herum (Abb. 70).

Epithel im allgemeinen erhalten, kubisch bis zylindrisch, einschichtig, etwas aufgelockert, nicht mehrreihig. Im Bereich der Dreieckbasis und der der Basis anliegenden Seiten ist die Form durchweg zylindrisch, die Zellen lassen spärlich (nicht überall) Cilien und eine Cuticulabildung erkennen, die gelegentlich von einem Saum feinster Körnchen überzogen ist. Im BAILEY-Präparat stellenweise eindeutige Blepharoblasten. Nach der Spitze zu flacht sich das Epithel mehr und mehr ab. Hier treten einzelne breitere Lücken im Epithel auf. In ihrem

Bereich wölbt sich eine zellarme Gliamasse buckelig nach innen vor (Abb. 71 und 72). Während sonst die Fasern durchweg der Oberfläche des Zentralkanals parallel gerichtet sind, tritt hier eine Unordnung der Fasern ein, die sich, wie von einem Gegendruck befreit, unregelmäßig in den Defekt vorschieben (Abb. 71). Dieser so entstehende Gliapfropf zeigt aber auch nach außen hin eine gewisse Abgrenzung, indem diese aufgelockerte Gliafasermasse sich konvex nach außen ziemlich scharf gegen die straffere, mantelartige Glia in der Umgebung des Zentralkanals abgrenzt (Abb. 72). Die beschriebenen Gliaveränderungen sind ausschließlich auf die Umgebung der Ependymdefekte beschränkt; sie sind also

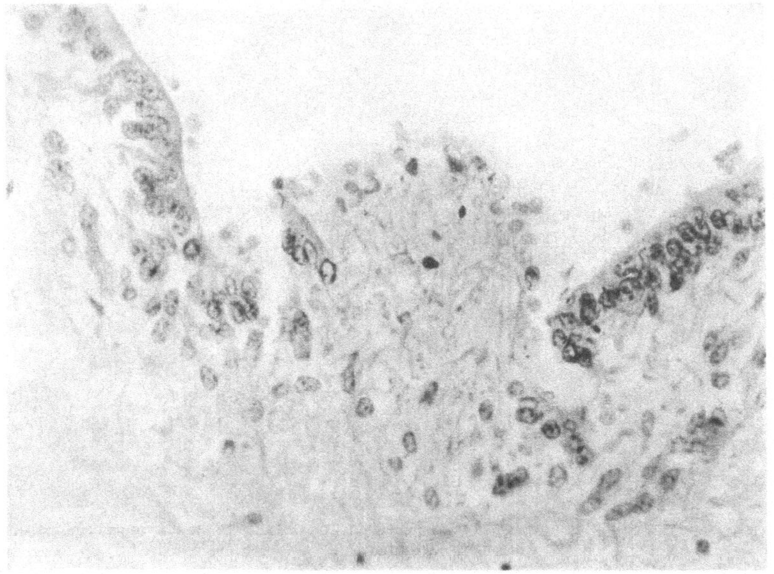

Abb. 71. Fall IV. RM 1133. Männlich, 29 Jahre. Paraffin, VAN GIESON. Oberes Halsmark. Ependymdefekt mit umschriebenem Gliapfropf.

örtlich ganz offensichtlich Folgen des Ependymverlustes. Das ist auch daran zu erkennen, daß das Ependym am Rand des Defektes gelegentlich winklig umgebogen ist (vgl. Abb. 72). Man hat also den Eindruck, als wenn eine Flüssigkeit aus dem Zentralkanal durch die Lücke in die Glia vordringt, diese hier örtlich zum Aufquellen bringt und sie dadurch als Pfropf ins Innere vortreten läßt unter Verdrängung der Ränder des Defektes. Eine eigentliche zelligfaserige Wucherung der Glia liegt wohl kaum vor, sondern ein mehr passiver Vorgang der Aufquellung. Auch die Zellansammlung in Abb. 72 unter dem Gliapolster möchte ich nicht als Wucherungserscheinung auffassen, sondern sie ist wohl als eine etwas zusammengedrängte Gruppe früher abgewanderter Ependymzellen anzusehen. Diese Bilder entsprechen durchaus denen, die neulich von JAHN im Bereich der Ventrikel beschrieben worden sind.

In der Umgebung des Ependyms in sehr wechselnder Menge abgewanderte Zellen, die stellenweise eine gewisse mantelartige Zellage um den Zentralkanal bilden. Im ganzen ist aber diese Ansammlung wenig ausgeprägt.

Sonst ist der gesamte Querschnitt von einem gleichmäßig breiten Mantel kernarmer Glia umgeben, der sich nur an den Stellen der Ependymdefekte etwas verdickt, aber auch hier nicht reicher an Zellen wird. Eine gröbere Verbreiterung des gesamten Gliamantels besteht nicht. Das Rückenmark zeigt weder im Hals- noch in einem anderen Teil irgendwelche Störungen des Aufbaues.

Nach unten zu nimmt der Zentralkanal sehr rasch Formen an, die nur noch unwesentlich von der Norm abweichen. Im oberen Brustmark zeigt er zunächst noch ⊥-förmige Gestalt, mit offenem Lumen und einer geringen Spornbildung zwischen die Hinterstränge.

Diese Spornbildung hört sehr bald auf, auf einigen Querschnitten tritt eine Verdoppelung der Lichtung zutage; dann zieht er sich bis in das untere Brustmark als ein mittelweiter, quergestellter, offener Kanal hin, der keine Abweichungen von der Norm zeigt. Im Lendenmark erfolgt noch einmal eine gewisse Verbreiterung des Querschnittes. Er ist nach den Seiten lang ausgezogen, weist gewisse Verziehungen auf und schickt einen kurzen Sporn in die Gegend des Sept. post.

Das Epithel und die umgebende Glia zeigen keine Unregelmäßigkeiten.

Zusammenfassung. Zentralkanal durchweg *offen. Hydromyelie* im Halsmark. *Spornbildung* des Zentralkanals zum Sept. post. Umschriebene *Ependymdefekte* mit *polsterartiger Gliapfropfbildung.*

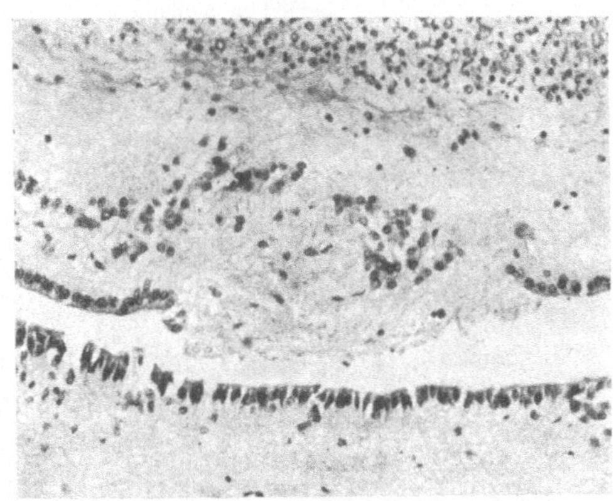

Abb. 72. Fall IV. RM 1133. Männlich, 29 Jahre. Paraffin, VAN GIESON. Oberes Halsmark. Ependymdefekt mit umschriebenem Gliapfropf.

Epikrise. Raphestörung doppelter Art: a) *Spina bifida sacralis.* b) *Ungenügende Rückbildung* des Zentralkanals mit deutlicher Cilienbildung, ausgeprägten Ependymfasern und Blepharoblasten. Mißverhältnis zwischen Liquorbildung und Resorption: *Hydromyelie.* Keine Gliawucherung, keine Störungen des Gesamtaufbaues im Rückenmark. Umschriebene *Ependymdefekte* mit örtlich begrenzter *pfropfähnlicher Gliapolsterbildung.*

Fall 5. RM 512. S.-Nr. AH 63/37, Karoline N., 70 Jahre.

Krankengeschichte. Keine Anamnese, da Patientin verwirrt. Symmetrisch gebauter Thorax. Keine auffälligen Befunde der äußeren Körperform.

Klinische Diagnose. Apoplektischer Insult?

Todesursache. Kachexie. Tumormetastasen nach Ca uteri.

Pathologisch-anatomische Diagnose. Zustand nach bestrahltem Carcinom des Corpus uteri. Pankreascarcinom. Carcinommetastasen der Mesenterialdrüsen und der Drüsen des kleinen Beckens. Lebermetastasen. Peritonitis carcinomatosa. Zwei kleine Ovarialcysten rechts. Apfelgroße Struma colloides rechts.

Rückenmark. Halsmark und oberes Brustmark ohne wesentlichen Befund. Zentralkanal völlig obliteriert, aus einem mittelgroßen Haufen von Ependymzellen mit einzelnen kleinen Blutgefäßen und faseriger Glia zusammengesetzt, zwischen denen unregelmäßig abgesprengte Markscheiden verlaufen. Kein Restlumen.

Im mittleren Brustmark eine beträchtliche, auf dem Querschnitt rundlichovale Erweiterung des Zentralkanals, die im ganzen quergestellt ist. Die Hinterstränge werden durch die Erweiterung flach eingebuchtet. Eine spornförmige Fortsetzung des Zentralkanals zwischen die Hinterstränge besteht nicht (Abb. 73).

Der Hohlraum ist nicht ganz symmetrisch gestellt. Er buchtet sich nach dem einen Hinterhorn stärker vor als nach dem anderen. Die CLARKEsche Säule ist zwar beiderseits erhalten, aber in der stärker betonten Seite komprimiert, abgeflacht. Die Zahl der Ganglienzellen in ihr erscheint herabgesetzt.

Die beiden Commissuren sind gut erhalten, die hintere etwas verdrängt. Die Hinterstränge sind etwas ärmer an Markfasern als normal, besonders im Bereich der Seite, an der auch die CLARKEsche Säule atrophisch und zellarm ist.

Das Ependym ist ungleichmäßig. Der größte Teil des Umfanges ist von hohen Zylinderzellen begrenzt, die etwas locker sitzen; ihre Kerne sind einreihig. Das Plasma ist sowohl in den basalen als auch zentralen Teilen von feinen Fettkörnchen durchsetzt. Dort, wo es hoch zylindrisch ist, zeigt es stellenweise deutliche Cilien und ist fast durchweg von einer feinkörnigen Auflagerung bedeckt, die wie ein feines geronnenes Sekret die Cuticula überzieht. In

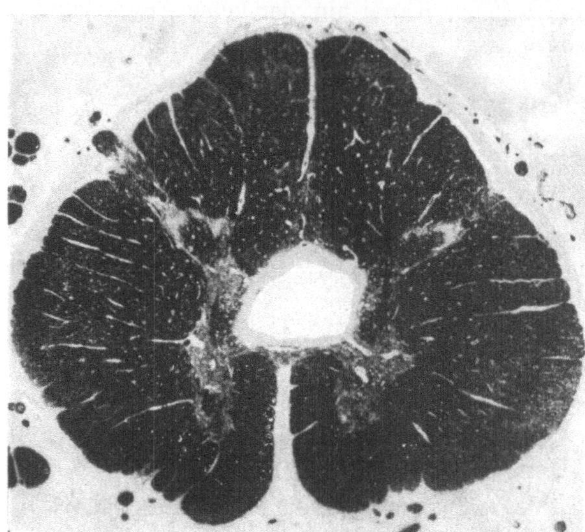

Abb. 73. Fall V. RM 512. Weiblich, 70 Jahre. Gelatine, SPIELMEYER. Brustmark. Hydromyelie mit schmalem Gliamantel.

anderen Teilen flacht sich das Epithel beträchtlich ab, an umschriebenen Stellen ist es völlig unterbrochen.

Der Zentralkanal ist mit einem Gliamantel umgeben, der in seiner Breite nicht ganz gleichmäßig ist. Er ist im ganzen etwas dicker als normal. Im vorderen Bereich ist er verhältnismäßig schmal und reich an abgesprengten Ependymzellen. Hier ist kaum ein Unterschied gegenüber der Norm zu sehen. Nach den Hintersträngen zu (allmählich auch auf die seitlichen Teile übergreifend) verbreitert sich der Mantel und zeigt zwei Schichten: Eine innere, sehr kernarme mit spärlichen Gliazellen, fast völlig fehlenden abgesprengten Ependymzellen. Nach außen davon findet sich eine zweite Schicht, die unmittelbar an die Hinterstränge und die hintere Commissur grenzt. Sie ist sehr viel reicher an Gliazellen, die eine eigenartige, fast palisadenartige Anordnung gegen die innere kernarme Gliazone zeigen. Das Ependym ist in diesem Bereich unterbrochen. In den vorderen und seitlichen Teilen ist trotz Unterbrechung des Ependyms eine ähnliche mantelförmige Gliose nicht nachzuweisen.

Außer diesem gröberen Unterschied in der Dicke des Gliamantels finden sich noch umschriebene bucklige Vorwölbungen mit Auflockerung des gliösen Fasernetzes, wie sie schon im vorigen Fall im Bereich von umschriebenen Ependymdefekten beschrieben wurden. Nur ist die Faseranordnung hier straffer, das Gewebe ist nicht so aufgelockert. Das Ependym ist an den Rändern des Defektes abgeflacht und zieht sich als ein Saum flacher Zellen noch ein Stück auf dem Gliamantel hin. Man hat hier im ganzen schon mehr den Eindruck, daß nicht nur eine Aufquellung, sondern eine Wucherung der Glia im Bereich des Defektes entstanden ist (Abb. 74).

Die Erweiterung des Zentralkanals hört schon in den unteren Abschnitten des Brustmarks wieder auf. Der Zentralkanal wird mehr spaltförmig, ist in der Hauptsache mit hohem Zylinderepithel ausgekleidet, zeigt aber noch gröbere

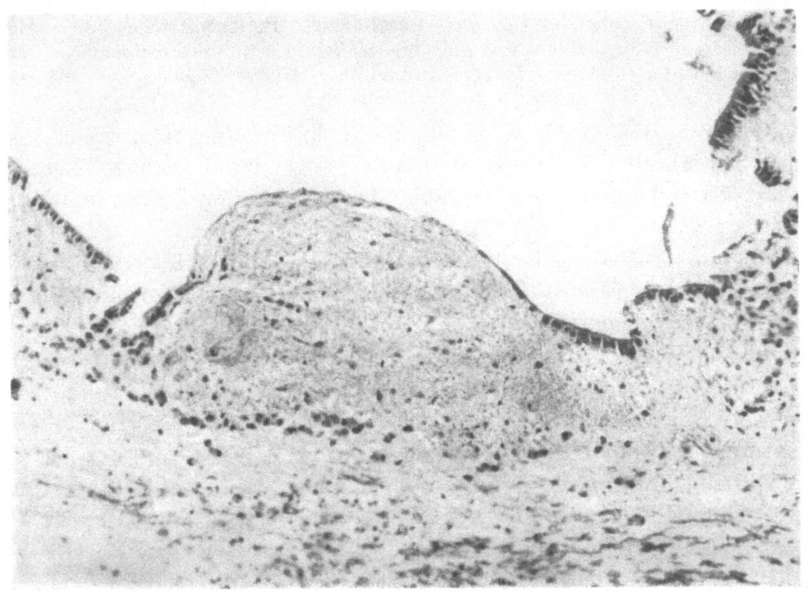

Abb. 74. Fall V. RM 512. Weiblich, 70 Jahre. Paraffin, VAN GIESON. Mittleres Brustmark. Faseriges Gliapolster unter Ependymdefekt.

Defekte des Ependyms im hinteren Bereich mit Andeutungen der gleichen, oben beschriebenen Gliose.

Im Lendenmark ist der Zentralkanal wieder völlig obliteriert. An seiner Stelle liegt eine große Ependym-Gliamasse, die breit nach den Seiten ausladet und an Umfang den normalen Durchschnitt überschreitet.

Zusammenfassung. Abgeschlossene Hydromyelie des mittleren Brustmarks bei obliteriertem Zentralkanal der anderen Abschnitte. Gliamantel mit Übergang zu unscharf abgegrenzter *Gliose*, besonders im Bereich des *Ependymdefektes.*

Epikrise. Rückbildungsstörung des Zentralkanals mit Erweiterung im Bereich des mittleren Brustmarks *(Dysraphie mit Hydromyelie).* Im Lendenmark Obliteration mit Bildung eines abnorm großen Ependym-Gliahaufens. Im Brustmark Ausbleiben der Obliteration. Da jede Verbindung mit den Hirnhöhlen fehlt, muß der Liquor im Innern des Brustmarks an Ort und Stelle gebildet sein. *Sekretionserscheinungen der Ependymzellen* in Form feinkörniger Auflagerungen. Spärlich Cilienbildung. Mißverhältnis zwischen Sekretion und Resorption des Liquors mit Bildung einer umschriebenen, *abgeschlossenen Hydromyelie.*

Diffuser, wenig breiter Gliamantel um die Höhle. Umschriebene *polsterartige Gliapfropfbildungen* in umschriebenen Defekten des Ependyms. *Gröbere*, unscharf begrenzte *Gliose* im hinteren Umfang (bei gröberem Ependymdefekt).

Fall 6. RM 903. S.-Nr. 69/38, Elly S., 61 Jahre.

Krankengeschichte. Familienanamnese o. B. Mehrfach Gelenkrheumatismus. Pyelonephritis. Kein auffälliger Befund an der äußeren Körperform. Keine Nervensymptome.

Klinische Diagnose. Kombinierter Mitralfehler.

Todesursache. Kreislaufschwäche.

Pathologisch-anatomische Diagnose. Rekurrierende Endokarditis. Mitralvitium mit vorwiegender Stenosierung des Ostiums. Serofibrinöse Perikarditis mit 300 ccm Exsudat. Schwartenbildung über beiden Lungen mit mäßigem Stauungstranssudat. Beginnende rote Induration der Lungen. Eitrige Bronchitis. Ausgesprochene Stauung sämtlicher Organe.

Rückenmark. Halsmark: Zentralkanal völlig obliteriert, besteht aus einem mittelgroßen Haufen bunt durcheinander liegender Ependymzellen in einer Gliafasermasse, die seitlich nur wenig das Gebiet der Zellansammlung überschreitet.

Im oberen Brustmark ist der Zentralkanal offen, spaltförmig, mit hohem Zylinderepithel ausgestattet, das im Protoplasma reichliche Ansammlungen von feinsten Fettkörnchen trägt.

Im mittleren Brustmark umschriebene, aber wenig starke Erweiterung des Zentralkanals, Ependym locker liegend, kubisch oder niedrig zylindrisch, zum Teil verloren gegangen. Ziemlich grobe Gliose zwischen Zentralkanal und Hintersträngen, obwohl gerade hier das Ependym besser erhalten ist.

Im unteren Brustmark ist die Lichtung wieder beträchtlich verengt, das Epithel zylindrisch. Die den Zentralkanal umgebende Gliamasse ist von sehr zahlreichen abgewanderten Ependymzellen durchsetzt.

Im oberen Lendenmark tritt ziemlich plötzlich wieder eine Erweiterung des Zentralkanals auf. Das Epithel bleibt zylindrisch, ist allerdings stellenweise abgestoßen. Um den Zentralkanal zellreiches Glialager mit zahlreichen abgewanderten Ependymzellen. Leichte Verdrängung der hinteren Commissur mit Auseinanderdrängung der Hinterstränge.

Im unteren Lendenmark ist dann von neuem eine, wenn auch nicht vollständige, Obliteration nachzuweisen. Der Zentralkanal besteht aus einer gliöszelligen Masse mit einem oder zwei Restkanälchen.

Das Verhältnis zwischen Weite des Zentralkanals und Gliabett ist im allgemeinen so, daß im Bereich der engen, zum Teil obliterierten Höhen das Gliabett zwar im ganzen kleiner, aber zellreicher (im besonderen reicher an abgewanderten Ependymzellen) ist, in den erweiterten Stücken ist das gesamte Gliabett sehr viel umfangreicher, aber es ist zellarm und legt sich als ein schmaler, kernarmiger, faserreicher Mantel um den erweiterten Zentralkanal herum.

Das Ependym zeigt in den verschiedenen Abschnitten einen eigenartigen und wichtigen Unterschied: dort, wo der Zentralkanal offen ist, ist die Innenfläche aus Ependymzellen (die im allgemeinen keine Cilien erkennen lassen) mit einer feinkörnigen Masse bedeckt, die sich nach VAN GIESON rötlich, mit AZAN bläulich färbt. Man hat vielfach den Eindruck, als ob die Cuticula sich in diese feinkörnige Masse nach innen auflöst. An den Stellen völliger Obliteration des Zentralkanals zeigen die Ependymzellen nirgends ähnliche Auflagerungen.

Die körnige Masse läßt sich sowohl in den erweiterten, als auch in den spaltförmigen Teilen des Zentralkanals nachweisen.

Zusammenfassung. Abgeschlossene, unregelmäßige *Erweiterung des Zentralkanals* im Brust- und Lendenteil. Zylindrisches bis kubisches Epithel. Mantelförmige, wenig ausgesprochene *Gliawucherung* um den Zentralkanal.

Epikrise. Leichter Grad von Hydromyelie. Keine wesentliche Rückbildungsstörung der Weite des Zentralkanals. Erhaltene sekretorische Funktion des
Ependyms *(,,funktionelle Dysraphie").* Leichte Faser-Gliavermehrung.

Fall 7. RM 450. S.-Nr. AH 10/37, Bruno H., 43 Jahre.

Krankengeschichte o. B.

Klinische Diagnose. Rechtsseitige Pneumonie des Unterlappens mit multiplen putriden
Abscessen.

Todesursache. Kreislaufinsuffizienz.

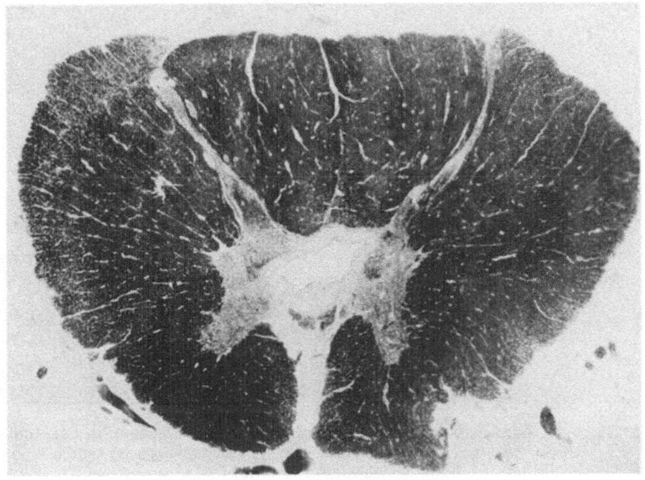

Abb. 75. Fall VII. RM 450. Männlich, 43 Jahre. Gelatine, Sudan, Hämatoxylin. Halsmark. Hydromyelie.
Gliamantel.

Pathologisch-anatomische Diagnose. Pneumonie des rechten Unterlappens mit multiplen
putriden Abscessen. Bronchopneumonische Herde und hochgradiges Ödem der übrigen
Lappen. Hochgradige Anämie und Kachexie. Multiple Ulcusnarben entlang der kleinen
Kurvatur. Geringe Sklerose der Aorta und der Coronargefäße. Brustkorb ist in der Median-
linie etwas ungleichmäßig vorgebuckelt.

Rückenmark. Halsmark: Mittelstarke Erweiterung des Zentralkanals mit
etwas unsymmetrischer Lage und Einbuchtung der Hinterstränge. Die eine
CLARKEsche Säule gut erhalten, die andere atrophisch, aus wenigen Zellen
bestehend, zusammengedrängt. Commissuren erhalten (Abb. 75).

Einreihiges Zylinderepithel, im allgemeinen gut erhalten. Kleine Defektbildungen. Ependym teils mit sehr deutlichen Cilien, teils mit scharf abgesetzter
Cuticularmembran, teils mit einer feinkörnigen nach VAN GIESON rot gefärbten
krümeligen Masse bedeckt. Letztere oft so angeordnet, daß man nicht sicher
sagen kann, ob man es mit einer freien Auflagerung oder einer Cilienbildung
zu tun hat. Im Bereich der Obliteration keine Granulierungen oder Cilienbildungen, keine Cuticularmembran, keine Ependymfasern.

Ziemlich gleichmäßig breiter Gliamantel mit wenigen Kernen, etwas ver-
breitet im Bereich von Ependymdefekten, auch im vorderen Umfang.

An zwei Stellen ist ein etwas gröberes buckliges Vortreten der Glia in den Ependymdefekt hinein nachzuweisen. Eine eigentliche Gliawucherung mit Kernvermehrung besteht aber nicht. Die Vorwölbung macht den Eindruck, als wenn sie nur durch eine Aufquellung der Glia entstanden wäre (Abb. 76).

Im Brustmark verengt sich der Zentralkanal sehr rasch, macht dann einer vollständigen Obliteration Platz, zeigt aber im oberen Lendenmark ein erneutes Lumen mit gut erkennbarem Zylinderepithel.

Im unteren Lendenmark wiederum vollständige Obliteration der üblichen Art.

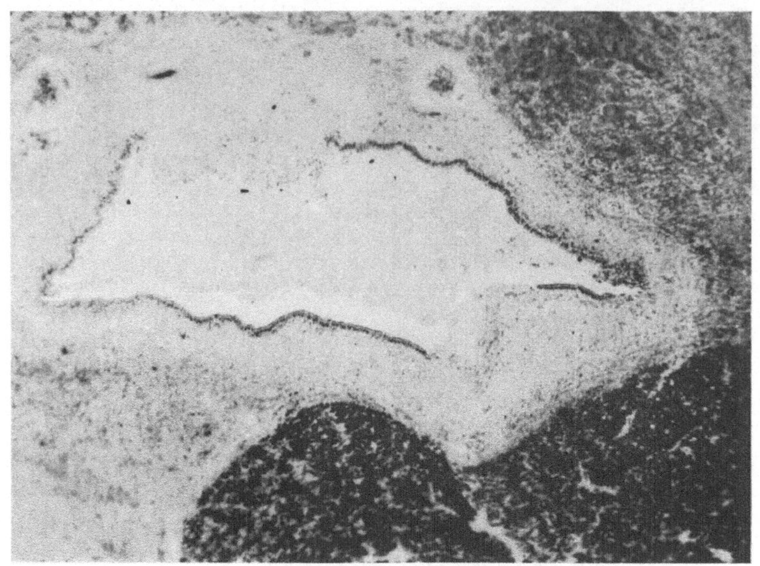

Abb. 76. Fall VII. RM 450. Männlich, 43 Jahre. Gelatine, Sudan, Hämatoxylin. Halsmark. Hydromyelie, Unterbrechung des Ependyms. Polsterartige Gliawucherung.

Zusammenfassung. Leichte Erweiterung des stellenweise offenen Zentralkanals. Geringe mantelförmige *Gliaansammlung* um den Zentralkanal. Umschriebene *Ependymdefekte* mit aufgequollenen *Gliapolstern.*

Epikrise. Rückbildungsstörung des Zentralkanals. Erhaltene sekretorische Funktion in einzelnen Ependymgebieten, „*funktionelle Dysraphie*".

Fall 8. RM 658. S.-Nr. M 197/37, Otto Sch., 61 Jahre.

Krankengeschichte. Familienanamnese o. B. Kommt wegen langdauernder Harnbeschwerden. Kachexie. Keine Veränderung der äußeren Körperform.

Klinische Diagnose. Tuberkulöse Pyonephrose.

Todesursache. Kreislaufinsuffizienz.

Pathologisch-anatomische Diagnose. Ältere Tuberkulose mit Neigung zur Kavernenbildung in beiden Oberlappen, frischere tuberkulöse Aussaat in den Unterlappen. Grobknotige Milztuberkulose. Käsige Tuberkulose der Prostata, der Samenblase, der Harnblase, des Nierenbeckens und der Ureteren mit nekrotisierend-eitriger Pyelitis. Rechtsseitige käsig-tuberkulöse Pyonephrose und Paranephritis.

Rückenmark. Rückenmarksveränderung beschränkt auf das Halsmark.

In diesem Gebiete ist der Zentralkanal nach den Seiten hin beträchtlich in die Länge gezogen. Seine Ausläufer erreichen beiderseits den äußeren Rand der Hinterstränge und biegen auf einer Seite bogenförmig nach hinten in das Gebiet des Hinterhornes um. CLARKEsche Säule hier deutlich reduziert, nur

in Form einzelner Ganglienzellen nachweisbar. Von dem Hauptlumen des
Zentralkanals gehen vielfach noch kürzere Ausläufer nach den Seiten ab, so daß
der Querschnitt durch den Zentralkanal ein unregelmäßig verzweigtes Aussehen
gewinnt. In der Mitte ist er zeltartig erweitert. Die Spitze des Zeltes schiebt
sich zwischen die Hinterstränge vor (Abb. 77).

Ependym im stärker erweiterten Gebiet etwas gelockert, einreihig, in den
engeren Abschnitten ganz ausgesprochen dicht gedrängt, mehrreihig, wenn
auch nicht so hoch geschichtet wie im embryonalen Alter. Deutliche Cuticularmembran, ausgeprägte Ependymfasern, keine sicheren Cilien.

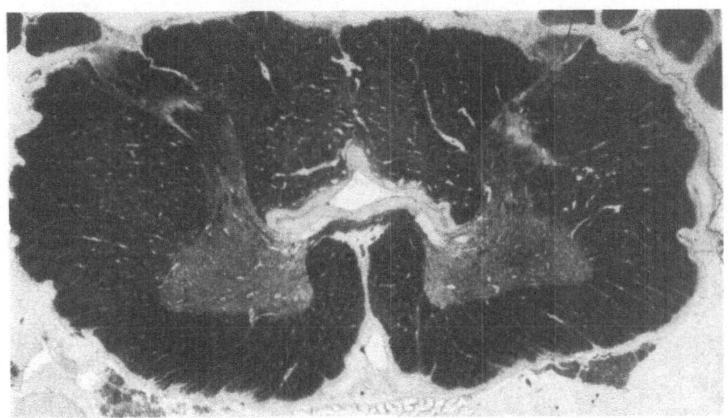

Abb. 77. Fall VIII. RM 658. Männlich, 61 Jahre. Gelatine, SPIELMEYER. Halsmark. Hydromyelie mit
Gliose der Wand. (Besonders im Bereich des Sept. post.)

Nach außen von der eigentlichen Ependymzellreihe eine sehr verschieden
starke Schicht abgewanderter Zellen offenbar ependymaler Herkunft, die sich
mantelförmig um das Ependym herumlegen. Gelegentlich fehlen die zylindrischen
Ependymzellen auf kürzere oder längere Strecken ganz, und der Kanal wird
nur von dem Mantel abgewanderter Zellen begrenzt. Das tritt besonders in den
seitlichen Ausläufern des Zentralkanals in Erscheinung, deren Lumen fast
geschwunden ist, so daß sie als solide Zellsprossungen solcher abgewanderter
Zellen erscheinen. An anderen, auch größeren Strecken fehlt das Ependym
völlig, die Wand des Zentralkanals (z. B. in seiner Ausbuchtung nach hinten)
wird unmittelbar von Glia gebildet.

Der Zentralkanal wird nun umgeben von einem Gliamantel, der sich als
ziemlich gleichmäßig schmaler Saum der Kontur des Zentralkanals anpaßt und
alle seine Ausläufer mit umkleidet. Dieser Gliamantel zeigt einige bucklige
Verdickungen, die sich nach außen (gegen das übrige Rückenmark), aber auch
gegen das Lumen des Zentralkanals selbst vorwölben. Die Verdickungen sitzen
dort, wo das Ependym ungedeckte Defekte aufweist, d. h. Ausfälle des Ependyms, die nicht durch Wucherungen der abgewanderten Zellen überdeckt sind.
Im Bereich dieser Verdickungen ist die Glia auch etwas zellreicher als im übrigen
Mantel. Doch ist der Unterschied nicht sehr wesentlich. Die Kerne gehören
überwiegend in die Formgruppe der Astrocyten, doch kommen auch kleine,
mehr stäbchenförmige Gliakerne in geringerer Zahl vor.

Am stärksten ist die Gliawucherung dort, wo sich der Zentralkanal zwischen
die Hinterstränge vorschiebt und hier einen größeren Ependymdefekt aufweist.

Hier kann man schon von einer umschriebenen Gliose sprechen (Abb. 78). Sie ist ziemlich zellreich und schiebt sich weit über das Lumen des Zentralkanals hinweg als solide Masse zwischen die Hinterstränge vor, so daß die hintere Commissur in einem spitzen Bogen um diese Gliose herumläuft. In dieser Gliose sind übrigens ziemlich zahlreiche, einzeln durcheinander verlaufende Markscheiden nachzuweisen, wie sie sich gelegentlich in ähnlicher Form auch in dem übrigen, den Zentralkanal umgebenden Gliamantel finden.

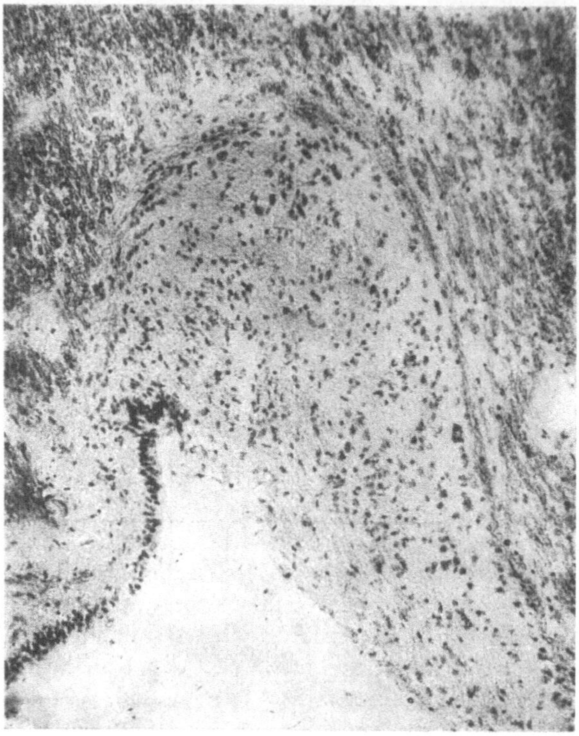

Die Kerne dieser Gliose sind ziemlich gleichmäßig in der Fasermasse verteilt, wobei allerdings die innerste Zone kernärmer bleibt. Sie liegen zum Teil in kleinen Gruppen (entsprechend abgewanderten Ependymzellen), meist aber in ziemlich regelmäßigen Abständen zwischen den Fasern, sind bald rund, bald länglich, von gewöhnlichen Makrogliazellen nicht zu unterscheiden. Eigenartig ist, daß in dem Bereich dieser Gliose die sonst reichlich vorhandenen abgewanderten Ependymzellen fehlen, so daß sich der Gedanke aufdrängt, daß diese Gliazellen aus solchen abgewanderten Ependymzellen entstanden sind.

Abb. 78. Fall VIII. RM 658. Männlich, 61 Jahre. Gelatine, Sudan, Hämatoxylin. Halsmark. Hydromyelie, Wandgliose über Ependymdefekt. Stärkere Vergrößerung zu Abb. 77.

Irgendwelche Strang- oder Zellausfälle, Ansammlungen von Fettkörnchenzellen usw. sind nicht nachzuweisen. Eine Wucherung von Bindegewebe oder Blutgefäßen besteht nicht. Allerdings zeigen die Gefäße im Rückenmark jene Fibrose der Wand, wie man sie auch sonst in dem Alter regelmäßig findet. Eine besondere Beziehung der Fibrose zum Hohlraum oder Gliamantel besteht nicht.

Die beschriebene Veränderung beschränkt sich auf das obere und mittlere Halsmark, macht dann sehr rasch einem zwar noch offenen, aber nicht mehr erweiterten Zentralkanal Platz. Schon im oberen Brustmark kommt dann die vollständige Obliteration des Zentralkanals zustande, die in gleicher Form bis in das Lendenmark hinein festzustellen ist.

Zusammenfassung. *Hydromyelie* des *Halsmarks* mit deutlicher Vergrößerung und seitlicher Ausbuchtung des Zentralkanals. Umschriebene, zum Teil größere *Ependymdefekte* mit Bildung umschriebener *Gliaaufquellungen* und einer gröberen *Gliawucherung (Gliose).*

Epikrise. Störung in der Rückbildung des Zentralkanals im Halsmark *(Dysraphie).* Übergreifen der *seitlichen Ausläufer* bis in das Gebiet der Hinterstränge. *Spornbildung zwischen die Hinterstränge.* Hochzylindrisches Epithel ohne Cilienbildung. Gliamantel im allgemeinen gleichmäßig schmal, der Kontur des Zentralkanals entsprechend. Reichliche Ependymwanderung.

Gröberer *Ependymdefekt* im Bereich des Spornes zwischen den Hintersträngen mit ziemlich scharf abgegrenzter zellig-faseriger *Gliose*, die offenbar mit dem Ependymdefekt in Zusammenhang steht. Einzelne Markscheidenreste im Gliamantel und besonders in der umschriebenen Gliose deuten auf Faseruntergang hin.

b) Besprechung der anatomischen Befunde.

Überblicken wir die Verhältnisse bei Hydromyelie, so lassen sie sich nur verstehen, wenn wir die normalen Umwandlungen des Zentralkanals in der embryonalen und postembryonalen Zeit berücksichtigen und allen jenen kleinen Anomalien Beachtung schenken, die im ersten Teil beschrieben worden sind.

Der *Zentralkanal* macht im Laufe des Lebens *drei große Umwandlungen* durch: die erste ist die *Reduktion seiner räumlichen Ausdehnung*, die zweite die *Auflockerung und Abwanderung des Ependyms*, die dritte der *Schwund seiner Lichtung.* Die erste fällt in die embryonale, die zweite und dritte in die postembryonale Zeit.

Die *Reduktion des Zentralkanals* geht, wenn auch nicht ausschließlich, so doch wohl in der Hauptsache von hinten nach vorn vor sich. Ist sie unvollkommen, so bleibt als deutlichstes Zeichen ein Fortsatz nach dem Sept. post. (die sog. *Spornbildung*) bestehen, die unter Umständen bis zur Pia mater reichen kann. Aber auch die Bilder weit ausgreifender *seitlicher Ausbreitung des Zentralkanals* im Gebiet der zentralen grauen Substanz oder in das Gebiet der Hinterhörner hinein muß mit einer solchen ungenügenden Reduktion des Zentralkanals in Verbindung gebracht werden. Dieser Hemmungsvorgang wird nach dem Vorgang von HENNEBERG als *Dysraphie* bezeichnet. In diese Gruppe gehören also alle jene Veränderungen hinein, die in den Abb. 12, 15, 16, 17, 18, 26, 27, 28, 40, 41, 44, 50, 53, 54, 57, 58, 59, 60, 61, 62 dargestellt sind. Wir sehen schon aus dieser Aufzählung, daß eine solche *Dysraphie außerordentlich häufig* ist; denn es sind nicht entfernt alle derartigen Bilder von uns zur Darstellung gebracht worden.

Welche Folgen hat diese Dysraphie?

Irgendwelche gröberen *Aufbaustörungen* des Rückenmarkes *treten* in ihrer Folge im allgemeinen *nicht ein.*

Die einzige Folge ist im allgemeinen die *Bildung eines Gliamantels*, der allseitig den in seiner Ausdehnung vergrößerten Zentralkanal umschließt. Tritt also eine Spornbildung nach hinten in das Sept. post. ein, oder finden wir breite Ausläufer des Zentralkanals in die seitlichen Teile der zentralen grauen Substanz, so werden alle diese Teile von einem Mantel von faseriger Glia umgeben, wie er sich sonst um den normalen Zentralkanal findet. Diese Gliabildung steht also offenbar unmittelbar mit dem Zentralkanal in Verbindung, ist von ihm abhängig und ist auf Gliazellen zurückzuführen, die sich aus dem Zellmaterial der Zentralkanalwandung bilden. Dieser Gliamantel zeigt bei der Dysraphie in seiner

Ausbildung keine Abweichung von der Norm. Er ist weder dicker noch zellreicher, noch machen die Zellen einen irgendwie weniger reifen Eindruck. CAJAL-(Globus-) Färbungen lassen erkennen, daß überall reguläre Astrocyten gebildet werden, die eine volle Ausreifung zeigen, allseitig Fortsätze aufweisen und zur Bildung von Fasern führen, die sich in der Regel kapselartig, zirkulär um die Lichtung des Zentralkanals und seiner Ausläufer herumlegen.

Da auch das übrige Rückenmark durch diese Dysraphie keine Störungen im Aufbau erkennen läßt, können wir sagen: *Die einfache Dysraphie (mangelhafte Reduktion des embryonalen Zentralkanals) führt bezüglich Ausbildung des Rückenmarkes*, seiner Zellen, Stränge und Glia, *zu keinerlei Hemmungserscheinungen*.

Auch die weiteren Umbildungen des Zentralkanals können trotz Dysraphie einen durchaus normalen Verlauf nehmen. Die *Abwanderung der Ependymzellen* ist oft eine sehr lebhafte. Zwischen Ependym und Gliamantel schiebt sich somit oft eine mehr oder weniger breite Lage ausgewanderter Epithelzellen, die eine Art inneren zelligen Mantel um den Hohlraum bildet.

Ähnlich sieht es mit der *Obliteration des Zentralkanals* aus. Sie ist natürlich nur beim Rückenmark älterer Leute zu beurteilen, bei dem normalerweise die Obliteration schon abgeschlossen sein muß. Die Abb. 53, 57 und 59 zeigen zwar noch eindeutig, daß hier einmal eine Dysraphie bestanden hat. Der Zentralkanal ist aber vollständig obliteriert. An Stelle des Hohlraumes ist eine zelliggliöse narbenähnliche Masse getreten, die sich von einer normalen Obliteration nur durch die Ausdehnung dieser Wucherung unterscheidet, und in ihr das Bild der Spornbildung oder der weit ausgreifenden seitlichen Ausdehnung noch erkennen läßt.

Also auch im Obliterationsvorgang braucht infolge der Dysraphie keine Störung aufzutreten. Es sei allerdings betont, daß offenbar häufiger als beim normalen Rückenmark bei dem dysraphischen ein Offenbleiben des Zentralkanals erfolgt, also die Obliteration unterbleibt.

Bei der Frage der Abwanderung des Ependyms aus dem Verband des Zentralkanalepithels ist es fast unmöglich, Normales von Krankhaftem zu unterscheiden. Es besteht allerdings kein Zweifel darüber, daß eine solche Abwanderung grundsätzlich ein normaler Vorgang ist. Das Ependym ist in der embryonalen und frühkindlichen Zeit in sehr gedrängter Lage um den Zentralkanal angeordnet. Die Zellen sind hoch zylindrisch, ihre Kerne liegen in verschiedenen Höhen, das Epithel ist also mehrreihig. Im Verlauf des Kindesalters wird die Anordnung des Epithels allmählich lockerer, ein großer Teil der Zellen tritt in die umgebende Glia über und macht in ihr eine zweifache Wandlung durch. Entweder die Zellen behalten mehr ihren epithelialen Charakter, ordnen sich in Gruppen und Haufen an und sind ohne weiteres als Ependymzellen zu erkennen, oder aber sie wandeln sich allmählich in Gliazellen um, bekommen Fortsätze, beteiligen sich an der Faserbildung und verlieren ihren epithelialen Charakter. Dabei bleibt ihre Ausreifung in der Regel auf einem etwas unvollkommenen Zustand stehen, die Zahl der Ausläufer ist eine geringe. Sie stellen eine Art Zwischenstufe zwischen Ependym- und Gliazelle dar. Es ist anzunehmen, daß dieser Zustand der Zellen kein endgültiger zu sein braucht, sondern daß sie noch eine gewisse Möglichkeit haben, sich zu vermehren und nach dieser oder jener Richtung auszudifferenzieren. Anomalien sehen wir in der Richtung, daß auch im späteren Alter das Epithel seinen embryonalen Charakter beibehält, mehrreihig ist und keine wesentlichen Zeichen von Abwanderung aufweist. Man sieht nicht selten Zentralkanalbildungen, bei denen auf der einen Seite die Umwandlung eintritt, während auf der gegenüberliegenden Wand ein dichtgedrängtes Epithel erhalten bleibt. Oder die Abwanderung ist so groß, daß dadurch Lücken im Epithel auftreten, bevor es zum Obliterationsvorgang gekommen ist. Hierdurch entstehen unter Umständen Folgeerscheinungen, die auf das Eindringen von Liquor in das subepitheliale Gewebe zurückzuführen sind. Die Bedeutung dieser Liquorinfiltration wird später noch ausführlicher zu besprechen sein.

Die dritte Umwandlung des Zentralkanals ist seine *Obliteration*. Daß sie den *normalen Endzustand* des Zentralkanals bildet, darüber ist kein Zweifel. Wie sie zustande kommt, habe ich im Abschnitt B VI darzustellen versucht. Ihre wichtigste Voraussetzung ist, daß der Liquordruck im Inneren des Zentralkanals schwindet.

Nach der Obliteration des Zentralkanals sehen wir nun im Prinzip drei verschiedene Ausgänge.

Entweder das Ependym stellt eine unregelmäßig angeordnete epitheliale Zellmasse dar, zwischen der sich in wechselnder Menge hineingewucherte Glia und Markscheiden finden; oder aus den zusammengesinterten Epithelzellen bilden sich neue einzelne oder in der Vielzahl vorhandene Kanälchen; oder schließlich ein Teil der Zentralkanalepithelien liegt als ungeordnete Zellmasse in der Substantia grisea; ein Rest des Zentralkanals umschließt ein übriggebliebenes Lumen, das durchaus nicht immer dem zentralen Teil des Zentralkanals entspricht, sondern ziemlich weit exzentrisch in der grauen Substanz liegen kann. Diese Lumenbildung oder die Neubildung von Kanälchen kann nur zustande kommen, wenn von den Epithelzellen irgendeine Flüssigkeit ausgeschieden wird, die den Hohlraum erfüllt. Sie ist also ein Zeichen einer sekretorischen Funktion, die offenbar bei einem Teil der Ependymzellen erhalten bleiben kann, während andere sie verloren haben.

Bei der *vollständigen Obliteration* sind solche *Zeichen einer Sekretion nicht nachzuweisen*. Man sucht auch morphologisch vergeblich nach Cilien, Cuticularsaum der Zellen oder Auflagerungen auf der Oberfläche, die denen in einem offenen Zentralkanal entsprechen könnten. Die morphologischen Zeichen der Sekretion verschwinden also bei der Obliteration des Zentralkanals, oder, was wohl richtiger ist, die Obliteration kommt zustande, wenn (oder noch richtiger „weil") die Sekretion der Ependymzellen aufhört. Das heißt, das Ependym macht im Laufe des Lebens eine funktionelle Rückbildung durch, die sich in einem Aufhören seiner sekretorischen Funktion äußert. Mit ihr verschwinden granuläre Auflagerungen, Cuticularsaum und Cilien. Diese funktionelle Rückbildung scheint nun besonders starken Schwankungen ausgesetzt zu sein, indem sie bald völlig ausbleibt, bald nur einen Teil der Zellen ergreift, während andere ihre Sekretionsfähigkeit behalten. So kommen die verschiedensten Formen der Obliteration zustande. Daß selbst die abgewanderten Ependymzellen noch Anklänge an ihre alten Funktionen zeigen können, erkennt man daran, daß auch von ihnen noch Gruppen mit kleinen zentralen Lichtungen gebildet werden, die drüsenähnliche Form aufweisen.

Wo eine Sekretion ist, muß auch eine Resorption vorhanden sein. Es muß sich ja der Liquor, besonders in dem in sich abgeschlossenen Teil des Zentralkanals, erneuern. Wo und wie diese Resorption zustande kommt, entzieht sich unserer morphologischen Kenntnis.

So sehen wir also eine *dreifache Umbildung des Zentralkanals* im Laufe des embryonalen und des postembryonalen Lebens, Reduktion der Größe, Zellabwanderung im postfetalen Leben und funktionelle Rückbildung der Ependymzellen. *Alle drei Vorgänge* zeigen *eine ungewöhnlich große Neigung zur Unregelmäßigkeit.* Sie gehören alle drei in eine gemeinsame Gruppe hinein, die als Rückbildung des Zentralkanals zusammengefaßt werden kann. Wenn auch ursprünglich nur für die erste der drei Störungen der Name Dysraphie geprägt worden ist, so ist es doch wohl berechtigt, ihn auch für die anderen anzuwenden. Man könnte einer *Dysraphie der Gestalt eine solche der Funktion* gegenüberstellen (wenn der Ausdruck Dysraphie dafür formal auch nicht sehr glücklich ist).

Gehen wir nun von diesen Darlegungen zur Betrachtung der Hydromyelie über. Die aufgeführten acht Fälle lassen sich in vier Gruppen einteilen:

Gruppe a: Fälle 1—3.

Gruppe b: Fall 4.

Gruppe c: Fälle 5—7.

Gruppe d: Fall 8.

Die Fälle 1—3 sind reine Hydromyelien bei Jugendlichen, 1 und 2 im Säuglingsalter, 3 im Jugendalter. In allen 3 Fällen ist die Veränderung wenig hochgradig, der Zentralkanal im ganzen Verlauf durchgängig.

Ist die Erweiterung des Zentralkanals auf eine reine Liquorstauung, Störung der Sekretion oder Resorption zurückzuführen, oder spielt eine mangelhafte Rückbildung des Zentralkanals bei ihnen eine Rolle?

Das Epithel ist in allen Fällen hochzylindrisch, meist von embryonalem Typ, dicht gedrängt, zum Teil noch deutlich mehrreihig. Bei 1 weist die Spornbildung auf eine Störung der Raphebildung hin. In 3 läßt sich die ungleichmäßige Erweiterung des Hohlraumes besser mit ungenügender Rückbildung des Zentralkanals als mit passiver Erweiterung erklären. Daß die Zellen des Ependyms Zeichen der Sekretion, im besonderen granuläre Auflagerungen und Cilienbildung erkennen lassen, ist in dem Alter nichts Ungewöhnliches. Anhaltspunkte für eine Sekretionsstörung im Bereich der Plexus chorioidei lagen nicht vor. Es bestand kein Hydrocephalus.

Alles das deutet darauf hin, daß hier die Raphestörung die Hauptrolle spielt, wie das wohl für die meisten Fälle angeborener reiner Hydromyelie anzunehmen ist.

Immerhin unterscheiden sich auch diese Bilder schon von denen, die im ersten Hauptabschnitt besprochen worden sind, wo zwar deutliche Zeichen der Dysraphie bestanden, aber eine (auf dem Querschnitt) kreisförmige Erweiterung des Zentralkanals nicht zu sehen war, die Wände vielmehr aufeinander lagen und das Lumen eine spaltförmige Gestalt hatte. Das heißt: Es muß zur einfachen Dysraphie noch irgendeine Störung zwischen Sekretion und Resorption des Liquors hinzukommen, damit eine Hydromyelie entsteht. Die Dysraphie ist zwar in der Regel die Grundlage der einfachen Hydromyelie, erklärt sie aber nicht allein. Hydromyelie und Dysraphie sind nicht identisch.

Wesentliche Folgeerscheinungen treten bei einer einfachen Dysraphie mit Hydromyelie nicht auf, im besonderen keine gröberen Entwicklungsstörungen der spezifischen Elemente des Rückenmarkes. Bei stärkerer Erweiterung des Zentralkanals kann es allerdings zu einer gewissen Druckatrophie auf die Umgebung kommen, die meist an den CLARKEschen Säulen zuerst bemerkbar ist. Eine Verdickung des Gliafaserwalles in der Umgebung des erweiterten Zentralkanals tritt zunächst noch nicht ein, wird aber bei stärkeren Ausweitungen bemerkbar. Es müssen zweifellos noch irgendwelche anderen Momente dazukommen, um aus der Dysraphie leichteren Grades eine gröbere Veränderung des Rückenmarkes entstehen zu lassen.

Von irgendwelchen sonstigen Entwicklungsstörungen oder Umbildungen der äußeren Körperform, die als charakteristische Begleiterscheinungen des Status dysraphicus angesehen werden, war bei den bisherigen Fällen nichts zu finden. Anders liegen die Verhältnisse bei Fall 4, bei dem sich neben einer Hydromyelie des Halsmarkes und einer vollständig mangelnden Obliteration des Zentralkanals eine Spina bifida des Os sacrum fand. Die Dysraphie wird eindeutig durch die Gesamtvergrößerung des Zentralkanals, seine Spornbildung zum Sept. post. und seinem im Lendenteil weit nach den Seiten ausgezogenen Querschnitt bewiesen. Die Raphestörung ist offenbar vorzugsweise im Bereich des Halsmarkes ausgebildet, in dem der Zentralkanal die weiteste Lichtung und die stärkste Spornbildung nach hinten erkennen läßt.

Auch in diesem Fall ging also mit der Dysraphie eine Hydromyelie einher, deren Entstehung wir in Übereinstimmung mit dem oben Ausgeführten zu erklären versuchen. Ob eine Störung der Resorption oder eine solche der Sekretion bestand, läßt sich morphologisch nicht entscheiden.

Eine grundsätzlich wichtige Frage, die sich in diesem Fall aufdrängt, wird durch gewisse Gliaveränderungen aufgeworfen, die sich an einzelnen Stellen in der Umgebung der Wand des Zentralkanals finden. Zunächst sei in Übereinstimmung mit den Fällen 1—3 hervorgehoben, daß der Zentralkanal zwar mit einem Gliawall umgeben ist, dieser sich aber von der normalen Glia um den Zentralkanal nicht unterscheidet. Es hat also auch hier die Dysraphie und Hydromyelie an sich kaum einen Einfluß auf die Glia der Umgebung ausgeübt. Vielleicht ist der Gliamantel im ganzen etwas dicker als normal. Das könnte als eine reine Folge des erhöhten Innendruckes angesehen werden.

Daneben finden sich aber ganz *umschriebene Gliaveränderungen* in der *unmittelbaren Umgebung des Zentralkanals*. Sie bestehen in *polsterartigen Vorwölbungen* der Glia in den erweiterten Zentralkanal hinein und finden sich ausschließlich in der Umgebung von *Ependymdefekten* (vgl. Abb. 71 und 72). Die Glia ist hier von normalem Zellgehalt, die Fasern erscheinen durch Flüssigkeit auseinandergedrängt, unregelmäßig angeordnet (Abb. 71), gelegentlich auch wohl selbst etwas gequollen. Wucherungserscheinungen sind weder an den Kernen noch an den Fasern zu sehen. Es handelt sich also offenbar um einen rein passiven Quellungsprozeß, der zu einer Massenzunahme der betreffenden Gliapartie und zu einem Vortreten in die Lichtung des Zentralkanals geführt hat. Daß hier ein gesteigerter Gewebsdruck eine Rolle spielt, zeigen die Abb. 71 und 72, in denen die Randbezirke des erhaltenen Ependyms durch die vorquellende Gliamasse nach innen oder nach außen umgeknickt sind. Der Bezirk ist nach allen Seiten, auch nach außen, ziemlich scharf abgegrenzt. Er wölbt sich nicht nur

nach innen, sondern auch nach außen vor und drängt die umgebenden Markfasern nach der Seite. Eine Schädigung der Markfasern der Umgebung ist nicht
zu erkennen.

Solche *Quellungsherde* finden sich nun an zahlreichen, untereinander nicht
zusammenhängenden Stellen des Zentralkanals. Sie sind ausschließlich an
Stellen zu sehen, an denen das Ependym fehlt. Allerdings sieht man nicht
selten auch umschriebene Ependymdefekte, an denen die Glia kaum Veränderungen aufweist. Nun sind ja Ependymdefekte nicht unter allen Umständen
vitale Erscheinungen, sondern können auch postmortal auftreten. Es mag
also immerhin sein, daß gewisse reaktionslose Ependymdefekte deswegen keine
Gliareaktion verursacht haben, weil sie erst nach dem Tode eingetreten sind.
In späteren Fällen werde ich aber noch zeigen können, daß offenbar dort die
gliöse Reaktion nicht entsteht, wo um den Zentralkanal in größerer Zahl
abgewanderte Ependymzellen liegen, die den Defekt gewissermaßen decken.

Wodurch kommt nun die *Gliaquellung* zustande? Ich glaube, es ist kein
Zweifel, daß es sich hier um *Einwirkungen des Liquors auf die Glia* handelt.
Wir müssen ja zwar auch im normalen Zustand eine Resorption des Liquors
vom Zentralkanal in die Umgebung annehmen. Aber diese Resorption geht
durch das Ependym (oder durch Lücken zwischen seinen Zellen) hindurch.
Die Gliaveränderungen treten offenbar nur dann auf, wenn ein „unfiltrierter
Liquor unmittelbar auf das Gliagewebe einwirkt". Ganz ähnliche Bilder sind
vor kurzer Zeit von JAHN in den Ventrikeln beschrieben und in ähnlicher Weise
gedeutet worden. Es handelt sich um eine Art *Liquordyshorie*, auf deren
Bedeutung wir bei der Syringomyelie noch ausführlich zu sprechen kommen
werden.

An dieser Stelle mag ein Wort über die Beziehung dieser Gliapolster zur
sog. *Ependymitis granularis* gesagt werden. Ich halte beide nicht ohne weiteres
für identisch. Die beschriebenen Gliapolster sind passive Bildungen, Quellungseffekte. Bei der Ependymitis granularis liegen zweifellos Wucherungserscheinungen der Glia vor, wie das neuerdings besonders von HASENJÄGER und
STROESCU gezeigt worden ist. Sie beginnen mit einer Exsudatbildung auf der
Oberfläche des Ependyms, die durch gewisse Breschen im Epithel von der
darunter gelegenen Glia her organisiert werden. Es mag zunächst dahingestellt
bleiben, ob jede Ependymitis auf solche entzündlichen Vorgänge zurückzuführen
ist. Jedenfalls ist sie aber immer eine Wucherungserscheinung, während in
unseren Fällen zunächst ein reiner Quellungsprozeß vorliegt. Es ist aber durchaus denkbar, daß sich aus den Quellungen späterhin Wucherungen der Glia
entwickeln, und daß dann Bilder entstehen, die vollkommen mit der entzündlich
bedingten Ependymitis übereinstimmen.

Die Fälle 5—7 unterscheiden sich von den bisher beschriebenen dadurch,
daß die *Hydromyelie* allseitig, besonders gegen die Hirnhöhlen, *abgeschlossen* ist
und sich nur in seinem umschriebenen Bezirk des Rückenmarkes entwickelt
hat. In Fall 7 ist das mittlere Brustmark betroffen, im Halsmark, oberen
Brustmark und Lendenteil ist der Zentralkanal vollständig obliteriert. Die in
der Höhle enthaltene Flüssigkeit muß also an Ort und Stelle gebildet (d. h.
wahrscheinlich vom Ependym sezerniert) werden. Es liegt also sicher eine
„*funktionelle Dysraphie*" vor; denn bei der 70jährigen Frau ist normalerweise
der Zentralkanal vollständig verschlossen. Die Frage ist, ob daneben noch

eine echte Reduktionsstörung des Zentralkanals in embryonaler Zeit nachzuweisen ist. Eine Spornbildung nach hinten ist nicht vorhanden. Dagegen deutet
die starke Verbreiterung des obliterierten Zentralkanals nach den Seiten im
Bereich des Lendenmarkes auf eine embryonale Dysraphie hin. Wir werden
also auch im Brustteil eine solche annehmen können.

Der Prozeß wäre also folgendermaßen zu deuten: Das Halsmark hat sich
normal entwickelt. Vom mittleren Brustmark an ist ein leichter Grad von
Dysraphie eingetreten, der sich bis in das Lendenmark hin erstreckte. Im Brustmark behielten die Ependymzellen ihren sekretorischen Charakter, während
sie ihn im Lendenmark verloren. Dadurch ist es in letzterem zur Obliteration
gekommen, während diese im Brustmark ausgeblieben ist.

Etwas weitergehend sind in Fall 5 die Folgeerscheinungen der umschriebenen
Hydromyelie.

Erstens ist schon eine gewisse Kompressionswirkung auf das umgebende
Markgewebe nachzuweisen. Sie macht sich in Atrophie der einen CLARKEschen
Säule bemerkbar. Wenn man mit SPATZ diejenigen Höhlenbildungen im Rückenmark als Syringomyelie bezeichnet, die mit Untergang von Rückenmarksgewebe
einhergehen, so könnte man hier schon einen gewissen Anfang dazu sehen. Ich
möchte aber doch raten, solche einfachen Atrophien noch nicht in diesem Sinne
zu verwenden. Weitere Folgeerscheinungen für das Rückenmarksgewebe sind
nicht eingetreten.

Die weiteren *Folgen* betreffen die den Zentralkanal umgebende *Glia*.

Hier finden wir zunächst eine *allgemeine Verdickung des Fasermantels um
den Zentralkanal*. Sie ist regelmäßig hinten stärker als vorn. Die Fasern
zeigen im wesentlichen zirkuläre Anordnung. Diese Faservermehrung der Glia
ist wohl, wie früher betont, als Folge der Druckerhöhung im Innern des Zentralkanals anzusehen.

Eine zweite Veränderung der Glia sind *Polsterbildungen im Bereich von
Ependymdefekten*, wie sie im vorigen Fall beschrieben worden sind.

Die dritte ist eine *Schichtenbildung in der Glia*, die wiederum besonders nach
den Hintersträngen zu erkennen ist. Die innere Schicht ist zellarm, faserreich
und entspricht dem normalen Gliakranz. Nach außen davon tritt nun eine
auffällig zellreiche Schicht auf, die nur durch eine Vermehrung der Gliazellen
entstanden sein kann. Dabei zeigen die Kerne der Glia eine eigenartig palisadenförmige Anordnung, indem sie sich mit ihrer Längsachse senkrecht zur Oberfläche des Zentralkanals stellen und so eine Art äußeren Zellkranz bilden.
Merkwürdigerweise fehlen in diesem ganzen Bezirk vollständig die sonst in der
Umgebung des Zentralkanals nachweisbaren abgewanderten Ependymzellen.
Das legt natürlich den Gedanken nahe, daß die zellreiche äußere Gliaschicht
sich aus solchen Zellen entwickelt habe. Es sei ausdrücklich betont, daß nirgends
Mitosen und auch nur höchst unsicher amitotische Prozesse in Gliakernen
nachzuweisen sind. Es ist also fraglich, ob eine echte Wucherung der Gliazellen
oder nicht vielleicht nur eine Umwandlung von Ependymzellen zu Gliazellen
stattgefunden hat. Die Gliafasern zeigen auch außen eine im wesentlichen
zirkuläre Anordnung. Man würde also die innere Schicht als die einer rein
faserigen, die äußere als zellig-faserige Gliose bezeichnen müssen.

Wodurch ist sie zustande gekommen? Ich möchte annehmen, daß auch hier
eine *Einwirkung des Liquors* eine Rolle spielt. Dafür spricht vor allem der

räumliche Zusammenhang mit Ependymdefekten. Vergleicht man aber diese Bildung mit den im vorigen Fall beschriebenen, so kann es sich um einen älteren, gleichsam ausgereiften Prozeß handeln. Die *Glia quillt zunächst* unter der Einwirkung des Liquors *auf* und *zeigt dann* im Laufe der Zeit *eine zellig-faserige Reaktion*, bei der möglicherweise nicht nur die ausgereifte Gliazelle eine Rolle spielt, sondern sich die abgewanderte Ependymzelle aktiv beteiligt.

Nicht zu beantworten ist die Frage, wodurch die *Defekte der Ependymzellen* entstehen. Ich glaube, daß dabei die allerverschiedensten Vorgänge eine Rolle spielen können, möchte aber vor allem auch dem *erhöhten Innendruck* der angesammelten Flüssigkeit eine Bedeutung zumessen.

Bei Fall 6 sind die Befunde ähnlich wie bei 5. Völlige Obliteration des Zentralkanals in Hals- und unterem Lendenmark. Offener Zentralkanal im Brust- und oberen Lendenmark mit ziemlich umschriebenen Erweiterungen. Das Ependym zeigt Sekretionserscheinungen im ganzen Bereich des offenen Kanals, während es diese in den Strecken der Obliteration vermissen läßt. Nur im unteren Lendenmark in der zentralen, durch Obliteration entstandenen Zellmasse zwei Restkanälchen, die auf eine umschrieben erhalten gebliebene Sekretion hinweisen.

Eine echte Dysraphie ist nicht nachzuweisen. Es könnte sich vielmehr um eine rein funktionelle Rückbildungsstörung handeln, bei der es durch Stauung des Liquors zur Erweiterung des Zentralkanals kommt. Einen solchen Fall müßte man als reine Hydromyelie bezeichnen.

Danach gäbe es also drei Grundformen der Veränderungen des Zentralkanals:

a) *Reine Dysraphie:* Zentralkanal ungenügend rückgebildet, nicht erweitert:
  1. *mit Rückbildung der sekretorischen Funktion, Obliteration kommt zustande,*
  2. *mit Erhaltenbleiben der sekretorischen Funktion, Obliteration kommt nicht zustande.*

b) *Reine Hydromyelie:* Zentralkanal richtig zurückgebildet, aber erweitert:
  1. durch *Erhaltenbleiben der sekretorischen Funktion* der Ependymzellen und Mißverhältnis zwischen Sekretion und Ableitung des Liquors,
  2. durch *Fortsetzung einer Hydrocephalie* auf den offenen Zentralkanal.

c) *Dysraphie mit Hydromyelie: Mangelhafte Rückbildung mit Erweiterung des Zentralkanals.*

Bei a) würde im jugendlichen Alter der Zentralkanal umfangreicher als normal, aber nicht grob erweitert sein.

Die Wände des Kanals liegen in der Regel nahe aneinander. Sie umschließen nur einen spaltförmigen Hohlraum. Im Alter kommt es entweder zur Verödung der Lichtung, und es zeigt nur die Größe der zellig-gliösen „Narbe" die Entstehung aus einer Dysraphie an. Oder der Zentralkanal bleibt das Leben über im ganzen oder in einzelnen Teilen offen, ohne daß aber eine gröbere Erweiterung entsteht.

Bei b) haben wir eine reine Erweiterung des Zentralkanals vor uns, der aber keine Zeichen einer mangelhaften Reduktion seiner Größe zeigt. Der Vorgang ist ein rein passiver, wenn eine Erweiterung der Hirnhöhle sich auf den offenen Zentralkanal fortsetzt. Er ist als aktiv zu bezeichnen, wenn die Sekretion im Bereich des Zentralkanalepithels selbst erhalten bleibt und ein Mißverhältnis zwischen Produktion und Resorption des Liquors besteht.

Bei c) ist die mangelhafte Rückbildung mit einer diffusen oder umschriebenen Erweiterung des Zentralkanals kombiniert.

In Fall 7 besteht eine Erweiterung des Zentralkanals im Halsteil und im Lendenmark, während im Brustmark zunächst eine normale Weite ohne Obliteration, dann eine völlige Verödung zu sehen ist. Wie das Bild vom Halsmark zeigt, ist die Form des Zentralkanals ziemlich ungleichmäßig gezackt, unsymmetrisch nach dem einen Hinterhorn ausstrahlend. Diese Form der Lichtung kann man sich auf zweierlei Weise entstanden denken.

Entweder liegt eine primäre Störung der Rückbildung mit erhaltener Funktion der Zellen vor, also eine Dysraphie mit Hydromyelie, oder es besteht eine reine Hydromyelie, bei der nachträglich durch Nachlassen des Sekretionsdruckes der ursprünglich prall gefüllte Kanal in seiner Wand mehr zusammengesunken ist, so daß jetzt auf dem Durchschnitt eine zackige Kontur entsteht. Sonstige sichere Zeichen einer echten Dysraphie bestehen nicht. Die Glia zeigt die früher beschriebenen sekundären Veränderungen der diffusen faserigen Verdickung und der umschriebenen pfropfähnlichen Aufquellung über einzelnen Ependymdefekten, wie sie in der Abb. 76 gut hervortreten. Zellvermehrungen der Glia sind nicht nachzuweisen.

Der letzte Fall Nr. 8 zeigt einen etwas weiter fortgeschrittenen Prozeß. Daß hier eine Dysraphie mit Hydromyelie des Halsmarkes besteht, ist unzweifelhaft. Man sieht schon im Übersichtsbild weit ausladende, seitliche Ausläufer des Zentralkanals, die sich fast bis zur seitlichen Grenze der Hinterstränge hin erstrecken. Der zentrale Teil des Zentralkanals ist zeltartig erweitert (Hydromyelie), die seitlichen Teile haben nur ein spaltförmiges Lumen. Rings um den Zentralkanal ist eine breite gliös-faserige Zone zu erkennen. Nach hinten deutlicher spornförmiger Fortsatz des Zentralkanals und besonders des ihn umgebenden Gliamantels, der sich ziemlich weit zwischen die Hinterstränge vorschiebt. Hier tritt nun eine Gliaveränderung auf, die in ihren Anfängen schon bei Fall 5 beschrieben worden ist. Das Ependym ist breit unterbrochen. Soweit es erhalten ist, zeigt die umgebende Glia keine auffällige Abweichung. Mit der Unterbrechung beginnt eine mächtige Verdickung des Gliamantels, die die hintere Commissur in einem spitzen Bogen verdrängt und sich zwischen die Hinterstränge vorschiebt. Sie ist in ihren innersten Zonen überwiegend von faserigem, in den äußeren von mehr zellig-faserigem Charakter und muß hier als Gliose bezeichnet werden. In der Form und Lagerung der Kerne ist es oft schwer zu entscheiden, ob es sich um voll ausgereifte Gliazellen oder um umgewandelte, abgewanderte Ependymzellen handelt. Da in diesem ganzen Bereich die sonst reichlich vorhandenen, abgewanderten Ependymzellen mit ihrer typischen Lage an der Außenseite des Ependyms völlig fehlen, wird man die hier in offenbar stark vermehrter Zahl vorhandenen Gliazellen wohl mit großer Wahrscheinlichkeit auf solche abgewanderten Ependymzellen zurückführen müssen.

Es ist also im Bereich eines größeren Ependymdefektes zu einer, offenbar *reaktiven, Gliose* gekommen, die wir mit größter Wahrscheinlichkeit auf eine *Einwirkung des Liquors* zurückzuführen haben.

Die sonstigen Veränderungen entsprechen den früher beschriebenen Fällen. Auch hier eine gewisse Kompressionswirkung auf die Rückenmarkssubstanz mit Atrophie einer CLARKEschen Säule.

6*

Es handelt sich somit um eine Dysraphie mit Hydromyelie und sekundärer Gliose.

Fragen wir nun, was an ähnlichen Beobachtungen in der Literatur beschrieben ist, so muß in erster Linie auf die Untersuchungen von ZAPPERT hingewiesen werden, der allerdings nur Rückenmarke von Kindern bis zum 2. Lebensjahr untersucht hat. Er fand unter 200 Fällen 10mal angeborene Veränderungen des Zentralkanals, die er als „einfache Hydromyelien" bezeichnet und als reine Varietäten ohne progressive Tendenz, also auch ohne Beziehung zur Syringomyelie, ansieht. Sie bestanden meist in Spornbildungen nach dem Sept. post. mit Durchbrechung oder Verdrängung der hinteren Commissur. Nach unserer Auffassung sind sie als einfache Dysraphien zu bezeichnen, so lange ihnen die pralle Füllung mit Liquor fehlt. Denn das Charakteristische ist ja die Formveränderung des Zentralkanals, nicht seine übermäßige Ausdehnung durch die Inhaltsflüssigkeit. Bei einem 19 Monate alten Kind war der ganze Vorgang etwas stärker ausgeprägt, der Zentralkanal zeigte im Lendenmark kreuzförmige Gestalt mit geschlängelten Balken. Um den Zentralkanal hatte sich eine faserige Gliamantelzone entwickelt. Der Beweis, daß hier der Prozeß eine fortschreitende Tendenz zeigt, ist nach der Beschreibung nicht erbracht. Es ist offenbar nur zu einer Gliawucherung gekommen, wie wir sie regelmäßig auch bei unseren Fällen in der Umgebung des Zentralkanals gesehen haben. Daß es sich gelegentlich um gröbere Störungen der Entwicklung handelt, dafür spricht ein Fall von ZAPPERT, bei dem sich eine lang ausgezogene, in ihrem hintersten Anteil geteilte Spornbildung bei einem Neugeborenen mit Anencephalie fand.

Noch größer ist die Ausbeute an leichten Entwicklungsstörungen bei einer Untersuchung von UTCHIDA, der bei 78 Rückenmarken 7mal eine symptomlose Hydromyelie feststellte. 2mal war eine gewisse Störung der grauen Substanz mit Abnahme der Zahl der Ganglienzellen in den Vorderhörnern nachzuweisen. Auffallend stark war bei UTCHIDA die gliöse Reaktion. Einmal beschreibt er die gleichen höckerförmig vortretenden Gliapolster an Stellen von Ependymdefekten und hält sie für identisch mit einer echten Ependymitis granularis. Außerdem sind in allen Fällen in der Umgebung des Zentralkanals mantelförmige Gliawucherungen nachzuweisen, die nach UTCHIDA einen geradezu progressiven Charakter besitzen. Die Erklärung für diese Fälle sieht UTCHIDA ebenfalls in Entwicklungsstörungen im Sinne der Dysraphie (wenn der Name bei ihm natürlich auch noch nicht vorkommt), zumal Sporn- und Divertikelbildungen, die zum Teil in sehr stark ausgeprägter und mehrfach verzweigter Form vorliegen, stets nach hinten zu verlaufen. Auffallend stark waren ferner die Ependymdefekte, die einen weitaus größeren Umfang annehmen als in meinem Material.

Daß die Veränderungen bei UTCHIDA mit einer reinen Entwicklungsstörung nicht völlig zu erklären sind, geht aus seinen Abb. 5 und 6 hervor, die vom Rückenmark eines 13jährigen Knaben mit Tuberkulose stammen. In ihnen sieht man in dem stark erweiterten und stellenweise besonders unregelmäßig geformten Zentralkanal, der weitgehend seiner Ependymzellen beraubt ist, eigenartige Balken- und Inselbildungen, die aus einem zentralen Blutgefäß mit einem Mantel aus Glia bestehen. Sie gehören zweifellos in das Gebiet der Syringomyelie hinein und sind nur durch Untergangsprozesse des Rückenmarksgewebes in der Umgebung der primären Höhle zu erklären. Wir werden auf sie später noch ausführlich einzugehen haben. Im übrigen stellen die Untersuchungen von Utchida ein sehr wertvolles Material von jungen Hydromyelien (und Syringomyelien) dar. Die Gliawucherung wird auch von Utchida als sekundär, reaktiv angesehen.

Es sei nur im Anschluß hieran betont, daß v. Hansemann, in dessen Institut die Arbeit von Utchida ausgeführt wurde, sich mit der Deutung des Verfassers als angeborene Störungen nicht einverstanden erklärt, sondern, wie aus seinem Nachwort zu ersehen ist, der Ependymitis granularis eine große Rolle bei der Entstehung der Höhlenbildung zuspricht. Es braucht nicht erwähnt zu werden, daß nach unserer heutigen Auffassung wohl Utchida in seiner Deutung recht hat, wenn er die Gliahöcker über den Ependymdefekten als etwas Sekundäres hinstellt. Sehr ausführlich ist schließlich die Arbeit von A. Pick. Er beschreibt eine ganze Anzahl von Höhlenbildungen im Rückenmark, die in Serienschnitten untersucht worden sind und die Vielgestaltigkeit der Formen des Zentralkanals mit seinen mannigfachen Divertikelbildungen zur Darstellung bringen. Pick betont ausdrücklich, daß nicht nur die Spornbildungen nach dem Sept. post., sondern auch jene nach den Seiten, in die Hinterhörner hinein auf die gleiche entwicklungsgeschichtliche Störung bei der Reduktion des Zentralkanals zurückzuführen sind, und hält auch die Gliose in der Umgebung für eine schon in der Entwicklungszeit bedingte Bildung, die er einer Narbenbildung gleichsetzt. Manches von diesen Beschreibungen ist mit dem Gedanken einer reinen Dysraphie oder Hydromyelie nicht mehr zu vereinbaren, sondern gehört schon in das Kapitel der echten Syringomyelie.

Zusammenfassung.

1. Unter den als *Hydromyelie* beschriebenen Veränderungen sind drei verschiedene (aber eng miteinander zusammenhängende) Bildungen zu verstehen:

    a) reine Dysraphie (Rückbildungsstörung des embryonalen Zentralkanals ohne Erweiterung des Zentralkanals),

    b) reine Hydromyelie (Erweiterung des Zentralkanals ohne Rückbildungsstörung),

        1. durch Erhaltenbleiben der sekretorischen Funktion der Ependymzellen des Zentralkanals (funktionelle Dysraphie) mit Mißverhältnis zwischen Liquorbildung und Resorption,

        2. durch rein passive Liquorstauung bei Störungen der Hirnliquorproduktion,

    c) Dysraphie mit Hydromyelie.

Bei den *meisten Fällen von Hydromyelie* besteht *gleichzeitig* eine *Dysraphie.* Dysraphie braucht nicht zur Hydromyelie zu führen, sondern kann in Obliteration übergehen.

2. *Dysraphie führt* zwar zur mantelförmigen Gliabildung um den Zentralkanal mit allen seinen Verzweigungen und Divertikeln, aber nicht zur abnormen Verbreiterung dieses Gliamantels, *nicht zur eigentlichen Gliose.*

3. *Hydromyelie* mit oder ohne *Dysraphie* führt zu einer sekundären, reaktiven Verdickung des Gliamantels um den Zentralkanal.

4. *Verlust des Ependyms* führt in vielen Fällen zunächst zu einer *polsterartigen Aufquellung* der *subependymären Glia,* die eine gewisse Ähnlichkeit mit einer

Ependymitis granularis hat, aber als rein passiver Quellungszustand von ihr zu unterscheiden ist. Sie ist auf eine Einwirkung des Liquors auf die Glia zurückzuführen.

5. Die gleiche Einwirkung der *Liquors* führt später zu *Wucherungserscheinungen der Glia* mit Umwandlung der abgewanderten Ependymzellen in Gliazellen. So entsteht durch Metaplasie und Hyperplasie eine den Zentralkanal umgebende Gliose.

6. *Hydromyelie* kann schon in leichterem Grade eine *Druckatrophie der umgebenden Rückenmarkssubstanz* zur Folge haben. In erster Linie scheinen die CLARKEschen *Säulen* ergriffen zu werden.

II. Myelolyse.

a) Kasuistik.

Fall 9. RM 361. S.-Nr. M 458/36, Hans F., 7 Monate.

Krankengeschichte. In der Familie keine Mißbildungen. Mit Knoten am Rücken geboren.

Klinische Diagnose. Apfelgroße Meningocele, dicht über dem Kreuzbein. Kleiner Nabelbruch. Beiderseits ausgleichbarer Klumpfuß. Beginnender Decubitus über der Meningocele mit Infektion.

26. 1. 37 Operation. Abtragung der Meningocele. Liquorfluß. Infektion mit hämolytischen Streptokokken.

12. 2. 37 Exitus letalis.

Rückenmark. Der Zentralkanal ist, im ganzen gesehen, von normaler Weite. Nur im unteren Halsmark ist eine geringfügige, aber in den Bereich des Normalen zu rechnende Erweiterung festzustellen, die mit fließendem Übergang nach oben und nach unten in einen völlig normalen Kanal übergeht.

Im Bereich des Os sacrum besteht eine Meningocele, die nach operativer Behandlung zu einer eitrigen Leptomeningitis, besonders in den unteren Rückenmarksteilen, geführt hat. In den oberen Abschnitten sind zwar auch kleinere Mengen von Exsudat im Subarachnoidealraum nachzuweisen, doch bestehen hier die Zellen fast ausschließlich aus großen Histiocyten.

Wenn man vom mittleren Brustmark ausgeht, so sehen wir den Zentralkanal normal weit, etwas unregelmäßig geformt, mit hohem Zylinderepithel ausgekleidet. Die Lichtung enthält feinfädig geronnene, offenbar ziemlich stark eiweißhaltige Massen. Das untere Brustmark zeigt das gleiche Bild.

Im oberen Lendenmark treten Ansammlungen von Exsudat mit zahlreichen Leukocyten im Zentralkanal auf (ohne daß zunächst die Meningitis sich wesentlich verstärkte). In L_2 sieht man nun mehrere Defektbildungen im Ependym, eine an der vorderen, die andere an der hinteren Begrenzung des Zentralkanals. An beiden Stellen ist es zu einer Aufquellung und polsterartigen Vorwölbung der subependymären Glia gekommen, die einen lockerwabigen Eindruck macht (besonders im hinteren Bereich) (Abb. 79). In der Umgebung dieser Polster ist eine sehr deutliche Veränderung der Glia zu erkennen. Die Fasern sind vergröbert, aufgequollen, die Kerne sind vergrößert, sehr unregelmäßig geformt, vielfach ausgebuchtet und bilden, besonders wieder hinten, einen palisadenartigen Saum um den polsterartigen, sich auch nach außen vorwölbenden Bezirk. Diese Grenzzone geht dann ohne scharfe Grenze in die etwas verbreiterte, sonst normale Zone des Sept. post. über. Die Gewebsauflockerung ist vorn wesentlich geringer als hinten.

Geht man zwei Segmente weiter nach unten, so bleibt das Bild des Zentralkanals im wesentlichen das gleiche. Doch schiebt sich der Auflockerungs- (oder

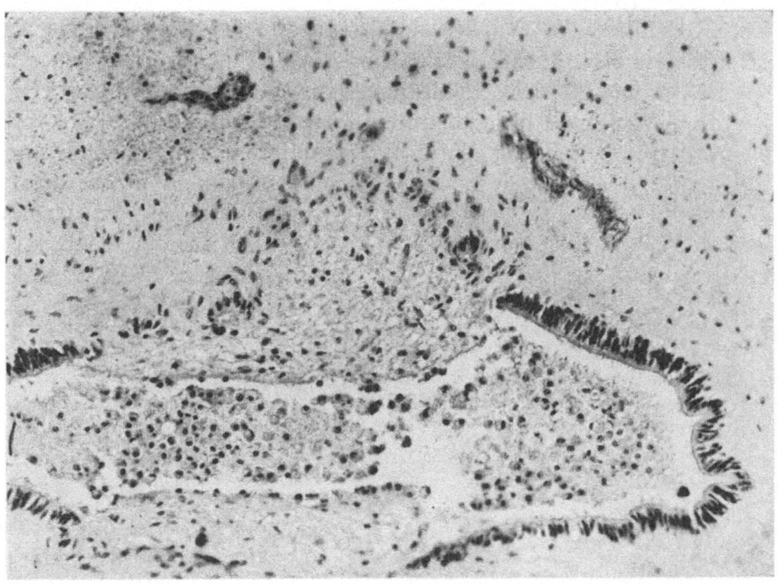

Abb. 79. Fall IX. RM 361. Männlich, 7 Monate. Paraffin, van Gieson. Lendenmark. Ependymdefekte im
Zentralkanal. Gliaquellung und Gliazellwucherung. Exsudatzellen im Zentralkanal.

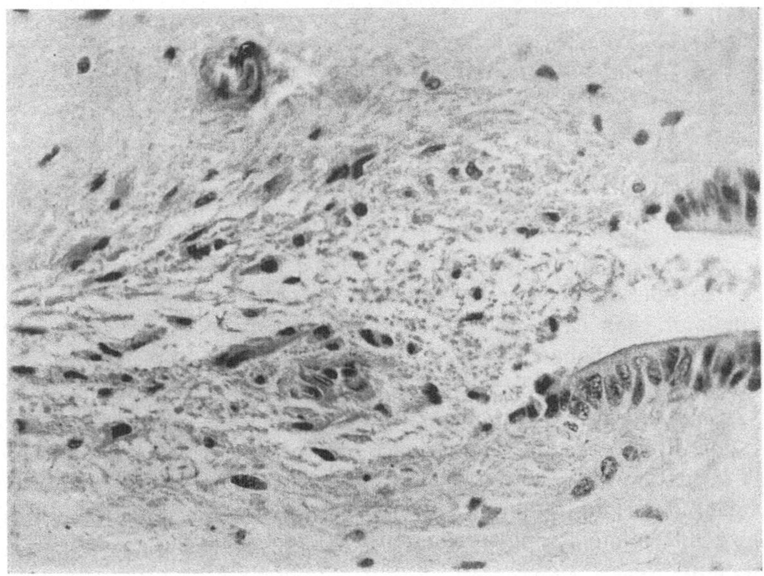

Abb. 80. Fall IX. RM 361. Männlich, 7 Monate. Paraffin, VAN GIESON. Lendenmark. Seitlicher Ependymdefekt im Zentralkanal mit Auflösung der Glia.

Auflösungs-) Prozeß in der Glia weiter nach hinten vor. Es tritt jetzt, scheinbar
ohne Zusammenhang, mit dem subependymären Gebiet, in Wirklichkeit mit
ihm zusammenhängend, ein Aufquellungsbezirk im zentralen Grau, nahe dem

Übergang zum Sept. post. auf, in dem die Glia wabig durchsetzt, wie in Verflüssigung begriffen aussieht und die Zellen vergrößert, gequollen und auch vermehrt sind. Den gleichen Vorgang sieht man an einer der seitlichen Ausbuchtungen des Zentralkanals (Abb. 80). Während auf der Seite, wo das Ependym gut erhalten ist, völlig normale Verhältnisse in der Glia vorliegen, ist hier das Ependym wiederum unterbrochen. Von der Defektstelle geht ein feiner, rißförmiger Spalt in die seitliche graue Substanz hinein. Die Glia zeigt hier die gleichen Verflüssigungserscheinungen wie hinten. Die Spaltbildung reicht fast bis zu einem in der Nähe verlaufenden Gefäßbündel.

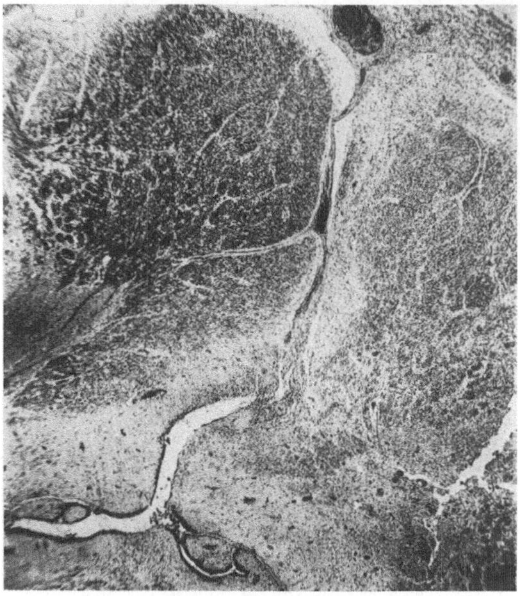

Im unteren Lendenmark hat sich der vordere Defekt wieder geschlossen. Der seitliche Spalt ist der gleiche wie oben: Nach hinten hat sich jetzt ein ganz langer spaltförmiger Fortsatz des Zentralkanals in das Sept. post. hinein entwickelt (Abbildung 81). Der Fortsatz ist zunächst mit gut erhaltenem Ependym ausgekleidet, dann hört das Epithel auf, und der Ausläufer des Zentralkanals geht in einen langen, unregelmäßig gestalteten Riß über, der fast bis zur Pia reicht. Während die Glia in der Umgebung des erhaltenen Ependyms normale Befunde, geringen Zellgehalt aufweist, beginnt mit dem Verlust des Epithels das Bild einer

Abb. 81. Fall IX. RM 361. Männlich, 7 Monate. Gelatine, Sudan, Hämatoxylin. Lendenmark. Sporn des Zentralkanals in das Sept. post. Epitheldefekt, Spaltbildung.

Gliazellwucherung mit Auflockerung der Fasern, ein Bild der Quellung und Zellvermehrung, das dann den ganzen Spalt bis zu seinem Ende begleitet (Abb. 82). In einem noch weiter abwärts gelegenen Schnitt ist der Sporn des Zentralkanals in das Sept. post. hinein nicht mehr zu sehen. Es ist nur die Rißbildung übrig geblieben, die von aufgelockerter Glia umgeben wird.

Zusammenfassung. Meningocele, Meningitis pur. mit Beteiligung des Zentralkanals. *Ependymdefekte* an verschiedenen Stellen im Bereich des Lendenmarkes. Von ihnen ausgehend, seitlich und hinten unsymmetrische *Verflüssigungsherde* in der Glia von spaltförmiger Gestalt mit reaktiver Wucherung der Gliazellen und Neubildung von Gliafasern. *Entwicklungsstörung* im *untersten Lendenmark* mit langem, spaltförmigem Fortsatz in das Sept. post. Auch in der Umgebung dieses Fortsatzes *Gliawucherung* und *Gewebsverflüssigung* nur dort, wo das Epithel verlorengegangen ist.

Epikrise. Dysraphie mit tiefer Spornbildung in das Sept. post. *Epitheldefekte des Zentralkanals* und *seiner Ausläufer*, offenbar ursächlich durch die Meningitis purulenta bedingt. Ausgedehnte *Auflösungsvorgänge (Myelolyse) in der Umgebung der Ependymdefekte mit reaktiver zelliger Gliawucherung.*

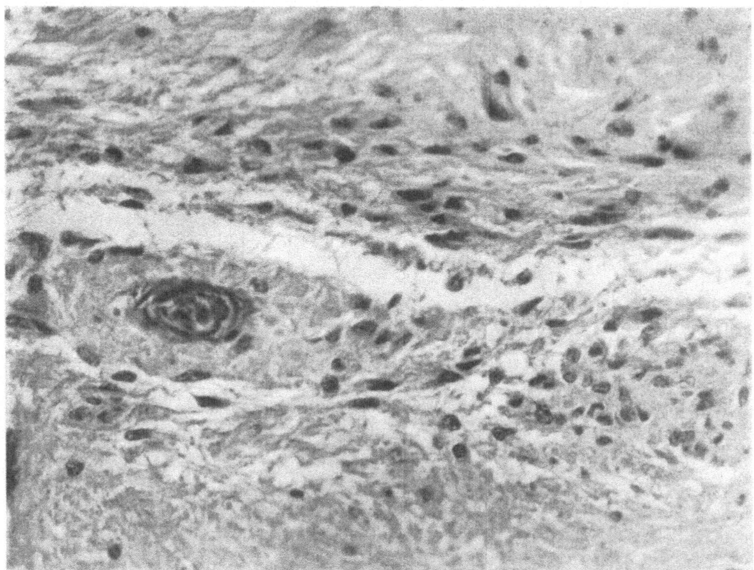

Abb. 82. Fall IX. RM 361. Männlich, 7 Monate. Paraffin, VAN GIESON. Lendenmark. Spalt im Bereich des Sept. post. mit Gliazellwucherung. Stärkere Vergrößerung von Abb. 81.

Fall 10. RM 684. S.-Nr. M 452/37, Ida R., 50 Jahre.

Krankengeschichte. In der Familie keine Erbkrankheiten bekannt. Patientin mit 8 Jahren blasenkrank, sonst keine Kinderkrankheiten. Seit September 1937 schleimigen

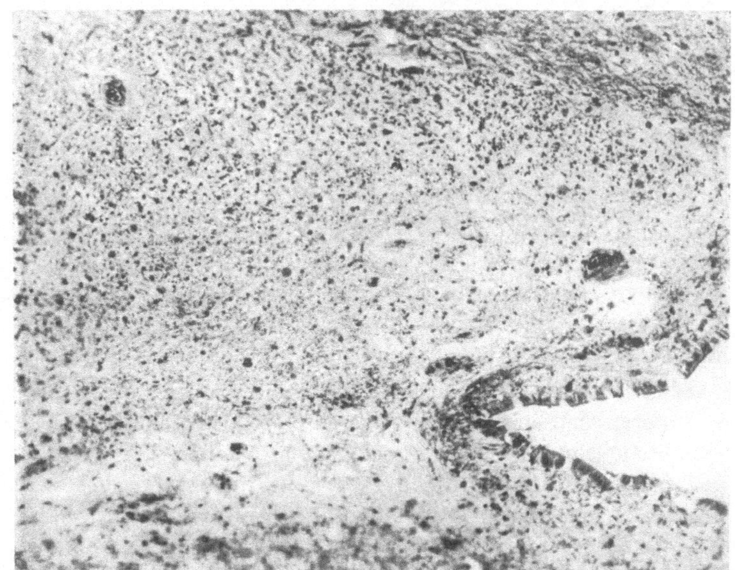

Abb. 83. Fall X. RM 864. Weiblich, 50 Jahre. Paraffin, Azan. Unteres Halsmark. Hochgradige Auflockerung des Gewebes um den Zentralkanal, Untergang der Markscheiden, Aufquellung der Glia. Myelolyse.

Ausfluß, dann Schmerzen im Unterleib. Gewichtsabnahme. Einweisung in die Klinik, Collumcarcinom, Radiumeinlage, 2mal Bluttransfusion. Thorax: Trichterbrust mit gleichmäßiger Ausdehnung beiderseits. Exitus an Kreislaufschwäche.

Klinische Diagnose. Collumcarcinom.

Todesursache. Collumcarcinom, Metastasen, Kachexie, Bronchopneumonie.

Pathologisch-anatomische Diagnose. Ausgedehntes verjauchtes Carcinom des Collum uteri. Metastasen in den cöcalen, hypogastrischen und lumbalen Lymphdrüsen. Carcinose des Bauchfells und des vorderen Beckenbindegewebes. Ascites. Lungenmetastasen. Konfluierende Bronchopneumonie des linken Unterlappens.

Rückenmark. Im Halsmark fällt nur eine gewisse Erweiterung des Zentralkanals auf. Das Ependym ist in einem Teil des Umfanges erhalten, hoch zylindrisch. Es zeigt stellenweise Cilienbildung, deutliche Blepharoblasten und Ependymfasern. In weiten Gebieten fehlt es. Die Wand wird nicht von einem verdichteten Gliafilz umgeben, sondern macht schon hier einen eigenartig aufgelockerten Eindruck. Diese Auflockerung greift auf die Umgebung über, besonders im Bereich des einen Hinterstranges (der Zentralkanal zeigt eine gewisse Spornbildung zwischen die Hinterstränge!). Hier ist ein beträchtlicher Teil der Markscheiden zugrunde gegangen, die Lücken werden durch ein ganz feinfascriges, wie von Flüssigkeit durchtränktes Gliagewebe ausgefüllt. Die Markscheiden sind von auffallend ungleichmäßigem Kaliber, teils verdünnt, teils enorm aufgequollen. Die Färbbarkeit ist bei einem

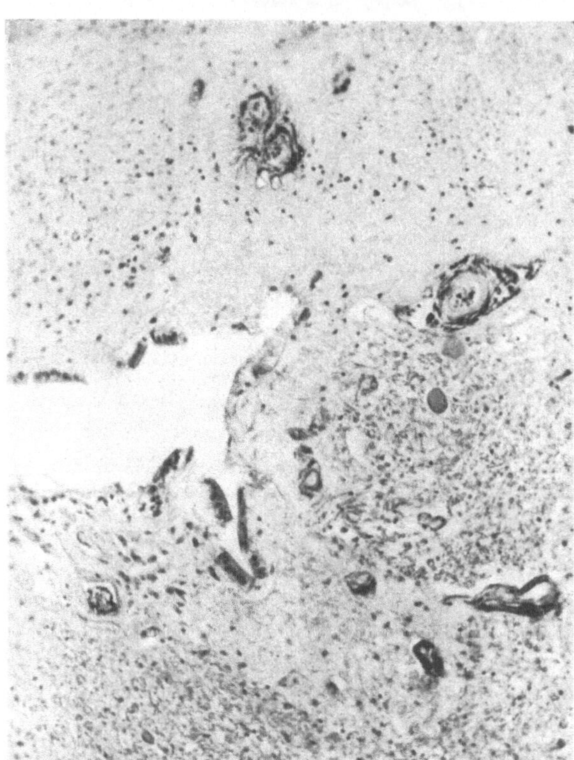

Abb. 84. Fall X. RM 864   Weiblich, 50 Jahre. Paraffin, VAN GIESON. Mittleres Brustmark. Hochgradige Gewebsauflösung um den Zentralkanal. Ependymdefekte, Fibrose der Gefäße.

Teil erhalten, bei vielen nur sehr unvollkommen. An manchen Stellen ist überhaupt keine Färbung der Markscheiden mehr zu erzielen (Abb. 83).

Gröbere Untergangsbilder, im besonderen Fettkörnchenzellen, fehlen. Entzündliche Vorgänge sind nirgends zu erkennen. Keinerlei perivasculäre Zellinfiltrate. Rückenmarkshäute überall zart, ohne jede Veränderung.

Dieser Auflockerungs- (und scheinbar Auflösungs-) Prozeß hält nun das ganze Brustmark über an. Der Zentralkanal ist überall etwas erweitert, dabei sehr unregelmäßig gestaltet, trägt stellenweise noch Epithel, während nach unten mehr und mehr das Ependym verloren geht. Die Wand besteht überwiegend aus einem ganz feinfaserigen, nirgends dichte zirkuläre Geflechte bildenden Gliagewebe, das aber gegenüber dem normalen Gliamantel um den Zentralkanal eher vermindert, keinesfalls vermehrt ist. Daß auch Gewebe völlig zugrunde gegangen ist, erkennt man daraus, daß unmittelbar an dem Hohlraum einzelne Gefäßdurchschnitte mit fibrös verdickter Wand liegen (die sich sonst nur außerhalb des eigentlichen Gliawalles finden) (Abb. 84). Eine Einengung der Lichtung besteht aber nicht. Die Fibrose beschränkt sich auf die äußeren Gefäßwandschichten. Verfolgt man die Auflösungsbilder, so kann man in jedem Schnitt feststellen, daß die Gebiete, wo das Ependym erhalten ist, einen normalen Gliamantel um den Zentralkanal erkennen lassen, daß dieser aber überall dort fehlt, wo das Ependym zugrunde gegangen ist. Allerdings können sich gelegentlich die Bilder der Auflösung auch seitlich ausdehnen, so daß sie sich auch in der Umgebung von erhaltenem Ependym, allerdings in Zusammenhang mit Stellen von Ependymuntergang, nachweisen lassen. Die Auflösung ist durchaus nicht nur auf die hinteren Abschnitte beschränkt, sondern ist ebenso, besonders dort, wo der Zentralkanal mehr in querer Ausdehnung vorliegt (in der Mitte des Brustmarkes) in den seitlichen und vorderen Gebieten nachzuweisen. Im mittleren Brustmark greift er an einer Stelle so stark auf das Gebiet der vorderen Commissur über, daß diese mit zerstört ist und der Zentralkanal mit seiner lockeren aufgequollenen Glia fast unmittelbar an das Sept. ant. grenzt.

Die stärkste Veränderung findet sich im mittleren Brustmark, etwa D_8 entsprechend. Hier ist es an einer Stelle schon zu einer vollständigen Verflüssigung des Gewebes nach hinten vom Zentralkanal gekommen, so daß hier eine umschriebene Höhlenbildung vorliegt. Sie ist ganz unscharf von lockerer Glia begrenzt und schiebt sich zwischen die Hinterstränge vor. Nach hinten geht dann ihre Wand in eine gliöse Verdichtung über, die sich auf das Sept. post. fortsetzt. Im Lendenmark tritt ein normaler Obliterationsprozeß im Zentralkanal ein, die oben beschriebenen Auflösungsprozesse fallen fort.

Zusammenfassung. Leichte *Hydromyelie* mit *Verlust des Ependyms* und *Auflösungsvorgängen in der Glia und dem Rückenmarksgewebe* um den Zentralkanal (graue und weiße Substanz). *Keine* deutlichen *Wucherungserscheinungen.*

Epikrise. *Dysraphie* mit leichter *Hydromyelie* und ausgedehnte *Myelolyse* mit Untergang von Markscheiden, Achsenzylindern und Ganglienzellen, offenbar infolge *Durchtränkung mit Liquor. Beginnende Höhlenbildung mit Gliose im Brustmark.*

Fall 11. RM 828. S.-Nr. M 160/38, Martin R., 35 Jahre.

Krankengeschichte. Eltern leben, gesund. 5 Geschwister, davon 2 Zwillinge mit $1/2$ Jahr gestorben. In der Familie keine Erbkrankheit. Allgemeine Kachexie. Keine Auffälligkeiten der äußeren Körperform. Nervensystem o. B.

Klinische Diagnose. Lymphogranulomatose.

Todesursache. Kreislaufschwäche.

Pathologisch-anatomischer Befund. Lymphogranulomatose der Milz. Dilatation des linken Ventrikels. Stauung in den parenchymatösen Organen. Anämie. Leiche eines abgemagerten 35jährigen Mannes. Hautfarbe gelblich-weiß.

Rückenmark. Halsmark: ⊥-förmiger Zentralkanal mit Spornbildung nach dem Sept. post. Lichtung spaltförmig. Keine Erweiterung. Ziemlich reichlich abgewanderte Ependymzellen im umgebenden Gliamantel. Geringe Einbuchtung zwischen den Hintersträngen.

Im oberen Brustmark Zentralkanal bis auf einen kleinen Spalt verschlossen, Weite nach unten etwas zunehmend.

Im unteren Brustmark ist er auf dem Durchschnitt so stark in die Breite gezogen, daß er fast an die CLARKEschen Säulen heranreicht. Dabei sind die seitlichen Ausläufer nur eben spaltförmig offen und tragen hohes Zylinder-

epithel mit sehr zahlreichen abgewanderten Ependymzellen. Der mittlere Teil
ist etwas weiter, sonst ist der Befund der gleiche.

Im oberen Lendenmark tritt nun eine Veränderung auf. Der Zentralkanal
ist immer noch breit ausgezogen, an den Seiten spaltförmig, in der Mitte weiter.
Das Ependym ist teils hoch zylindrisch, teils durch ungeordnete abgewanderte
Zellen ersetzt, in einem der seitlichen Ausläufer fehlt es ganz.

Von dieser Lücke aus zieht nun eine Aufhellungszone schräg durch den
Anfang des Hinterhorns nach außen, streift die CLARKEsche Säule und endet

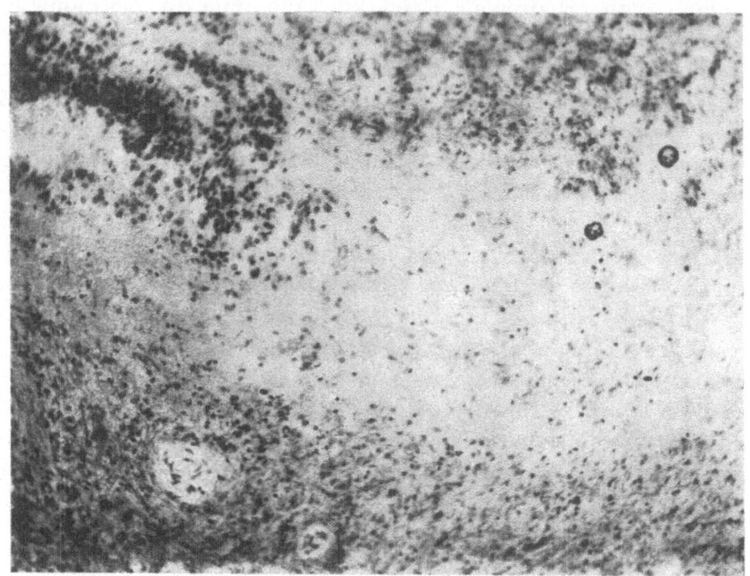

Abb. 85. Fall XI. RM 828. Männlich, 35 Jahre. Gelatine, Sudan, Hämatoxylin. Lendenmark. Leichte
Hydromyelie. Ependymdefekt (links). Quellung und Auflösung des umgebenden Rückenmarksgewebes
(Myelolyse).

an der Grenze zwischen Hinterhorn und Seitenstrang nicht weit von der Substantia gelatinosa Rolando. Das Gewebe in diesem Gebiet ist sehr stark aufgelockert. Es enthält auseinandergedrängte Gliafasern, einzelne unregelmäßig
verlaufende Markscheiden und ziemlich zahlreiche, scheinbar nicht veränderte
Gliazellkerne. Im Markscheidenpräparat ist das Feld hochgradig gelichtet, im
innersten Bereich geradezu in Verflüssigung begriffen (Abb. 85).

Sehr stark verändert ist die CLARKEsche Säule der Seite. Während die der
Gegenseite normale (nur verfettete und pigmentierte) Ganglienzellen in großer
Zahl aufweist und auch die gewöhnliche Durchflechtung mit markhaltigen
Nervenfasern erkennen läßt, ist auf der erkrankten Seite kaum eine Ganglien-
zelle zu sehen. Die Markscheiden verlaufen, besonders an der Seite, die dem
Aufquellungsherd unmittelbar anliegt, unordentlich durcheinander, sie scheinen
verschmälert oder unregelmäßig aufgequollen. Die Gliazellen sind gut erhalten,
relativ vermehrt.

Eine faserige Gliawucherung ist weder im Quellungsbezirk selbst noch in
der CLARKEschen Säule nachzuweisen.

Etwas weiter unten im Lendenmark zeigt sich noch eine zweite kleine
Anomalie. Der Zentralkanal zeigt seitlich die gleiche Ausdehnung, in der Mitte

eine zeltartige Erweiterung. In der Umgebung ist der Gliamantel etwas verbreitert. Von ihm geht nun ein Gliazug schräg neben dem Sept. post. in den
einen Hinterstrang hinein. Die Markscheiden sind hier zum großen Teil geschwunden, einzelne Reste sind nachzuweisen. An ihrer Stelle sieht man eine gewisse
Vermehrung der Gliafasern, die etwas verquollen sind, aber nicht die gleiche
Tendenz zur Verflüssigung zeigen wie in dem ersten Bezirk (Abb. 86). Irgendwelche Beziehungen zum Sept. post. bestehen nicht, das Ependym zeigt im
Bereich des Zentralkanals keine Unterbrechung, wenigstens nicht in den

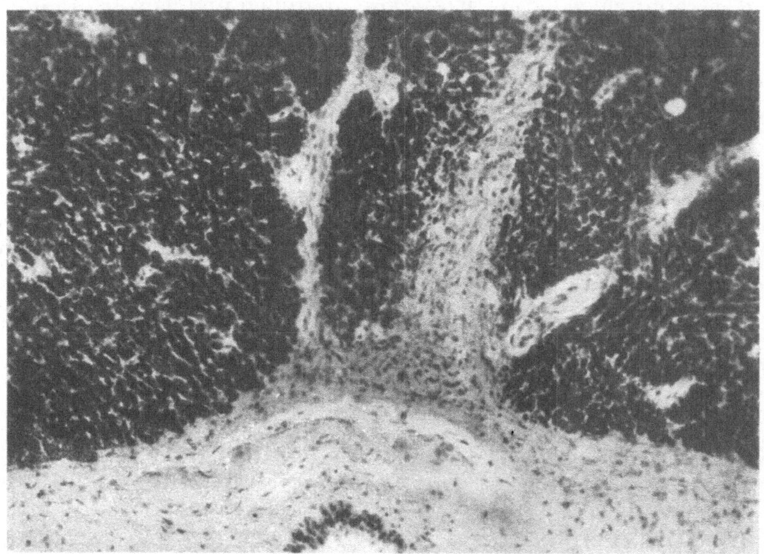

Abb. 86. Fall XI. RM 828. Männlich, 35 Jahre. Gelatine, Sudan, Hämatoxylin. Lendenmark. Leichte
Hydromyelie. Strichförmige asymmetrische Gliose in einem Hinterstrang.

Schnitten, die ich untersuchen konnte. Es mag aber sein, daß ein umschriebener
Ausfall der Untersuchung entgangen ist.

Zusammenfassung. Weit ausladender Zentralkanal mit umschriebenen
Epitheldefekten, Gewebsauflösung und streifenförmiger *Gliose* von unsymmetrischer
Ausdehnung.

*Epikrise. Dysraphie mit Spornbildung im Sept. post. und seitlicher Ver-
längerung des Zentralkanals. Auflösungsprozeß der Rückenmarkssubstanz* in der
Umgebung eines *gröberen Epitheldefektes* um einen der seitlichen Ausläufer
*(Myelolyse). Untergang von Ganglienzellen und Markscheiden. Beginnende Syringo-
myelie.* Umschriebene *streifenförmige Gliose im Bereich der Hinterstränge,* ebenfalls
mit Untergang der Markscheiden.

Fall 12. RM 508. S.-Nr. AH 58/37, Hedwig T., 62 Jahre.

Krankengeschichte. Familienanamnese o. B. 1935 Cholecystitis, jetzt Zeichen von
Ileus. Keine Veränderung der äußeren Körperform. Nervensystem o. B.

Klinische Diagnose. Schrumpfgallenblase mit Steindurchbruch ins Duodenum.

Todesursache. Mechanischer Ileus.

Pathologisch-anatomische Diagnose. Schrumpfgallenblase mit Durchbruch eines über-
walnußgroßen Steines ins Duodenum. Durch den Gallenstein bewirkter Darmverschluß
des Ileums kurz vor der Ileocöcalklappe. Doppeltmannsfaustgroße Struma mit zahlreichen
Adenomknoten. Tracheobronchitis. Stein im Nierenbecken. Adipositas.

Rückenmark. Die Hauptveränderung sitzt im oberen Lenden- und unteren Brustmark (etwa von der Mitte abwärts). Während im unteren Lendenmark der Zentralkanal völlig verschwunden und durch eine Ependym-Gliawucherung ersetzt ist, die sich nicht wesentlich von den üblichen Obliterationsvorgängen in diesem Bereich unterscheidet, beginnt oberhalb dieser Partie ziemlich plötzlich eine starke Erweiterung des Zentralkanals (Hydromyelie). Der Durchschnitt des Zentralkanals ist dreieckig, mit der Spitze nach dem Sept. post. gerichtet. Die Hinterstränge werden grob auseinandergespreizt, die CLARKEschen Säulen verdrängt, atrophisch, zellarm. Ependym im großen und ganzen erhalten, etwas aufgelockert, Zellen zylindrisch. Auf kleinere Strecken hin fehlt das Ependym.

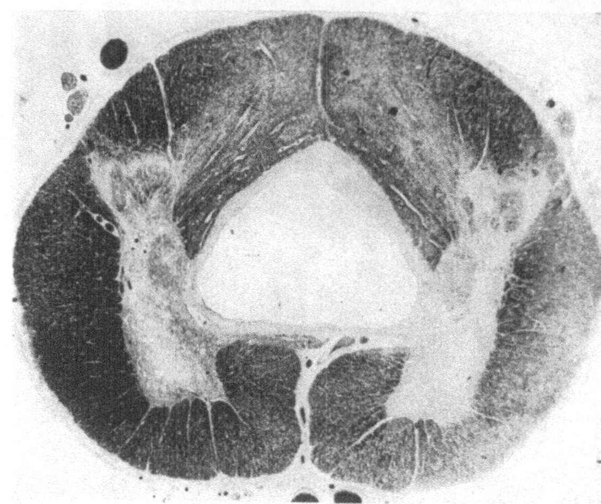

Abb. 87. Fall XII. RM 508. Weiblich, 62 Jahre. Gelatine, Sudan, Hämatoxylin. Unteres Brustmark. Große Hydromyelie mit breitem Gliawall. Ependym zum Teil zerstört.

Die umgebende Glia wölbt sich hier, ohne deutliche Zellvermehrung zu zeigen, flach bucklig nach dem Lumen zu vor. Herdförmig umgeben abgewanderte Ependymzellen das Lumen des Kanals. Das Bild unterscheidet sich also nicht von den früher beschriebenen Fällen von Hydromyelie.

Im Bereich des untersten Brustmarkes sieht man nun über der zeltartigen Ausziehung des Zentralkanals nach dem Sept. post. (Abbildung 87) im Gliamantel eine Veränderung der Glia. Das Ependym fehlt hier auf eine größere Strecke hin. Das gliöse Gewebe ist aufgelockert, die Fasern sind deutlich aufgequollen, die Zellen vermehrt. Die Aufquellung liegt meist unmittelbar dem ependymlosen Zentralkanal an, die Zellvermehrung legt sich als ein Ring um die aufgequollene Partie herum (Abb. 88).

Es ist also hier offenbar als Folge des Ependymverlustes (und des austretenden Liquors) zu einer Aufquellung der Glia mit einer Faser- und Zellwucherung gekommen.

Zu bemerken ist noch, daß die Hinterstränge im ganzen Bereich der Hydromyelie eine gewisse Aufhellung durch Faserausfall erkennen lassen, der mit einer gewissen Vermehrung der Glia einhergeht. Gröbere, strangförmige Ausfälle mit Fettkörnchenzellansammlungen sind nicht zu sehen.

Im mittleren Brustmark, etwa der Höhe von D_6 entsprechend, ist der Zentralkanal ziemlich unverändert. Er ist zwar noch etwas weiter als normal, zeigt aber keine gröberen Verdrängungserscheinungen mehr. Seine Umgebung besteht aus Glia mit zahlreichen, läng gerichteten markhaltigen Nervenfasern.

Die Aufhellung der Hinterstränge bleibt bestehen. Die CLARKEschen Säulen sind unverändert. Auch sonst ist hier am Rückenmark nichts Krankhaftes nachzuweisen.

Etwa zwei Segmente höher tritt nun ziemlich plötzlich eine weitere Veränderung auf. Der Zentralkanal behält seine ungefähr normale Weite. In seinem vorderen Umfang ist das Ependym gut erhalten, hoch zylindrisch,

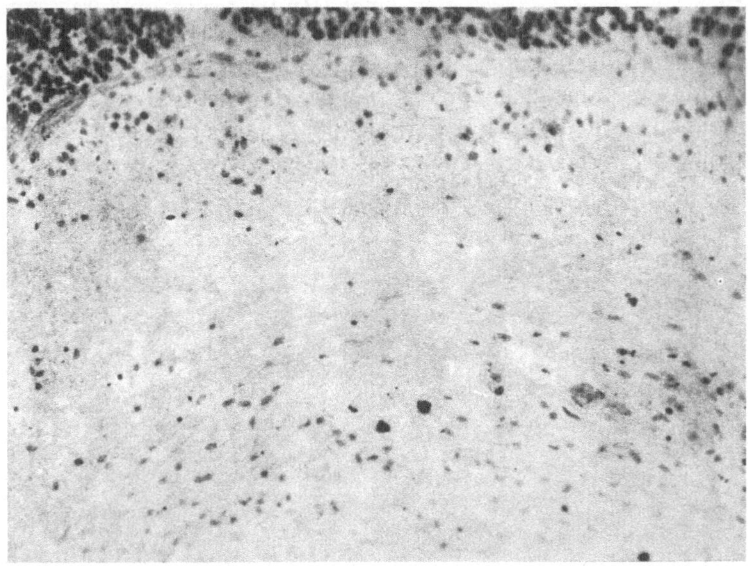

Abb. 88. Fall XII. RM 508. Weiblich, 62 Jahre. Gelatine, Sudan, Hämatoxylin. Unteres Brustmark. Quellung, Auflösung und Wucherung der Glia über Ependymdefekte.

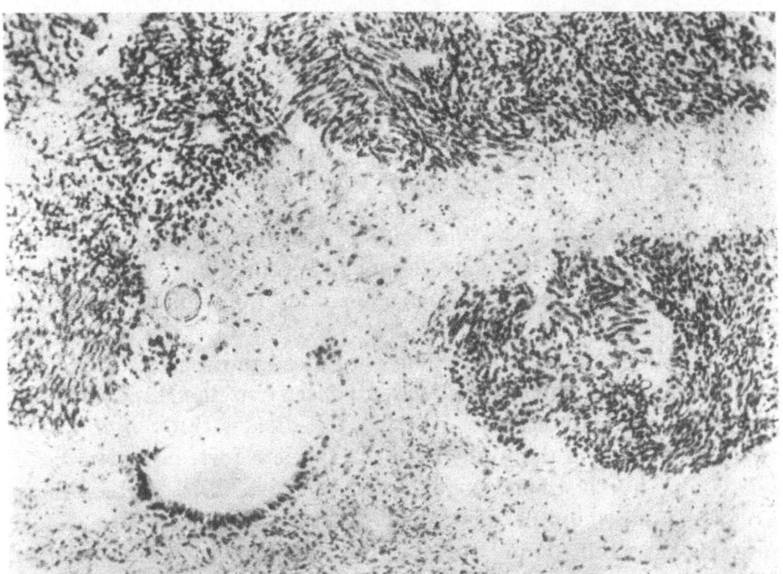

Abb. 89. Fall XII. RM 508. Weiblich, 62 Jahre. Gelatine, Sudan, Hämatoxylin. Oberes Brustmark. Offener Zentralkanal, Ependym unterbrochen. Im Anschluß an den Defekt Quellung und Gliose.

lockerstehend, einreihige Kernanordnung. Vorn und seitlich reichlich abgewanderte Ependymzellen in einer Gliamasse, die zahlreiche markhaltige Nervenfasern enthält. Das Ganze etwas verquollen, aber nicht stärker von der Norm abweichend.

Im hinteren Umfang fehlt das Ependym völlig. Auch abgewanderte Ependymzellen sind nur in einer kleinen Gruppe zu sehen. Die umgebende Glia ist stark aufgequollen, verflüssigt. Von diesem Bezirk aus zieht sich nun schräg nach seitlich und hinten durch den einen Hinterstrang hindurch eine scharf abgegrenzte Gliamasse, die nahe der Grenze zwischen Hinterstrang und Hinterhorn etwas hinter der CLARKEschen Säule endet. Diese Gliamasse ist überall im Zentrum etwas aufgequollen, so als wenn eine gewisse Tendenz zur Verflüssigung bestünde, in den äußeren Partien (näher den erhaltenen Markscheiden) ist sie verdichtet. Hier ist sie auch etwas kernreicher, während die zentralen

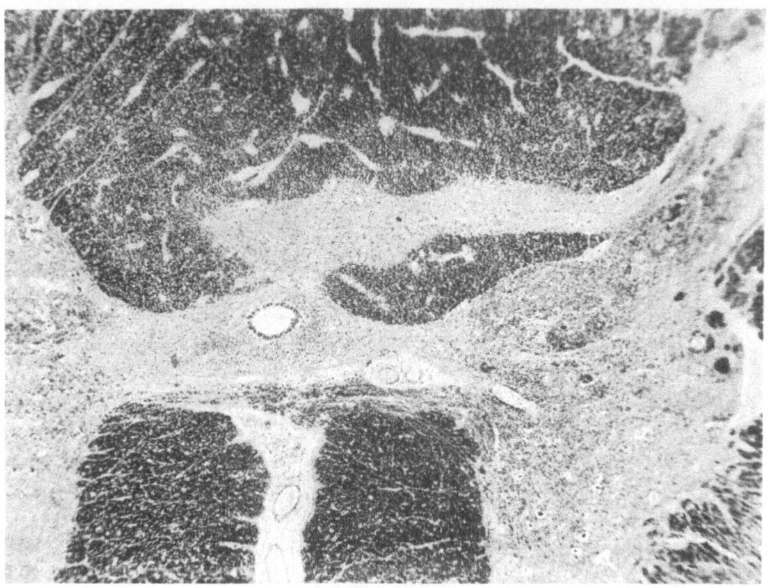

Abb. 90. Fall XII. RM 508. Weiblich, 62 Jahre. Gelatine, Sudan, Hämatoxylin. Oberes Brustmark. Zentralkanal offen, Gliose im Bereich der Hinterstränge. Vgl. Abb. 89.

Teile sehr kernarm sind. Die Aufquellung ist weitaus am stärksten dort, wo sie unmittelbar mit dem offenen Zentralkanal in Verbindung steht. Überall sind in der Gliose einzeln verlaufende, normale oder aufgequollene Markscheiden nachzuweisen (Abb. 89).

Die Hinterstränge zeigen in der Nähe der Gliose gewisse Unregelmäßigkeiten, indem zwischen den rein längs verlaufenden Fasern einzelne Bündel unregelmäßig verlaufender eingesprengt sind.

Diese Gliose setzt sich dann auch auf die Gebiete fort, in denen der Zentralkanal vollständig durch Ependym abgeschlossen ist. Die Verbindungsstrecke, in der sich ein unmittelbarer Zusammenhang zwischen dem von Epithel entblößten Zentralkanallumen und dieser Gliose nachweisen läßt, ist sogar recht klein. Im größten Teil der Schnitte sieht es so aus, als ob die Gliose sich an einen völlig normalen Zentralkanal anschließe (Abb. 90).

Sie verläuft unregelmäßig, liegt z. B. in einem wenig höheren Abschnitt des Brustmarkes mehr median (in der Gegend des Sept. post.). Hier zeigt sie einen eigenartigen, flügelförmigen Charakter und ist dadurch besonders interessant, daß sie in Stufenschnitten im Innern ein Ausläufer des Zentralkanals nachweisen läßt, der zur Zeit zum größten Teil obliteriert ist, aber offenbar als eine Art feine Spornbildung hier bestanden hat. Eine wesentliche Auflockerung ist in diesem (mit dem Zentralkanallumen nicht zusammenhängenden) Teil nicht nachzuweisen (Abb. 90).

Diese Gliose reicht bis in den Anfang desjenigen Anteiles hinauf, in dem der Zentralkanal wieder vollständige Verödung der gewöhnlichen Art zeigt.

Hier, wo ein unmittelbarer Zusammenhang mit dem offenen Zentralkanal nicht nachzuweisen ist, ist von der Aufquellung der Glia kaum etwas zu sehen. Die Glia ist zellarm, der Faserverlauf unregelmäßig. Überall sind Reste von Markscheiden in wirrem Verlauf zu erkennen.

Im obersten Brust- und Halsmark kein krankhafter Befund. Hier sind auch die Hinterstränge nicht mehr deutlich gelichtet. Der Zentralkanal ist obliteriert und liegt als mittelgroßer Zellhaufen in einem gliösen Bett, das von ziemlich reichlichen Markfasern durchsetzt ist.

Zusammenfassung. Hydromyelie mit ausgedehnten *Epitheldefekten* und *Auflösungsprozessen* in der umgebenden Rückenmarkssubstanz. *Umschriebene Gliose* in den Hintersträngen.

Epikrise. Dysraphie mit *Hydromyelie. Myelolyse in den Gebieten gröberer Epitheldefekte. Höhlenbildung und Gliose* in den *Hintersträngen* in *engstem Zusammenhang mit dem Zentralkanal. Beginnende Syringomyelie und Gliose.*

Fall 13. RM 887. S.-Nr. 18/38, Ewald A., 53 Jahre.

Krankengeschichte. Familienanamnese o. B. 1931 wegen Depressionszustand in Nervenklinik. 1932 Gastroenteritis. November 1937 Schmerzen in der Magengegend. Seit Dezember 1937 Ikterus. Nervensystem o. B. Reflexe unverändert. Kein auffälliger Befund der äußeren Körperform.

Klinische Diagnose. Gallenblasencarcinom.

Todesursache. Icterus gravis.

Pathologisch-anatomische Diagnose. Sehr ausgedehntes Gallenblasencarcinom mit Übergreifen auf die Gallenwege. Ausgedehnte Metastasierung in die regionären Lymphdrüsen, die Leber, die peribronchialien und Hiluslymphdrüsen. Schwerster Ikterus bei Verschluß des Ductus choledochus und mächtiger Erweiterung der intrahepatischen Gallengänge. Ausgedehnte konfluierende Bronchopneumonie der rechten Lunge.

Rückenmark. Im Halsmark ein erweiterter, dorsoventral gestellter Zentralkanal, der einen langen, kegelförmigen Zapfen weit zwischen die Hinterstränge vorschiebt. Hintere Commissur nicht mehr nachzuweisen, vordere unverändert (Abb. 91).

Ependym im vorderen Anteil als einreihige, hochzylindrische Zellschicht gut erhalten. Zahlreiche abgewanderte Ependymzellen in nächster Umgebung.

In den seitlichen und hinteren Abschnitten fehlt das Epithel auf große Strecken, ist nur in kleinen Resten erhalten. Ein solcher Rest findet sich z. B. auch an der Spitze des Spornes zwischen den Hintersträngen.

Im ganzen vorderen Abschnitt und in den hinteren Teilen des Sporns fehlt eine Gliose der Umgebung vollständig. Die Ependymreste oder die vom Epithel entblößte Wand des Zentralkanals grenzt hinten fast unmittelbar an die Hinterstrangfasern.

Dagegen gehen vom mittleren Teil des Zentralkanalquerschnittes flügelförmig umschriebene Gliosen schräg in die Hinterstränge hinein. An ihrer Ansatzstelle im Zentralkanal ist das Ependym breit unterbrochen (Abb. 91).

Der eine der beiden Flügel (links) zeigt im Zentrum einen Hohlraum. Dieser ist umgeben von einer kernarmen Gliamasse, die einen gequollenen, aber noch deutlich faserigen Eindruck macht und mehrere kleine Blutgefäße enthält. Nach außen folgt eine, allerdings mehrfach unterbrochene, ringförmige Anordnung von Gliakernen in einer weniger gequollenen Fasermasse, ebenfalls eine Anzahl kleinerer Blutgefäße enthaltend. Nirgends Epithel.

Auf der anderen Seite schiebt sich vom Zentralkanal aus eine Gliamasse wie ein spitzer Flügel schräg in den Hinterstrang vor. Auch hier fehlt das

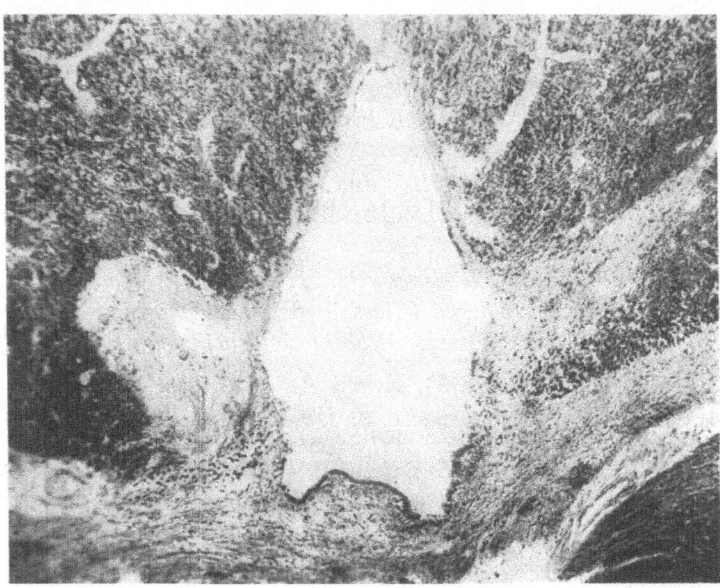

Abb. 91. Fall XIII. RM 887. Männlich, 53 Jahre. Gelatine, Sudan, Hämatoxylin. Halsmark. Hydromyelie, lokaler Ependymverlust, flügelförmige Gliose über den Defekten.

Ependym an der Ansatzstelle. Die Gliamasse zeigt im Innern keinen Hohlraum, ist hier ähnlich verquollen wie die der anderen Seite, enthält aber eine größere Ansammlung großer, epithelähnlich zusammenliegender Zellen, die als Abkömmlinge des Ependyms angesehen werden müssen. Sie liegen so zueinander geordnet, daß es den Anschein macht, als wenn hier einmal eine Ausbuchtung des Zentralkanals sich in den Hinterstrang vorgeschoben hätte. An anderen Stellen weitere unregelmäßige Ausbuchtungen, die vom Zentralkanal in die Hinterstränge hineinziehen. Die unmittelbaren Umgebungen dieser Ausbuchtungen (die immer von Ependym entblößt sind) zeigen eine Aufquellung der Glia und einen eindeutigen Untergang der angrenzenden Markscheiden. Nur die Blutgefäße bleiben gut erhalten. Sie zeigen eine Verdickung der äußeren Wandschichten und können, wenn das Gewebe zwischen ihnen zugrunde gegangen ist, als balkenartige Wülste in das Innere der Ausbuchtungen vorragen (Abb. 92).

Nach dem Brustmark zu wird der Zentralkanal enger, zeigt aber immer noch die Neigung, sich gegen das Sept. post. und den einen Hinterstrang zu vorzuschieben. Geringer Gliamantel um den Zentralkanal. Keine Ausbuchtungen. Ependym fehlt zum großen Teil.

Im mittleren Brustmark allmählich fortschreitende Obliteration, die gelegentlich mit der Bildung seitlicher Ausläufer des Zentralkanals einhergeht. In der Höhe D$_8$ ist die Obliteration vollständig. Nach abwärts davon ist aber gelegentlich noch einmal ein kleines Lumen nachweisbar, daß dann im Lendenmark vollständig verschwindet.

Sonstige Unregelmäßigkeiten sind im Rückenmark nicht nachzuweisen.

Zusammenfassung. Zentralkanal mit *offenem Lumen* und *spornförmiger Ausbuchtung* nach dem Sept. post. Im Halsmark beträchtliche *Erweiterung* mit weitgehendem *Ependymverlust.* Unregelmäßige Ausbuchtungen, die sich ganz

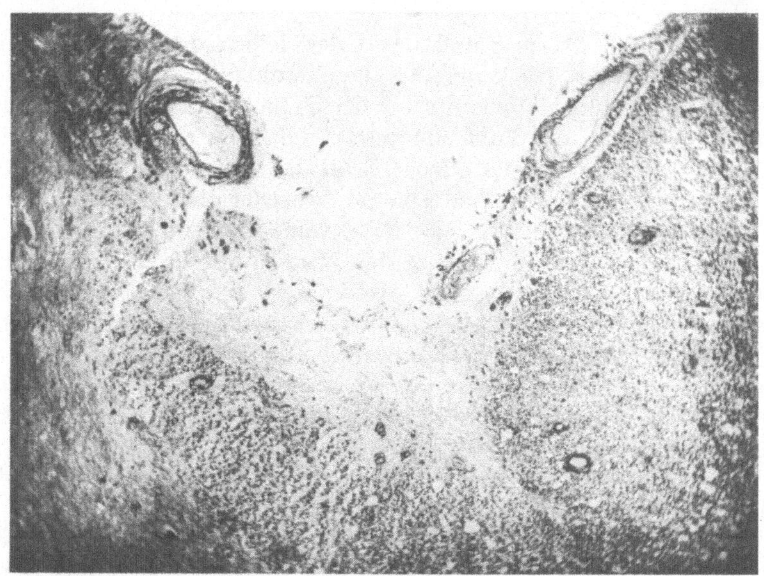

Abb. 92. Fall XIII. RM 887. Männlich, 53 Jahre. Paraffin, Azan. Unteres Halsmark. Hydromyelie, Ependymverlust. Lokaler Einbruch in die Rückenmarkssubstanz.

unsymmetrisch in das umgebende Gewebe vorschieben. *Zugrundegehen der Rückenmarkssubstanz. Auflösungsprozesse mit Aufquellung der Glia.* In den Buchten stellenweise Reste von Ependym. Gliawucherung gering.

Epikrise. Dysraphie mit Hydromyelie und beginnender Zerstörung der Rückenmarkssubstanz, die sich immer im Gebiet *größerer Ependymdefekte* vollzieht *(Myelolyse). Beginnende Syringomyelie. Umgebende Glia teils verflüssigt, teils sklerotisch verdichtet.*

b) Besprechung der anatomischen Befunde.

Die einfache *Dysraphie* ist die Rückbildungsstörung des Zentralkanals, der dabei besonders nach hinten, aber auch nach den Seiten mannigfache und sehr unregelmäßige geformte Ausläufer und Divertikelbildungen zeigt und eine sehr wechselnde Gestalt aufweisen kann. Er wird in allen seinen Ausbuchtungen von einem gliösen Mantel umgeben, dessen Breite und Ausbildung sich nicht von dem um den normalen Zentralkanal regelmäßig angeordneten Gliamantel unterscheidet. Eine Gliabildungsstörung ist bei der einfachen Dysraphie nicht zu sehen.

Der dysraphische Zentralkanal kann wie ein normaler obliterieren. Die durch diesen Vorgang entstandene Epithel-Gliamasse läßt in ihrer Formgestaltung noch die Entstehung aus einer Dysraphie erkennen.

In vielen Fällen geht aber die Rückbildungsstörung des Zentralkanals auch mit einer mangelhaften Rückbildung der Funktion der Ependymzellen einher. Während diese normalerweise ihre *sekretorische Tätigkeit* im Laufe des jugendlichen Alters verlieren, bleibt sie *im dysraphischen Rückenmark in der Regel erhalten*. Daraus ergibt sich ein *Ausbleiben des Obliterationsvorganges*. So ist also der Zentralkanal bei der Dysraphie in der Regel bis in das höhere Alter hinein offen.

Die dysraphische Störung und das Offenbleiben des Kanals können auf einzelne Abschnitte des Rückenmarkes beschränkt sein.

Auch ohne eine Rückbildungsstörung der Größe und Form des Zentralkanals kann die Rückbildung der Funktion gestört sein. Es entsteht dann ein zwar normal großer, aber zeitlebens offener Zentralkanal.

Kommt es in dem offenen Zentralkanal (mit oder ohne Dysraphie) zu einem *Mißverhältnis zwischen Sekretion und Resorption*, so entwickelt sich die *Hydromyelie*, die zu einer prallen Füllung des Kanals, regelmäßiger oder unregelmäßiger, varicöser Erweiterung des Hohlraumes führt und so gewisse Verdrängungserscheinungen des umgebenden Rückenmarksgewebes zur Folge hat. Eine regelmäßige Folge dieser Erweiterung des Zentralkanals ist eine *Vermehrung der faserigen Glia in seiner Umgebung*, die aber ihren Charakter beibehält und sich im wesentlichen aus zirkulär angeordneten Fasern mit spärlichen Kernen zusammensetzt.

Weitere Veränderungen sehen wir im Abschnitt Hydromyelie erst auftreten, wenn das Ependym stellenweise verloren ging.

Die erste Folge war (s. Fall 4) eine *polsterartige Aufquellung der subependymären Glia*, die sich von außen her durch den Epitheldefekt in das Innere des Zentralkanals vorwölbte, aber auch nach außen eine gewisse Verdrängung gegenüber dem äußeren Gliamantel zeigte. In Fall 8 hatten wir Anlaß, auch eine gröbere, aber doch noch umschriebene Gliazell- und Faserwucherung als Folge des Epithelverlustes anzusehen und sie, ebenso wie die umschriebenen Aufquellungen, auf *Einwirkungen des Liquors* auf die Glia zurückzuführen. Eine weitere Störung in dem Aufbau des Rückenmarkes war bei den Fällen einfacher Dysraphie oder Hydromyelie nicht nachzuweisen.

Die nächste Gruppe von Fällen (9—13) ist dadurch charakterisiert, daß *in der Umgebung des Zentralkanals Zerstörungsprozesse in der Rückenmarkssubstanz* auftreten, die in ähnlicher Weise auf *Einwirkungen des Liquors* zurückgeführt werden müssen und einen so eigenartigen, von sonstigen Untergangsprozessen im Nervensystem abweichenden Charakter tragen, daß es erlaubt ist, sie mit einem besonderen Namen zu bezeichnen. Ich möchte dafür den Ausdruck „*Myelolyse*" wählen. Es sei dabei zunächst ganz offen gelassen, ob es sich immer um Rückenmarke mit Dysraphie oder Hydromyelie handelt, oder ob auch im normal angelegten Rückenmark diese Vorgänge auftreten können.

Bei Fall 9, einem Knaben von 7 Monaten, ist kein Zweiel, daß eine schwere Mißbildung des Körpers vorliegt. Dafür spricht die apfelgroße Meningocele dicht über dem Kreuzbein, der Befund beiderseitiger Klumpfüße und schließlich der Nabelbruch.

Das Rückenmark zeigt im größten Teil seines Verlaufes in seiner ganzen Ausbildung ein normales Aussehen. Der Zentralkanal ist regelmäßig gebildet, höchstens leicht erweitert, im Hals- und Brustteil ist von einer Dysraphie keine Rede. Nach Operation der Meningocele ist eine eitrige Meningitis entstanden, die auch zur Exsudatbildung im Zentralkanal geführt hat.

Das Ependym des Zentralkanals zeigt im ganzen völlig normalen, frühkindlichen Charakter: hochzylindrisches, dicht gedrängt stehendes Epithel, Cilienbildung, Ependymfasern. Im oberen Lendenmark, wie Abb. 79 erkennen läßt, zwei umschriebene Epitheldefekte. Sie sind offenbar mit dem Entzündungsprozeß in Verbindung zu bringen, der gerade in dieser Höhe zur Bildung eines zellreichen Exsudates im Lumen des Zentralkanals geführt hat. Im Bereich dieser Defekte Gliaveränderungen, wie sie in ähnlicher Form früher beschrieben wurden: Aufquellung der Glia mit Bildung einer polsterartigen Vorwölbung. Der Quellungsherd, besonders im hinteren Bereich, ist auch nach hinten ziemlich scharf abgegrenzt und wird hier von einer Zone vermehrter und palisadenartig angeordneter Gliazellen umgeben. Es ist also offenbar hier sehr frühzeitig zu einer reaktiven Gliazellwucherung gekommen, wie wir sie in so früher Zeit bei unseren Fällen einfacher Hydromyelie nicht gesehen haben. Ich möchte betonen, daß es in dem vorliegenden Falle fraglich erscheint, ob die Gliapolster eine reine Folge von Quellungen ist, oder ob vielleicht Vorgänge, wie sie HASENJÄGER und STROESCU beschrieben haben, dabei eine Rolle spielen: d. h. Exsudatablagerungen auf der Oberfläche des Ependyms und gliöse Organisation von der darunterliegenden Glia her. Da sich der meningitische Prozeß erst im Anschluß an die Operation der Meningocele, 17 Tage vor dem Tode des Kindes, entwickelt hat, kann man in diesem Falle ziemlich genau sagen, daß die ganze Veränderung nicht mehr als 14 Tage alt sein kann.

Der Prozeß der Einwirkung auf die Glia bleibt hier aber nicht auf die unmittelbare Umgebung des Zentralkanals beschränkt, sondern ist auch in weiterer Entfernung nachzuweisen. Man sieht zwar in kontinuierlichem Zusammenhang, aber in ziemlich weiter Entfernung von dem Ependymdefekt eine Quellung der Gliafasern und Ausfüllung der Lücken zwischen den Fasern mit einer homogenen, sich blaß-rötlich färbenden Flüssigkeit, die den gleichen Charakter trägt wie diejenige, die sich im Innern des Zentralkanals findet: Liquor, mit entzündlichem Exsudat gemischt. Die Gliakerne sind aufgequollen, sehr blaß gefärbt, viele lassen kaum noch Kernzeichnung erkennen. Im Markscheidenpräparat sind noch keine Veränderungen festzustellen. Auch die in dem Bezirk liegenden Blutgefäße scheinen unverändert. Ähnlich sind die Vorgänge in Abb. 80, die einem seitlichen Ausläufer des Zentralkanals entspricht. Soweit das Ependym erhalten ist, ist die Umgebung völlig unverändert. Vom Defekt aus dringt die feinkörnige Inhaltsmasse aus dem Zentralkanal in das umgebende Gewebe vor, drängt die Fasern auseinander und führt allmählich den Untergang der Zellen und die Auflösung des Gewebes herbei, so daß sich hier schon an den Defekt eine Art Spaltbildung mit zerrissenen, aufgelockerten Wänden anschließt. In der Umgebung des Risses sind vielleicht die Gliazellen schon etwas vermehrt. Daß die Veränderung hier vom Zentralkanal aus ihren Anfang genommen hat, darüber kann wohl kein Zweifel sein.

Das sieht man noch besser im unteren Lendenmark, wo ein langer spornförmiger Fortsatz des Zentralkanals sich weit in das Sept. post. vorschiebt.

An den Stellen, wo in ihm das Ependym fehlt, treten die gleichen Zerstörungsprozesse im Rückenmarksgewebe auf, die zu einer Dissoziation des Gewebes mit Zerstörung des Aufbaues, Auseinanderdrängung der Fasern und Zellen, Isolierung kleinster Gewebsteile und schließlich zu einer Art Nekrose führen. Verschont bleiben in der Regel die in dem betreffenden Gebiete liegenden Blutgefäße mit der sie unmittelbar umgebenden Glia. Hier im Sept. post. ist es nun schon einwandfrei zu einer zelligen Reaktion der Glia gekommen (Abb. 82).

Ich möchte dabei ausdrücklich darauf hinweisen, daß sich nirgends Leukocyten im Gewebe nachweisen lassen, daß auch sonstige Entzündungsprozesse fehlen. Es handelt sich also nicht einfach um einen von den Rückenmarkshäuten und dem Zentralkanal ausgehenden myelitischen Prozeß. Daß hier der aus dem Zentralkanal in die Umgebung eingedrungene Liquor eine wesentliche Rolle spielt, scheint mir ohne Zweifel zu sein. Nur ist festzuhalten, daß es sich in diesem Falle nicht um einen normalen, sondern um einen entzündlich durchsetzten Liquor handelte.

Es liegt also eine einwandfreie „einfache" Dysraphie vor, die offenbar infolge des hinzugetretenen Infektionsprozesses zu einer Myelolyse geführt hat. Die Frage, ob eine solche Veränderung als eine beginnende Syringomyelie anzusehen ist, soll zunächst dabei ganz offen bleiben.

Im Fall 10 (864) liegen die Verhältnisse insofern einwandfreier, als irgendwelche Entzündungsprozesse fehlen. Der Zentralkanal ist bis auf den Lendenteil offen. Für eine Dysraphie spricht die Spornbildung im Halsmark. Daß gleichzeitig bei der Kranken eine Trichterbrust nachgewiesen wurde, ergänzt das Bild des Status dysraphicus im Sinne BREMERS. Die Dysraphie geht also, wie sehr häufig, mit Erhaltung der sekretorischen Funktion des Ependyms einher. Da aber ein beträchtlicher Teil der Ependymzellen zugrunde gegangen ist, ist der *Liquor* imstande, *ohne Filtration durch das Ependym in das umgebende Gewebe einzudringen*. Er führt zur *Myelolyse*: Die Markscheiden gehen zugrunde, die Gliafasern werden durch die Flüssigkeit auseinandergedrängt, die Gliazellen unterliegen einem *Auflösungsprozeß*. Die Zerstörung geht offenbar sehr langsam vor sich und hat kaum zu einer Reaktion der Umgebung geführt. Sie ist im wesentlichen auf die unmittelbare Umgebung des Zentralkanals beschränkt, greift nur mit diesem auf das Sept. post. über, hat aber auch die Commissura ant. ergriffen. Auch die CLARKEschen Säulen sind weitgehend geschädigt. Schließlich kommt es unter Zerfall des so von Liquor durchtränkten Gewebes zur Höhlenbildung, die im vorliegenden Fall eben angefangen hat. An sie hat sich nach hinten eine gewisse Verdichtung und Wucherung der Glia angeschlossen, die sonst überall fehlt.

Es handelt sich also um eine *Dysraphie mit Myelolyse* und *beginnender Syringomyelie*, fast ohne Gliose.

Die *Blutgefäße* sind an dem Prozeß kaum beteiligt. Sie zeigen eine gewisse Fibrose der äußeren Wandschichten, besonders in den Gebieten stärkerer Myelolyse. Da es sich aber um eine 50jährige Frau gehandelt hat, und in diesem Alter eine Fibrose der Gefäßwandungen im Rückenmark keine Seltenheit ist, so ist noch fraglich, ob die Gefäßveränderung wirklich mit der Myelolyse in Zusammenhang zu bringen ist. Keineswegs liegt irgendeine primäre Gefäßschädigung vor, weder in dem Sinne, daß eine Entwicklungsstörung des Mesenchyms nachzuweisen wäre, noch in der Richtung, daß etwa die Gewebsschädigung des Rückenmarkes auf vasale Einflüsse zurückgeführt werden könnte.

Daß auch im Fall 11 ein dysraphischer Zustand besteht, zeigt die ⊥-förmige Gestalt des Zentralkanals mit einer Spornbildung nach hinten und die weit nach den Seiten ausladenden Ausläufer im Bereich des Lendenmarkes. Hier interessiert besonders zunächst der Auflösungsprozeß, der sich an einen der seitlichen Ausläufer im Bereich eines größeren Ependymdefektes anschließt und sich weit in das eine Hinterhorn bis fast zur Subst. gel. Rolando hinzieht. Der Prozeß ist noch weiter fortgeschritten als im vorigen Fall. Die Markscheiden sind entweder hochgradig gebläht, in der Färbung abgeblaßt oder ganz zugrunde gegangen, so daß im SPIELMEYER-Präparat eine völlig gelichtete Partie resultiert. Aber auch das Gliamaschenwerk ist weitgehend geschwunden, die Fasern durch eine homogene Flüssigkeit auseinandergedrängt, die Gliakerne zum Teil erhalten, sicher aber zahlenmäßig vermindert. Keine Entzündungsprozesse, keine Zeichen einer eigentlichen Erweichung, nirgends Fettkörnchenzellen oder sonstige Abbau- prozesse, wie man sie bei schneller verlaufenden Degenerationen im Nerven- system findet. Auch von Reaktionen der Umgebung ist eigentlich nichts zu sehen. An den äußeren Grenzen des Bezirkes sieht man geschädigte Markscheiden, vielleicht hier und da eine gewisse Kernvermehrung der Glia. Daß nicht nur die Markscheiden zugrunde gehen, zeigt die entsprechende CLARKEsche Säule, deren Ganglienzellen größtenteils geschwunden und deren Fasern weitgehend zerstört sind. Wäre der Prozeß noch etwas weiter fortgeschritten, so hätte sich aus ihm eine mehr oder weniger begrenzte Höhlenbildung im zentralen Rückenmarksgrau entwickelt, die zwar mit dem Zentralkanal in Zusammenhang stehen würde, aber selbst nicht von Ependym ausgekleidet wäre. Der ganze Herd ist auf ein verhältnismäßig schmales Segment des Lendenmarkes beschränkt. Die Gegenseite ist unverändert und zeigt einen zwar ebenso weit auslandenden, aber in seinem Epithel gut erhaltenen Zentralkanal. Es handelt sich also um eine Myelolyse mit Übergang in Höhlenbildung (Syringomyelie).

Schwerer mit dem vorigen in Einklang zu bringen ist die noch etwas weiter unten auftretende *strangförmige Gliawucherung* in einem Hinterstrang, die sich ungefähr parallel dem Sept. post. vom zentralen Grau nach hinten vorschiebt (Abb. 86). Auch in ihr fehlen die Markscheiden, das Gebiet ist aber nicht in Auflösung, sondern der Defekt ist ersetzt durch eine faserige, ziemlich zellreiche Gliawucherung, die sich ziemlich scharf nach den Seiten abgrenzt, aber doch mit den Fasern der Hinterstränge in Zusammenhang steht. Höhlenbildung fehlt. Ein Zusammenhang mit dem Zentralkanal ist nicht nachzuweisen. Das Epithel des hier zeltartig verbreiterten Zentralkanals scheint unverändert, jedenfalls hat sich eine Lücke nicht nachweisen lassen. Entweder handelt es sich um eine Veränderung, die mit der vorigen überhaupt nichts zu tun hat, sondern lediglich als gliöse Narbe anzusehen ist, oder aber es liegt ihr ein Endzustand desselben Vorganges zugrunde, den man sich so vorzustellen hätte, daß in diesem Gebiet eine Unterbrechung des Ependyms (vielleicht an einer gerade in den Schnitten nicht getroffenen Stelle) vorlag, durch die es zum Austritt von Liquor in die Umgebung gekommen ist. Der *Auflösungsprozeß* ging in ähnlicher Weise wie im Bereich des seitlichen Ausläufers vor sich, *hörte aber mit erfolgtem Abschluß des Ependymdefektes auf* und *machte einer gliösen Wucherung Platz*, die nun zu dieser spaltförmigen Vernarbung geführt hat. Es ist zuzugeben, daß diese

Vorstellung zunächst hypothetischer Natur ist. Es wird festzustellen sein, ob in späteren Fällen sich eine solche narbig-gliöse „Ausheilung" mit Sicherheit nachweisen läßt. Es würde dann also die *Gewebsauflösung (Myelolyse) der primäre*, die *gliös-narbige Umwandlung der sekundäre Vorgang sein.* Man könnte sich aber denken, daß gelegentlich die gliöse Umwandlung nur den peripheren Teil des myelolytischen Gebietes betraf, so daß dann eine Höhlenbildung mit gliöser Wand entstünde.

Was in diesem Fall noch besonders zu betonen wäre, ist, daß die Gewebsauflösung sich nicht streng an die Umgebung des Zentralkanals zu halten braucht, sondern daß sie sich, gleichsam von ihr ausgehend, weit in das Gewebe des Rückenmarkes vorschieben kann. Dabei wird die Richtung der „*Einsickerung*" *des Liquors* durch gewebliche Widerstände bedingt sein. Es würde ein solcher Flüssigkeitsstrom einen Verlauf nehmen, etwa wie eine Blutung im Bereich des Rückenmarkes, von der wir auch wissen, daß sie gern der grauen Substanz folgt und sich besonders in die Hinterhörner vorschiebt.

Auffällig ist, daß immer wieder *neben diesen myelolytischen Prozessen* sich gewisse *Zeichen der Dysraphie* finden. Es scheint so, als wenn *die mangelhafte Rückbildung des Zentralkanals* eine *gewisse Prädisposition zur Entstehung der Myelolyse schafft.* Das wird ja vor allem dadurch bedingt sein, daß, wie früher gezeigt, die morphologische Dysraphie in den meisten Fällen auch mit einer funktionell mangelhaften Rückbildung der Epithelzellen und mit Erhaltung ihrer sekretorischen Funktion einhergeht. Und diese Sekretion von Liquor ist offenbar der für die Gewebsauflösung entscheidende Vorgang. So sehen wir auch die obliterierte Dysraphie niemals mit Myelolyse kombiniert, sondern immer wieder solche Formen, bei denen der Zentralkanal zum wenigsten offen, meistens sogar erweitert ist. *Der Weg ist also meistens: Dysraphie—Hydromyelie—Myelolyse.*

Die drei Stadien lassen sich auch im nächsten Fall Nr. 12 nebeneinander nachweisen. Wir finden zunächst im Lendenmark und unteren Brustmark eine beträchtliche Hydromyelie (Abb. 87). Soweit das Ependym erhalten ist, sehen wir in ihrer Umgebung nur einen ziemlich dichten Gliafasermantel aus zirkulär angeordneten Fasern mit spärlichen Kernen. Daß daneben schon in diesen Abschnitten eine gewisse Lichtung der Hinterstränge eingetreten ist, mag als Folgeerscheinung der Erweiterung des Zentralkanals aufgefaßt werden. Es liegt also hier eine Dysraphie mit Hydromyelie vor. Im hinteren Bereich legt sich nun (bei der schwachen Vergrößerung nicht zu erkennen) eine Schicht veränderten Gliagewebes um den Zentralkanal, die sich von dem sonstigen Gliamantel ganz deutlich unterscheidet (Abb. 88). Sie zeigt eine innere und eine äußere Zone. Die innere ist hochgradig aufgelockert, die Fasern weit auseinandergedrängt, die Kerne zahlenmäßig vermindert; die äußere ist dichter, die Kerne sind zahlreicher. Der ganze Bezirk entspricht wiederum einer Partie, in der das Ependym fehlt, während im Bereich des erhaltenen Epithels von ähnlichen Auflösungsprozessen nichts zu sehen ist. Also auch wieder eine Myelolyse, die aber hier auf den Gliamantel um den Zentralkanal beschränkt ist und sich nicht auf das Rückenmarksgewebe selbst ausgedehnt hat.

Wenn man dann im oberen Brustmark die Abb. 90 betrachtet, so würde man sich von dem Zustandekommen dieser völlig unsymmetrischen Gliazell- und Faserwucherung bei gut erhaltenem, wenn auch offenem Zentralkanal keine Vorstellung machen können. Es zieht sich ein Gliafaserstrang von der Umgebung des Zentralkanals schräg nach hinten lateral in den Hinterstrang hinein, eine ventrale Kuppe von ihm abschneidend, und endet im Grau des Hinterstranges. Erst wenn man das Gebiet in Serienschnitte zerlegt, trifft man auf die Lösung der Entstehungsfrage. An einer relativ kleinen Stelle ist im hinteren Umfang des Zentralkanals das Ependym unterbrochen, während es vorn gut erhalten ist und Zeichen deutlicher Sekretion aufweist. Von dem hinteren, offenen Umfang nun zieht ein Verflüssigungsbezirk in der Richtung, die vorher von der Gliose beschrieben worden ist. Von den Markscheiden sind hier nur Reste in Form hochgradig gequollener, schlecht färbbarer Fasern erhalten, das Gliagewebe selbst ist in Auflösung begriffen. So entsteht eine spaltförmige Höhlenbildung, die sich unscharf begrenzt schräg in den Hinterstrang hinein erstreckt. Die Höhle grenzt aber nicht unmittelbar an erhaltenes Markscheidengewebe, sondern ist von ihm durch eine ziemlich breite, gliöse Zone getrennt, die sie als Mantel umscheidet. Lateral ist die zentrale Verflüssigungszone nur noch angedeutet, der Prozeß geht in eine fast reine Gliose über. Die Abb. 90 enthält also offenbar nur die äußere Mantelschicht der Höhlenbildung und macht so den Eindruck einer reinen Gliose. Es kann zunächst als fraglich erscheinen, ob im Gebiet dieser Verflüssigung und Gliose ursprünglich eine Ausbuchtung des Zentralkanals gelegen hat, deren Wände völlig zugrunde gegangen sind. Solche Divertikelbildungen des Zentralkanals stellen ja durchaus keine Seltenheit dar. Hier spricht nur der besonders asymmetrische, ich möchte sagen unmotivierte Verlauf gegen einen unmittelbaren Zusammenhang mit einem solchen Zentralkanaldivertikel.

Wenn man allerdings einige Segmente höher geht, so entsteht wieder ein anderes Bild. Von dem zentralen Grau aus schiebt sich eine flügelförmige Gliose mehr zentral in das Sept. post. hinein vor, die in Serienschnitten im Innern Reste eines offenbar nach hinten spornförmig vorgeschobenen Zentralkanals erkennen läßt. Irgendeine Hohlraumbildung oder Verflüssigung ist hier in diesem Bezirk nicht nachzuweisen. Wir müssen aber seine Entstehung auf ähnliche Vorgänge zurückführen. Eine offene Verbindung mit dem Zentralkanal existiert hier jetzt nicht. Der Entstehungsgang wäre also wohl folgendermaßen zu denken: Offener Zentralkanal mit sezernierendem Epithel und Spornbildung zum Sept. post., umschriebener Ependymdefekt, Eindringen von Liquor in die Umgebung, Verflüssigung des umgebenden Rückenmarksgewebes, sekundärer Abschluß des Zentralkanals. Umwandlung des myelolytischen Herdes in eine umschriebene Gliose; völlige Obliteration des Zentralkanaldivertikels, das nur noch in Form eines kleinen Zellhaufens im Zentrum der Gliamasse nachzuweisen ist.

Im *Verhältnis Myelolyse zu Gliose* ist also die *erstere* immer *das Primäre, die Gliose stellt eine Art sekundärer, narbiger Ausheilung des Verflüssigungsherdes dar.* Auch hier sehen wir also neben der Hydromyelie eindeutige Zeichen der Dysraphie. Aber die *Gliose* ist nicht als unmittelbare Folge der dysraphischen Störung anzusehen, sondern *stellt sich erst ein, wenn durch Einwirkung des Liquors auf das Gewebe des Nervensystems eine Auflösung eingetreten ist.*

Der letzte Fall Nr. 13 schließt sich nun völlig den vorhergehenden an und braucht nur kurz besprochen zu werden. Er zeigt im oberen Brustmark das Bild einer einfachen Dysraphie mit Spornbildung zum Sept. post. und regelmäßig geformtem Zentralkanal. Dieser ist in seinen vorderen Abschnitten etwas erweitert, nach hinten im Bereich des Spornes spaltförmig.

Im Halsmark größere Hydromyelie, ziemlich weit zwischen die Hinterstränge vorgeschoben. Vorn Ependymauskleidung, hinten nur in Resten. Die Abb. 91 und 92 zeigen drei Stellen mit Untergangserscheinungen der Rückenmarkssubstanz. In der letzteren sehen wir ein ganz frisches Bild einer Myelolyse. Die Wand des Zentralkanals trägt kein Epithel. Sie ist auch nicht von einem straffen, zirkulären Gliagewebe umgeben, sondern zeigt eine breite Zone der Auflockerung und Auflösung, so daß feinfetzig zerrissenes, kernloses Gliagewebe ganz unregelmäßig die Wand der Höhle begrenzt, und das nach außen davon gelegene Stranggebiet der Hinterstränge Untergangsbilder und Schwund der Markscheiden erkennen läßt. Im besonderen muß aber auf die etwas höher gelegene Partie der Wand des Zentralkanals hingewiesen werden. Hier treten an drei Stellen Blutgefäße unmittelbar mit dem Lumen des Zentralkanals in Berührung. Sie bilden einen Teil seiner unmittelbaren Wand, wölben sich sogar an einer Stelle balkenartig in ihn hinein vor und zeigen eine etwas unregelmäßige, fibröse Wandverdickung. Wie kommen die Blutgefäße an diese Stelle? Normalerweise und auch bei Hydromyelien sind sie immer durch einen breiten Gliawall von der Lichtung des Zentralkanales getrennt. Es muß hier also dieser Gliawall durch vorgehende Auflösungsprozesse schon zerstört sein. Wie in einer Kavernenwand der Lungen die widerstandsfähigen Bronchien und Arterien der Zerstörung länger standhalten und deshalb als flach vorspringende Balken oder sogar als Stränge im Innern der Kaverne erhalten bleiben, so hat offenbar auch hier der myelolytische Prozeß an den Gefäßen Halt gemacht. Sie sind der Zerstörung entgangen und ragen nun als Pfeiler flach in das Lumen der durch Gewebszerstörung erweiterten Höhle vor. Aus dem Vorhandensein solcher Gefäße ist also unmittelbar der Schluß zu ziehen, daß die Wand des Hohlraumes hier nicht der des primären Zentralkanals entspricht, sondern daß es schon zu Einschmelzungsprozessen gekommen ist. Eine gröbere Bindegewebswucherung von der Gefäßwand aus ist nicht eingetreten, immerhin läßt sich eine gewisse Verdickung der Adventitia nachweisen.

Das andere Bild (91) zeigt einen erweiterten, flügelförmig gestalteten Zentralkanal, der sich weit zwischen die Hinterstränge zu verschiebt. Wie sind an ihm die beiden seitlichen Fortsätze zu erklären? Beide bestehen in der Hauptsache aus Glia. Der linke zeigt im Innern einen Hohlraum, der aber kein Epithel trägt und von einem dicken gliösen Mantel umgeben ist. Der rechte besteht aus einer soliden derben Gliamasse, enthält aber Reste von Ependym, wenn sie auch keinen Hohlraum mehr umschließen. Wahrscheinlich handelt es sich bei beiden um Divertikelbildungen des Zentralkanals, um die sich myelolytische Prozesse entwickelt haben, wie der oben beschriebene. Beide befinden sich in einem Ausheilungszustand narbiger Umwandlung. Im rechten Fortsatz hat die nachträgliche Obliteration des Divertikels (offenbar infolge Aufhörens der Sekretion) dem myelolytischen Prozeß ein Ende gemacht, und die gliöse Vernarbung ist eine vollständige, im linken ist das Epithel vollständig zugrunde gegangen. Der Hohlraum steht aber noch in offener Verbindung mit dem Zentralkanal. Die narbige, gliöse Wand verhindert das Fortschreiten des Auflösungsprozesses. An beiden Stellen könnte man sich leicht vorstellen, daß durch einen gliösen Abschluß an der Verbindungsstelle mit dem Zentralkanal der Zusammenhang des Fortsatzes mit dem Zentralkanal völlig verloren ginge. Dann würde eine umschriebene Gliose, vielleicht mit einem zentralen Hohlraum, entstehen, bei der man nicht mehr sagen könnte, daß sie je mit dem Zentralkanal in Verbindung gestanden hat.

Zusammenfassung.

1. Als *Myelolyse* bezeichnen wir einen *langsam fortschreitenden Auflösungsprozeß der Gewebe des Rückenmarkes*, der mit *Schwund der Markscheiden* und der *betroffenen Ganglienzellgruppen* einhergeht und auch das *Gliagewebe vernichtet.* Er führt in seinem *Endzustand* zur *Verflüssigung und Höhlenbildung.*

2. Die Myelolyse ruft *keine zellige Abbaureaktion des Gewebes* herbei. Fettkörnchenzellen und Lymphocytenansammlungen werden stets vermißt.

3. Die *Myelolyse* steht immer in *Beziehungen zum Zentralkanal.* Dort, wo sie im Entstehen ist, ist der Zentralkanal offen und von seinem Ependym entblößt. Sie beginnt immer in der gliösen Umgebung des Zentralkanals und kann sich von dort mehr oder weniger weit in das Rückenmarksgewebe vorschieben.

4. Die *Myelolyse* ist mit großer Wahrscheinlichkeit auf ein *Eindringen des Liquors aus dem Zentralkanal in das Rückenmarksgewebe* zurückzuführen.

5. Die *Myelolyse ist in der Regel verbunden mit Zeichen der Dysraphie*; sie setzt eine erhaltene Sekretionsfähigkeit der Epithelzellen des Zentralkanals voraus.

6. Die *Myelolyse* ist das (ein) *Vorstadium der Syringomyelie.*

7. Die *Myelolyse* kann eine *Gliawucherung zur Folge haben*, die den Verflüssigungsherd wallartig umgibt oder ihn in eine solide Gliamasse umwandelt.

8. *Höhlenbildung und Gliose* stehen bei der Myelolyse immer in dem zeitlichen Verhältnis zueinander, daß die *Höhlenbildung das Primäre*, die *Gliose das Sekundäre ist.*

9. Durch die *Wucherung der Glia* kann es zu einer *sekundären Abschnürung der myelolytischen Höhle vom Zentralkanal* oder seinen Fortsätzen kommen, so daß dann später der Eindruck entsteht, als wenn die Höhlenbildung nichts mit dem Zentralkanal zu tun habe.

10. Durch sekundäre Obliteration des Zentralkanals oder seiner Ausläufer kann die Entstehung der Myelolyse in ihrem Zusammenhang mit dem Zentralkanal weitgehend verwischt werden.

III. Syringomyelie.
a) Kasuistik.

Fall 14. RM 1131. S.-Nr. AH 376/39, Pauline G., 58 Jahre.

Krankengeschichte. Seit 3 Jahren Narbenbruch am Bauch. Seit $^1/_2$ Jahre Lähmungserscheinungen an beiden Beinen. Nervensystem: Patellar- und Achillessehnenreflexe o. B. Kein Babinski, kein Oppenheim. Schwere Eiterung am Oberschenkel. Wa.R. negativ. Zeichen von perniziöser Anämie. Keine Veränderungen der äußeren Körperform.

Klinische Diagnose. Perniziöse Anämie. Absceß der rechten Hüfte.

Todesursache. Bronchopneumonie.

Pathologisch-anatomische Diagnose. Absceß über dem rechten Trochanter mit Phlegmone der Muskulatur. Incision und Drainage. Ausgedehnte konfluierende Bronchopneumonie in beiden Unterlappen. Verwachsungsstränge über beiden Lungen. Schlaffes, braunes Altersherz. Infektiöser Milztumor. Mäßige periphere Leberverfettung. Rotes Mark der

Wirbelsäule, gelbes der Röhrenknochen. Geringe Atrophie des Zungengrundes und Magenfundus. Pyelonephritische Narbennieren. Hämorrhagisch-eitrig nekrotisierende Cystitis. Bauchwandbruch mit Rectusdiastase.

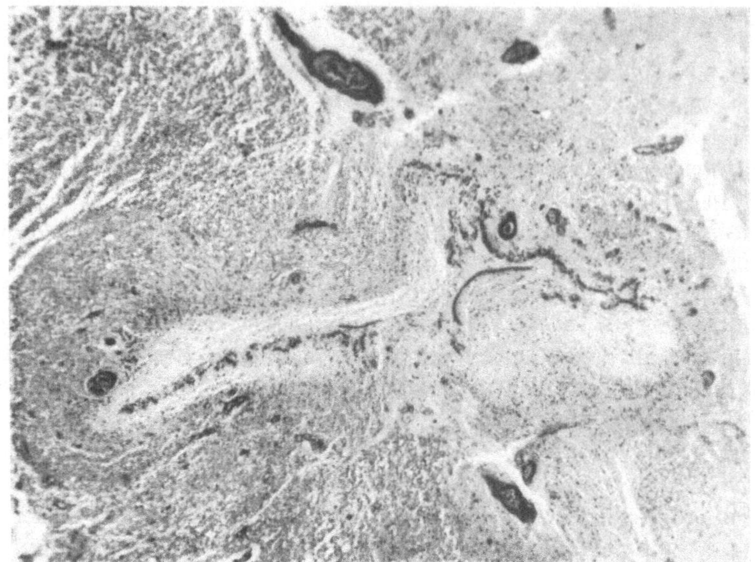

Abb. 93. Fall XIV. RM 1131. Weiblich, 58 Jahre. Paraffin, VAN GIESON. Oberes Halsmark. Zentralkanal teils erhalten, teils breit unterbrochen. Gliose um die Ependymunterbrechungen.

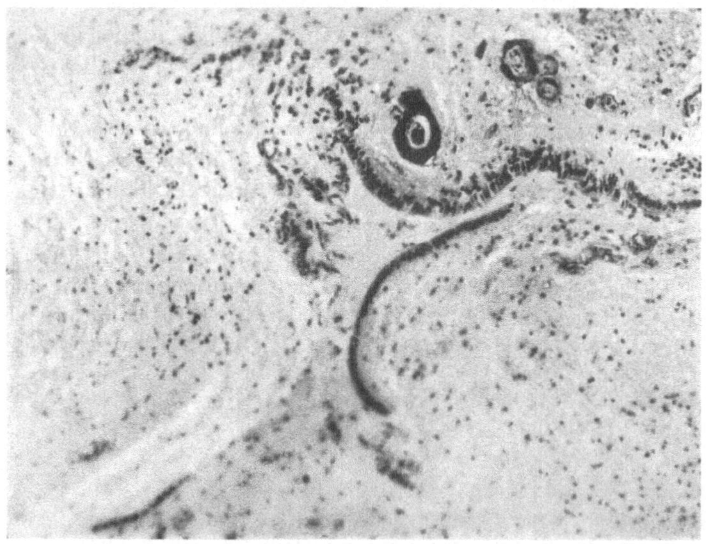

Abb. 94. Fall XIV. RM 1131. Weiblich, 58 Jahre. Paraffin, VAN GIESON. Oberes Halsmark. Stärkere Vergrößerung von Abb. 93. Ependym teils erhalten, teils breit unterbrochen. Kolloidhaltiger Inhalt im seitlichen Lumen des Zentralkanals. Gliose.

Rückenmark. Das Rückenmark zeigt zunächst das typische Bild einer kombinierten Strangerkrankung (funikuläre Myelose) bei perniziöser Anämie: Starke Auflockerung der Hinter- und Seitenstränge mit weitgehendem Untergang der Markscheiden und sehr reichlicher Ansammlung von Fettkörnchenzellen. Außer dieser Erkrankung findet sich eine typische Veränderung des Zentralkanalgebietes.

Im Halsmark ist der Zentralkanal im allgemeinen als offener Gang erhalten. Er ist quergestellt, ziemlich weit nach den Seiten ausgestreckt und besitzt auf der einen Seite ein deutliches, wenn auch meist nur spaltförmiges Lumen (Abb. 93). Hier ist er mit hohem Zylinderepithel ausgekleidet. Die Zellen sind durch Cilien und Ependymfasern eindeutig als Ependymzellen zu erkennen. Das Lumen ist

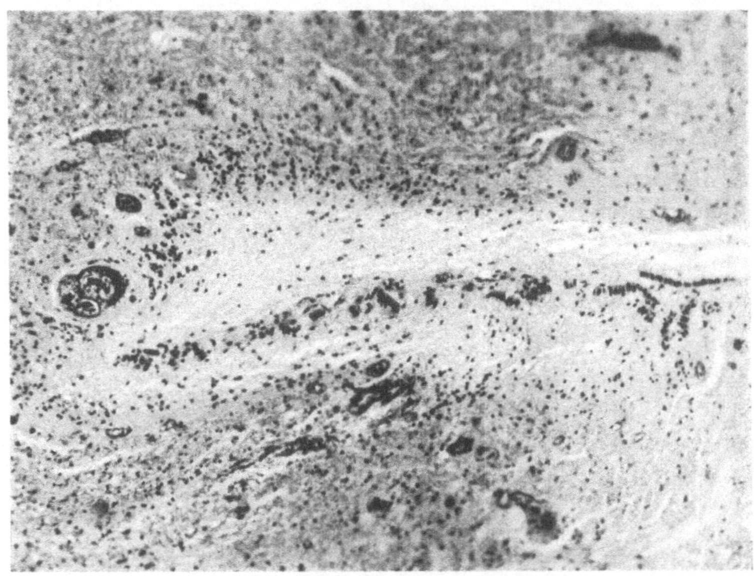

Abb. 95. Fall XIV. RM 1131. Weiblich, 58 Jahre. Paraffin, VAN GIESON. Oberes Halsmark. Linke Hälfte der Abb. 93 bei stärkerer Vergrößerung. Ependymreste mit Gliose und Fibrose der Gefäße.

mit einer homogenen, kolloidähnlichen Masse ausgefüllt. Soweit das Ependym erhalten ist, ist der gliöse Mantel um den Zentralkanal im ganzen unverändert. Es treten aber schon in diesem Gebiet des Zentralkanals breite Unterbrechungen des Ependyms auf. Sie sind von einer Zone stark aufgelockerter Glia umgeben, die weitaus breiter ist als die um den erhaltenen Teil des Epithels. Nach außen von dieser aufgelockerten Schicht ist als Mantel eine zweite Gliazone entwickelt, die sehr viel dichter und zellreicher ist und das Zentralkanalgebiet nach außen abschließt (Abb. 94).

In der anderen Hälfte ist von einer Lichtung des Zentralkanals nichts mehr zu sehen. Die eine Wand setzt sich zwar hier in eine mehrfach unterbrochene Reihe unregelmäßig angeordneter Zylinderzellen fort, die in Gruppen zusammenliegen, die andere Wand fehlt völlig. An ihrer Stelle und im Gebiet der Lichtung liegt wiederum eine innen lockere, zellarme, außen festere, zellreichere Gliaschicht (Abb. 95). Es ist also um den teils erhaltenen, teils breit unterbrochenen Zentralkanal eine Gliose entstanden, die an den von Epithel entblößten Stellen überall eine typische Zweischichtung zeigt. Im übrigen keine Anomalien des Rückenmarkes. Sept. post. und Hinterhörner oder Hinterstränge völlig unbeteiligt.

Dieser Befund hält sich auch im übrigen Halsmark. Nur ist der Grad, in dem das Epithel des Zentralkanals erhalten oder unterbrochen ist, in den einzelnen Schnitten verschieden. Ein vollständiges, intaktes Ependym ist aber nirgends nachzuweisen. Immer richtet sich das Verhalten der Glia nach dem Grad der Erhaltung des Ependyms.

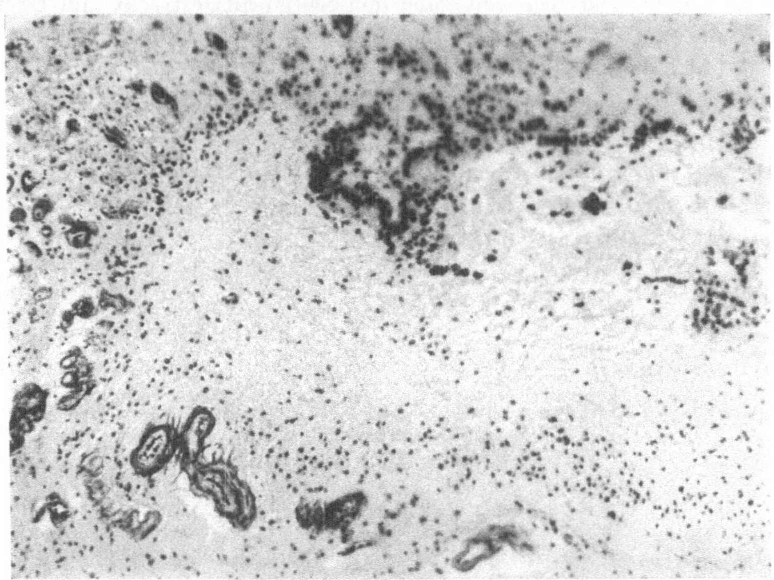

Abb. 96. Fall XIV. RM 1131. Weiblich, 58 Jahre. Paraffin, VAN GIESON. Unteres Halsmark. Gliose um Reste des Zentralkanals, Fibrose der Blutgefäße.

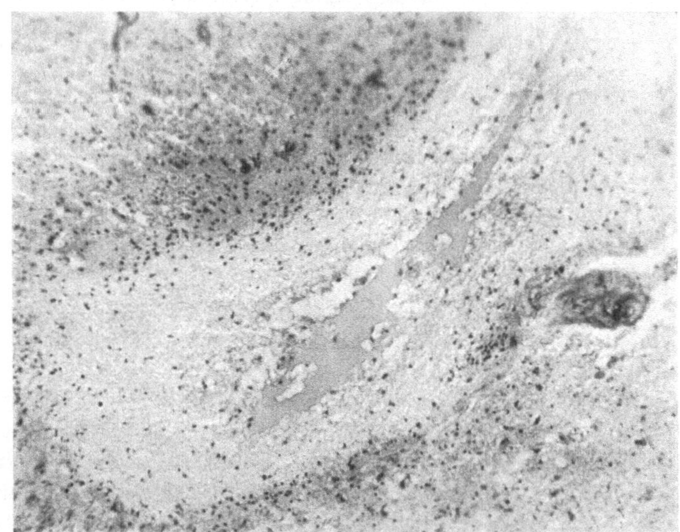

Abb. 97. Fall XIV. RM 1131. Weiblich, 58 Jahre. Paraffin, VAN GIESON. Oberes Brustmark. Höhle im Hinterhorn mit gliöser Wand ohne Epithel.

Eigenartig ist das Verhalten der Blutgefäße. Während sie im übrigen Rückenmark außer einer gewissen zelligen Infiltration (als Folge der Myelose) keine wesentliche Wandveränderung zeigen, sieht man überall an der Grenze der Gliose eine ausgesprochene Fibrose der Wand (Abb. 96).

Im obersten Brustmark zieht sich ein Ausläufer des Zentralkanals nach dem Sept. post. Die Gliose in seiner Umgebung ist die gleiche. Ein zweiter Glioseherd tritt ohne Zusammenhang mit dem Zentralkanal in einem Hinterhorn auf. Er umschließt einen Hohlraum, der aber kein Epithel enthält, sondern nur von einer inneren aufgelockerten und einer äußeren dichteren Gliaschicht umgeben ist. Die Gliaschichtung entspricht durchaus der um den eigentlichen Zentralkanal. Der Inhalt des Hohlraumes besteht aus der gleichen homogenen Masse, wie sie sich im Zentralkanal findet (Abb. 97).

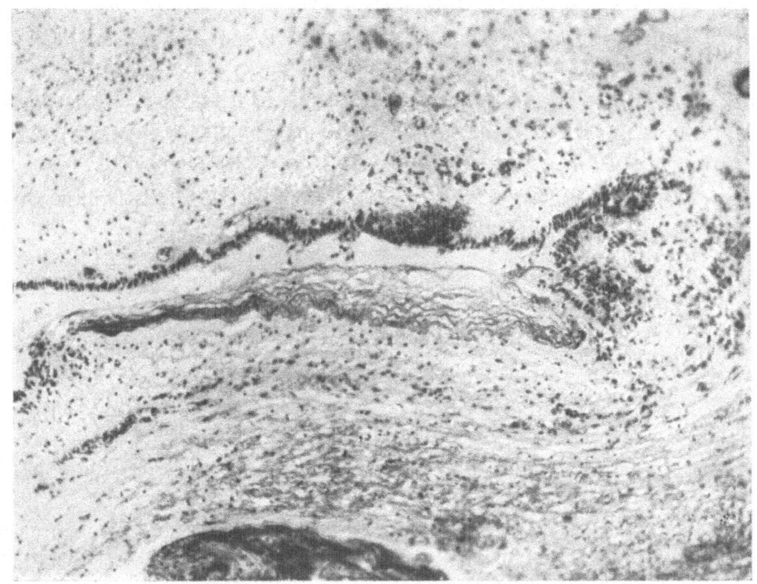

Abb. 98. Fall XIV. RM 1131. Weiblich, 58 Jahre. Paraffin, VAN GIESON. Mittleres Brustmark. An Stelle des Ependymdefektes im Zentralkanal Bindegewebe als Wandauskleidung (Vorderwand).

In einem der nächsten Segmente (etwa D_4 entsprechend) hat sich der Zentralkanal zunehmend verkleinert, sein Epithel ist gut geschlossen, die Gliose in seiner Umgebung ist fast geschwunden. Es befindet sich nur noch ein Rest mehr diffuser gliöser Wucherung in der Umgebung des Sept. post. und ein umschriebener Hohlraum in dem einen Hinterhorn. Dieser hat jetzt eine bindegewebige Auskleidung erhalten, an die sich nach außen die lockere und die dichte Gliamantelschicht anschließen.

Nach der Mitte des Brustmarkes zu beginnt von neuem die Unterbrechung des Zentralkanals. In der ihn umgebenden Gliose ist interessant, daß jetzt die Vorderwand des Zentralkanals an einer umschriebenen, von Epithel entblößten Partie mit Bindegewebe ausgekleidet ist (Abb. 98). Die Gliose mit der Hohlraumbildung im Hinterhorn ist größer geworden und zeigt weiterhin die bindegewebige Tapete.

In den tieferen Brustmarkabschnitten wechselt das Bild beinahe von Schnitt zu Schnitt. Der Hohlraum im Hinterhorn ist jetzt von Epithel ausgekleidet, der Bindegewebsüberzug verschwindet. Der Zentralkanal selbst zeigt ganz wechselnde Befunde zwischen geschlossenem Epithel, unterbrochenen Wandabschnitten und solchen, die nur noch aus Gruppen von einzelnen Ependymzellen bestehen. Die Gliose in seiner Umgebung zeigt denselben Wechsel im Grad der Ausbildung.

Im untersten Brustmark endlich ist es ein großer, deutlich erweiterter, querliegender Zentralkanal, der sich ein Stück in das eine Hinterhorn hineinzieht, überall mit Epithel ausgekleidet ist und keine gröbere Gliose der Wand mehr erkennen läßt.

Im Lendenmark ganz normaler Befund.

Zusammenfassung. Eindrucksvolles Bild einer *teils älteren, teils frischen, fortschreitenden Syringomyelie. Gliawucherung* in offenbarem *Zusammenhang mit dem Zentralkanal,* abhängig von den *Unterbrechungen des Ependyms.*

Bindegewebige Auskleidung der Höhle oder des Zentralkanals selbst offenbar *sekundär,* unabhängig von der Lokalisation, nur von dem Zustand des Ependyms abhängig. Alle Hohlräume zeigen, wenigstens stellenweise, typisches Ependym mit Cilien und Ependymfasern, sind also offenbar vom Zentralkanal herzuleiten. Lichtung, soweit erhalten, mit einer geronnenen, homogenen Masse ausgefüllt.

Fall 15. RM 805. S.-Nr. WH 211/37, Eva K., 6 Jahre.

Krankengeschichte o. B.
Klinische Diagnose. Maligne Diphtherie.
Todesursache. Kreislauflähmung.
Pathologisch-anatomische Diagnose. Schwere pseudomembranöse Diphtherie im Bereich des weichen Gaumens, der Gaumentonsillen, der Rachentonsille und der Epiglottis. Keine Veränderungen der äußeren Körperform.

Rückenmark. Das Rückenmark zeigt zwei große, zentrale Hohlraumbildungen (im Halsmark und im Brustmark), die durch einen zwar offenen, aber nicht erweiterten Zentralkanal miteinander verbunden sind.

Der obere hat seine größte Ausdehnung im mittleren bis unteren Halsmark. Er zeigt das Bild eines stark erweiterten Zentralkanals (Hydromyelie), seine Lichtung nimmt einen sehr beträchtlichen Raum des Rückenmarkquerschnittes ein. Vorn wird er durch die gut erhaltene vordere Commissur begrenzt, seitlich sind die Vorder- und Hinterhörner extrem zur Seite gedrängt, aber sonst gut erhalten, nach hinten schiebt er sich breit in die Hinterstränge vor (Abb. 99). Die Wand trägt an zahlreichen Stellen des ganzen Umfanges Reste von Ependym, auf große Strecken hin fehlt das Epithel. Die Wand selbst wird von einem dicken, faserigen Gliamantel gebildet, der im allgemeinen innen aufgelockert ist, während die äußere Schicht aus einem sehr dichten Faserfilz sich zusammensetzt. Weiter nach außen lockert sich die Wand auf und geht hier etwas unscharf in die ebenfalls vermehrte Glia zwischen den Hintersträngen über. Am ausgedehntesten ist diese äußere Gliaentwicklung in der Umgebung des Sept. post. Hier setzt sich die Wandgliose der Hydromyelie weit auf das Sept. post. fort und breitet sich von dort seitlich nach dem GOLLschen Strang aus, so daß man von einer asymmetrischen Gliose dieses inneren Hinterstranges sprechen kann. In diesem Gebiet sind auch einzelne Gruppen von Fettkörnchenzellen mit Markscheidenuntergang nachzuweisen. Diese Gliose ist die Wand einer Hohlraumbildung, die im unteren Halsmark zu sehen ist und den Raum des vorderen Teiles des einen Hinterstranges einnimmt. Der Hohlraum legt sich mit seinem Gliawall unmittelbar an das Sept. post. an. Er ist im allgemeinen nicht mit Epithel ausgekleidet, sondern von einer (innen sehr zellreichen) Glia begrenzt. Nur an einer, hier schon ziemlich engen, dem Zentralkanal naheliegenden Stelle lassen sich ungeordnete Gruppen von Ependymzellen nachweisen, die sich deutlich von den umgebenden Gliazellen unterscheiden. Der Zusammenhang dieser syringomyelitischen Höhle mit dem Zentralkanal ist in den vorhandenen Schnitten nicht mit Sicherheit zu erkennen. Entweder ist das Verbindungsstück so fein, daß es nicht mitgetroffen ist, oder es ist eine (wahrscheinlich sekundäre) Abschnürung durch die Gliawucherung entstanden. In dieser äußersten Schicht fallen besonders große, sehr stark verzweigte Gliazellen auf, Riesenastrocyten, wie man sie sonst im Rückenmark nicht findet (Abb. 100). Grobe Auflösungserscheinungen sind in dem Gliamantel und in dem umgebenden Marklager nicht zu sehen.

Weiter nach unten von dieser Partie wird der Zentralkanal etwas enger, zeigt aber immer noch eine deutliche Hydromyelie. Die Wandbildung ist die gleiche wie im oben beschriebenen Teil.

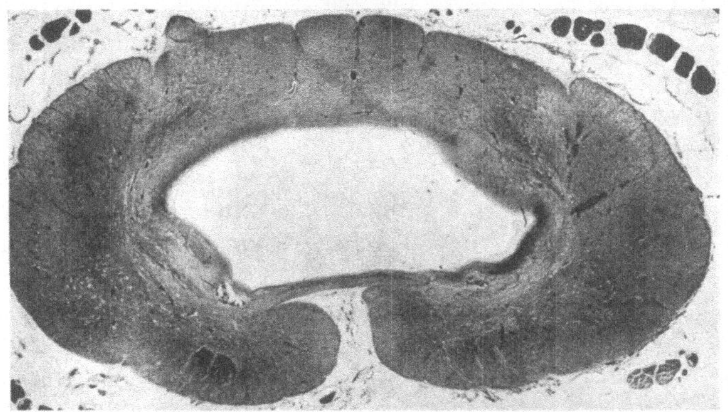

Abb. 99. Fall XV. RM 805. Weiblich, 6 Jahre Paraffin, Azan. Mittleres Halsmark, Hydromyelie.

Im obersten Brustmark ist der Zentralkanal kaum erweitert. Das einzig Krankhafte ist eine leichte Gliose im Bereich der Hinterstränge zu beiden Seiten des Sept. post.

In der Höhe von D_4 nimmt die Lichtung wieder zu. Das Ependym ist zum größten Teil erhalten. Der Zentralkanal ist von einem dicken, grobfaserigen Gliamantel umgeben, der innen die gleichen Auflockerungserscheinungen zeigt und nach außen in eine sehr breite, mehr zerstreute Gliawucherung zwischen den Markfasern übergeht. Nach hinten, etwas seitlich vom Sept. post., zeigt der Zentralkanal eine spornähnliche Ausbuchtung, die zum Teil mit einem sehr unregelmäßigen, mehrschichtigen, stellenweise fast syncytialen Epithel ausgekleidet ist, das den Eindruck regenerierter oder gewucherter Zellen macht. Gliamantel hier innen sehr stark aufgelockert, fast in Verflüssigung, nach außen derbfaserig. Von dem hinteren Pol des Zentralkanals setzt sich eine sehr breite, dichte Gliose zum Sept. post. und seiner Umgebung fort. Markfasern in dieser Gliose weitgehend zugrunde gegangen.

Nach abwärts davon, im mittleren Brustmark, wird die Erweiterung wieder stärker, die Kontur des Zentralkanals ganz unregelmäßig, gezackt, mit Ausläufern versehen, zwischen denen sich balkenartige Vorsprünge gliöser Massen mit Resten von Markscheiden und fibrös entarteten Blutgefäßen finden. Stränge aus Glia mit Blutgefäßen, oft mit einzelnen Markfaserresten, durchziehen den Zentralkanal. Dieser ist von einem dichten Gliamantel umgeben, der ganz unregelmäßige und unsymmetrische Ausläufer nach allen Seiten ausschickt (Abb. 101).

Auch in dieser Höhe sind in den Buchten der Wand immer wieder Reste von typischem Ependym mit Cilien und Ependymfasern nachzuweisen, wenn auch der größte Teil der Wand kein Epithel trägt.

Abwärts von der Mitte des Brustmarkes (etwa in der Höhe D_8) schiebt sich ein spaltförmiger, regellos begrenzter Hohlraum tief in das eine Hinterhorn vor, fast bis zum Wurzeleintrittsgebiet reichend (Abb. 102). Der Spalt ist von einer sehr breiten Gliamasse umgeben, die das Hinterhorn fast völlig ersetzt. Auch hier balkige Vorsprünge aus Glia mit Blutgefäßen. Die Querschnittsfigur des Rückenmarkes ist weitgehend aufgehoben. Vorn nur noch Reste der vorderen Commissur zu erkennen. Auch das eine Vorderhorn ist weitgehend zerstört, von einem Hohlraum durchsetzt, stark gliös umgewandelt.

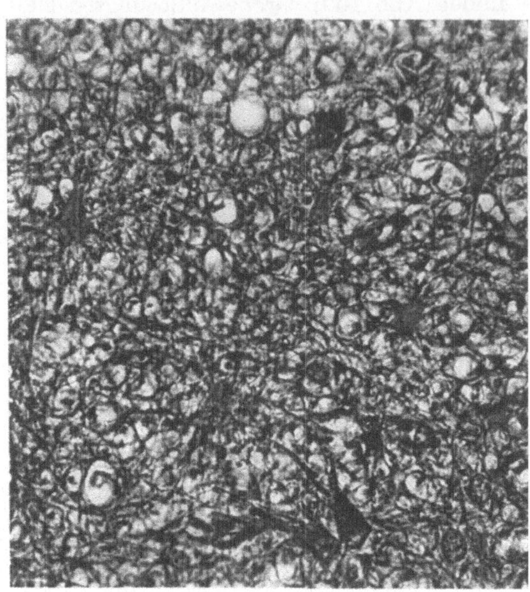

Abb. 100. Fall XV. RM 805. Weiblich, 6 Jahre. Paraffin, Azan. Halsmark. Gliöser Wall um Syringomyeliehöhle. Riesengliazellen.

Wiederum stellenweise Reste des Ependyms; im Bereich der Spalt- und Fortsatzbildungen fehlt es aber völlig.

Im untersten Brustmark wird das Bild insofern wieder ruhiger, als gröbere Einbrüche in die Rückenmarkssubstanz fehlen. Der Zentralkanal ist beträchtlich erweitert, das Ependym ist an kleinen Stellen erhalten, sonst zugrunde gegangen. Der Hohlraum wird von einem gleichmäßig dicken, im ganzen schmalen Gliamantel umgeben, der sich unscharf in die Umgebung verliert und gerade in dieser Grenzschicht wieder zahlreiche Riesengliazellen aufweist.

Nach dem Lendenmark zu wird die Lichtung immer kleiner. Es besteht zwar noch eine leichte Hydromyelie, sie unterscheidet sich aber nicht mehr von sonstigen leichten Fällen.

Bindegewebige Auskleidungen der Hohlräume sind in diesem Fall nirgends zu sehen. Die Blutgefäßwände in der Nähe des Hohlraumes zeigen stellenweise eine fibröse Verdickung der Wand. Doch ist auch diese gering.

Zusammenfassung. Hochgradige Hydromyelie im Hals- und (getrennt) *Brustmark mit weitgehendem Untergang des Epithels.*

Im Brustmark grobe *Einbrüche* in das *Rückenmarksgewebe* mit Bildung *syringomelischer Höhlen,* die von *dickem Gliamantel* umgeben sind. Hochgradige *Asymmetrie der Veränderungen,* besonders an den Stellen der Syringomyelie. *Umschriebene Gliose mit zentraler Höhlenbildung* im unteren Halsmark, offenbar auch durch Einbruch entstanden.

Hydromyelie mit Übergang in Syringomyelie.

Fall 16. RM 375. S.-Nr. WH 338/36, Walter T., 34 Jahre.

Krankengeschichte. Keine Erbkrankheiten in der Familie. Außer Kinderkrankheiten keine bemerkenswerte Anamnese. Äußere Körperform o. B. Keine Asymmetrie des Thorax oder der Wirbelsäule. Nervensystem: keine Störung.

Klinische Diagnose. Prostatakrebs.

Todesursache. Kachexie.

Pathologisch-anatomische Diagnose. Prostatacarcinom mit Metastasen in den Lymphdrüsen, in Pankreasschwanz, Leber, Nieren, linker Nebenniere.

Rückenmark. Als Ausgangspunkt sei ein Block aus dem oberen Brustmark genommen (etwa der

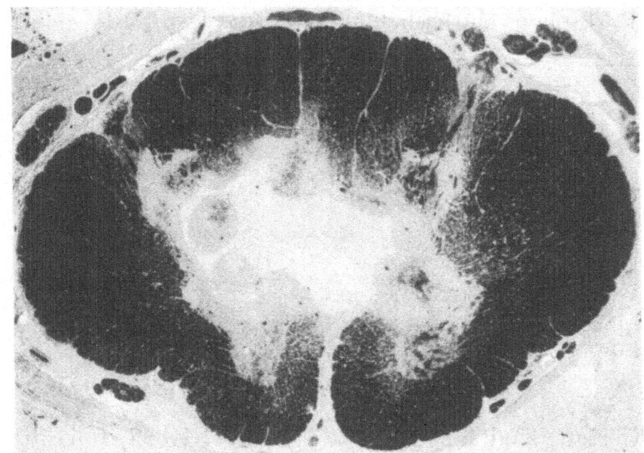

Abb. 101. Fall XV. RM 805. Weiblich, 6 Jahre. Gelatine, SPIELMEYER. Mittleres Brustmark. Syringomyelie, Zentralkanal unregelmäßig erweitert. Balkenartig vorspringende Reste des Rückenmarksgewebes mit Blutgefäßen, Glia und Markscheidenresten.

Höhe D_2 entsprechend). Er zeigt einen stark vergrößerten, wenn auch von vorn nach hinten spaltförmig zusammengedrückten Zentralkanal, der nach den Seiten fast bis zum seitlichen Rand der Hinterstränge reicht und die Hinterstränge flach muldenförmig einbuchtet (Abb. 103).

Er ist ausgekleidet mit einem auf breite Flächen unterbrochenen, aber in einzelnen Teilen sowohl vorn als hinten erhaltenen Epithel von flacher, kubischer, stellenweise auch noch zylindrischer Form. Das Epithel zeigt stellenweise ganz eindeutig den Charakter von echtem Ependym. Es trägt Cilien, ist oft mit einer feinkörnigen, nach VAN GIESON rötlich gefärbten Auflagerung bedeckt und läßt Ependymfasern nachweisen.

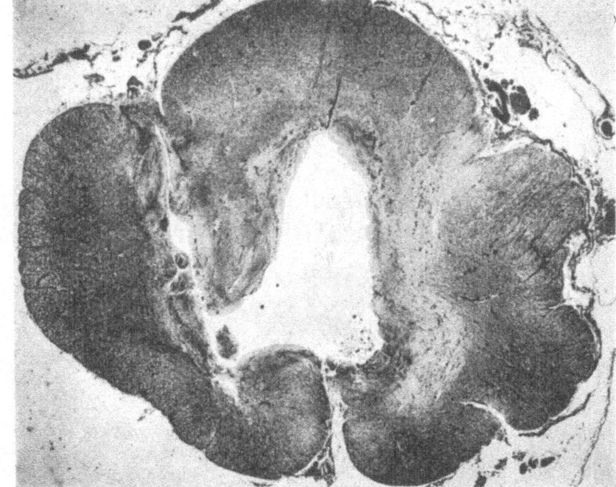

Abb. 102. Fall XV. RM 805. Weiblich, 6 Jahre. Paraffin, Azan. Unteres Brustmark. Hydromyelie mit spaltförmiger Syringomyelie in einem Hinterhorn.

Nach außen von diesem umschließt ihn ein im ganzen etwas ungleichmäßig dicker, zellarmer Gliamantel von bald grob-, bald feinfaserigem Aufbau.

Da, wo das Epithel breitere Unterbrechungen zeigt, treten in der Wandauskleidung Veränderungen auf.

8*

Sie bestehen einmal in einer Auflockerung und wabigen Aufquellung der inneren Gliaschicht. Das sieht man besonders in dem einen seitlichen Pol des Querschnittes. In dieser Gliamasse sind, besonders in den äußeren Schichten, Reste von Markscheiden nachzuweisen. Sie zeigen eine sehr unregelmäßige

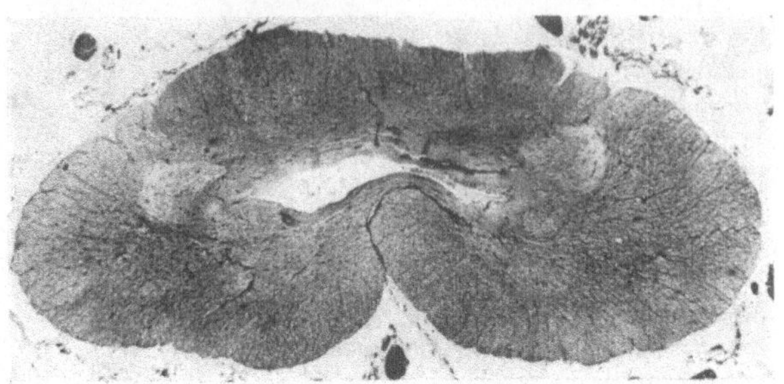

Abb. 103. Fall XVI. RM 375. Männlich, 34 Jahre. Paraffin, Azan. Oberes Brustmark.
Spaltförmige quergestellte Höhle im Rückenmark.

Gestalt, sind teils hochgradig aufgetrieben, teils in ihrer Kontur verunstaltet, teils geschrumpft. Sehr häufig bilden sie nicht ein zusammenhängendes Lager, sondern sind durch größere Bezirke aufgequollener, von Waben durchsetzter

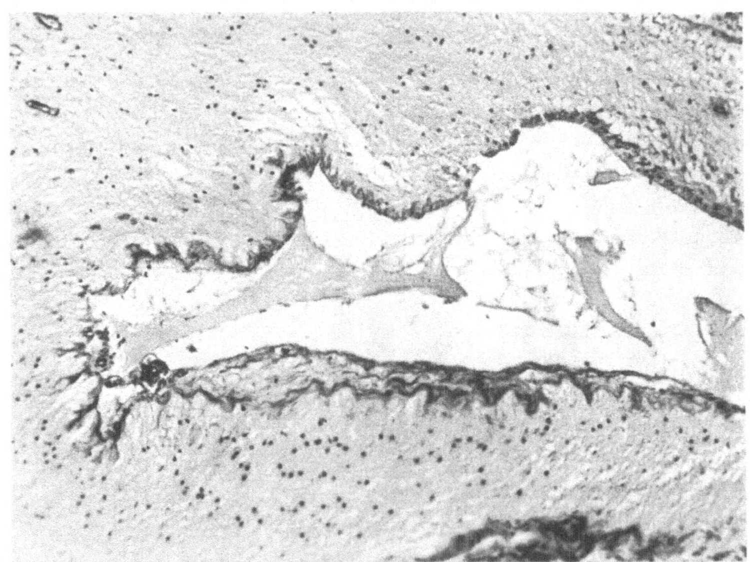

Abb. 104. Fall XVI. RM 375. Männlich, 34 Jahre. Paraffin, VAN GIESON. Oberes Brustmark. Syringomyeliehöhle mit Bindegewebsauskleidung. Ependym zum Teil erhalten.

Glia voneinander getrennt, so daß man den Eindruck hat, es sind nur Reste von Strängen, die zum größeren Teil untergegangen sind.

Die andere Seite zeigt, scharf mit dem Epitheldefekt beginnend, und mit seinem Auftreten wieder endigend, eine feine bindegewebige Tapete, die sich in Form eines gewellten, nach innen verdichteten Bandes aus feinen Kollagenfasern dem Gliamantel innen auflegt (Abb. 104). Ihre Ausbreitung ist auf eine schmale Zone in dem einen seitlichen Ausläufer beschränkt, während sowohl die vorderen wie die hinteren medialen Teile frei von Bindegewebe sind, und diese auch im andersseitigen Ausläufer vermißt werden. Die Blutgefäße im Gliamantel zeigen eine mäßig starke Verbreiterung der äußeren Wandanteile (Fibrose). Stellenweise läßt sich nachweisen, daß die bindegewebige Auskleidung unmittelbar mit der verdickten Adventitia der Blutgefäße zusammenhängt, gleichsam in diese übergeht.

Vordere Commissur gut erhalten, hintere angedeutet.

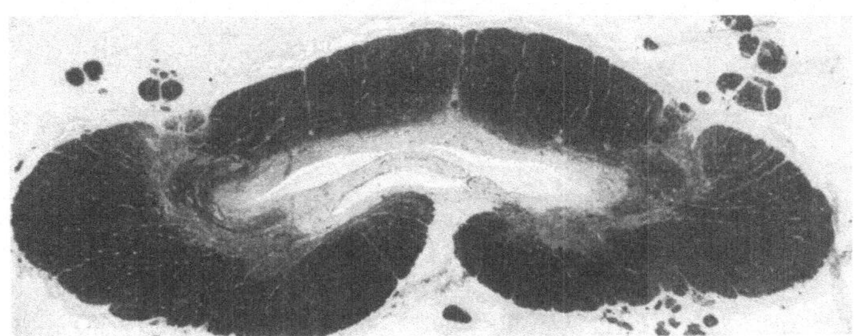

Abb. 105. Fall **XVI**. RM 375. Männlich, 34 Jahre. Gelatine, Sudan, Hämatoxylin. Oberes Brustmark.
Zweiteilung des Zentralkanals mit Kommunikation.

Vorder- und Hinterhörner, besonders letztere, zwar etwas seitlich verdrängt, aber sonst im wesentlichen ohne Befund. Nach dem Sept. post. zu ist der Gliawall etwas verbreitert und greift so auf die hintere Scheidewand als eine Verdichtungszone über.

Das nächst höhere Segment zeigt außer einer Zweispaltung des erweiterten Zentralkanals mit Bildung einer auf beiden Seiten mit Epithel umkleideten

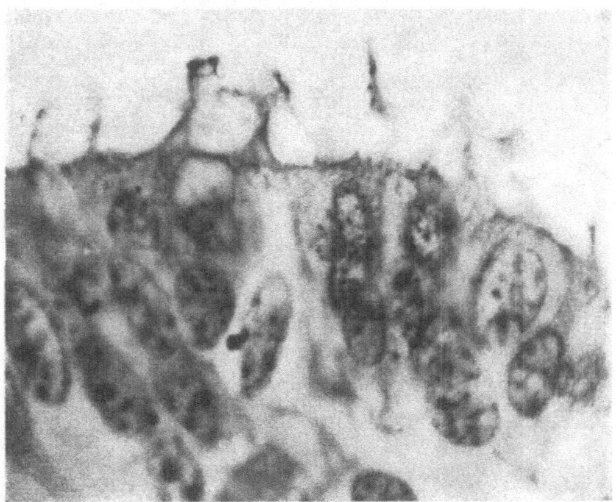

Abb. 106. Fall XVI. RM 375. Männlich, 34 **Jahre**. Paraffin, VAN GIESON. Oberes Brustmark. Ependym
mit Cilien an der **Wand** des Hohlraumes von Abb. 105.

Zwischenwand das gleiche Bild (Abb. 105). Auch hier läßt sich der Charakter des Epithels in beiden Hohlräumen unzweideutig als Ependym erkennen. Auch hier Cilien und Ependymfasern (Abb. 106).

Im unteren Halsteil ist es zu einem sehr breiten Einbruch des Spaltraumes in die graue Substanz der Hinterhörner gekommen. Das Rückenmark ist jetzt durch die Höhle fast vollständig in eine vordere und eine hintere Hälfte geteilt (Abb. 107). Der mittlere Teil der vorderen Wand trägt auch hier noch eindeutig Epithel von kubischer bis zylindrischer Form. Die übrige Wand ist fast durch-

weg mit einer feinen bindegewebigen Tapete ausgekleidet, die nur in den seitlichen Ausläufern fehlt, wo offenbar der Einbruch in das Hinterhorn noch
weitere Fortschritte macht. Hier sehen wir nur eine schmale Zone aufgequollener, wabiger Glia, an die sich unmittelbar Markscheiden, zum Teil in Zerfall,
anschließen. Diese Gliazone ist von einer homogenen Masse, offenbar Liquor,

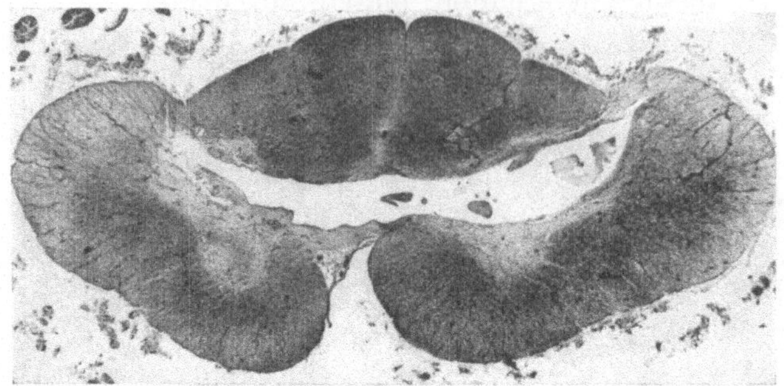

Abb. 107. Fall XVI. RM 375. Männlich, 34 Jahre. Paraffin, Azan. Unteres Halsmark. Großer quergestellter
spaltförmiger Hohlraum.

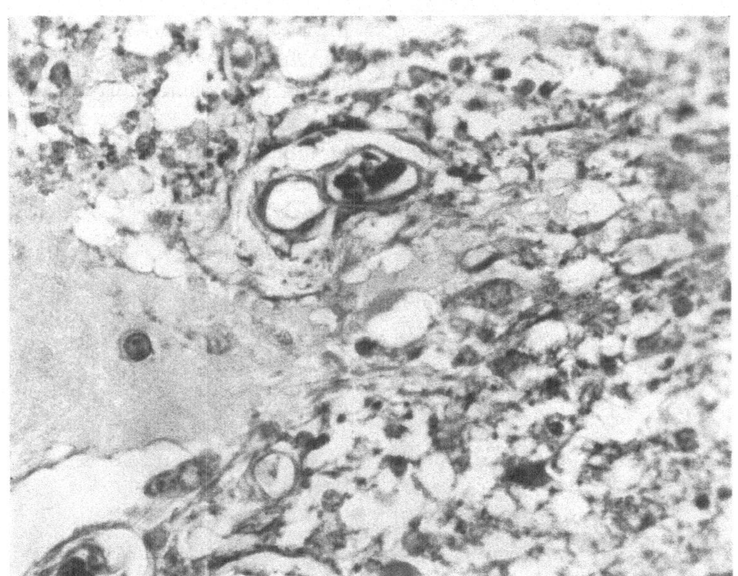

Abb. 108. Fall XVI. RM 375. Männlich, 34 Jahre. Paraffin, VAN GIESON. Halsmark. Eindringen des
Liquors in das Rückenmarksgewebe, Auflösungserscheinungen. Myelolyse.

durchsetzt, die sich zwischen die auseinandergedrängten Fasern vorschiebt
(Abb. 108).

Während die Hinterhörner fast vollständig zerstört sind, bleiben die Vorderhörner im wesentlichen verschont, doch greift die Gewebsauflockerung und
Vacuolisierung auch auf ihre basalen Teile über, so daß von dem einen Vorderhorn nur noch der vorderste, die großen Ganglienzellen enthaltende Anteil gut
erhalten, der Rest wabig durchsetzt und vakuolisiert ist.

Im Innern des Hohlraumes einige strangförmig stehen gebliebene Reste von
Rückenmarkssubstanz, in der Hauptsache aus Blutgefäßen mit Glia bestehend,
aber auch Reste von Markscheiden enthaltend.

Nach dem oberen Halsmark hin ändert sich das Bild dadurch, daß sich die Höhlenbildungen in den Hinterhörnern von dem zentralen Hohlraum abschnüren. Zwischen beiden bleiben Brücken aus Blutgefäßen, Glia und Resten von Mark-

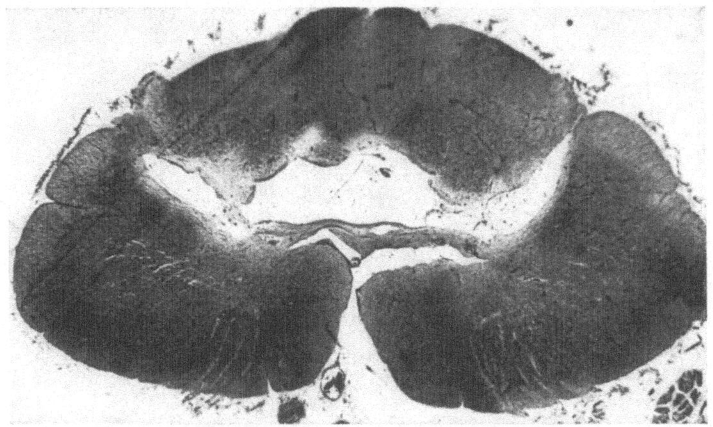

Abb. 109. Fall XVI. RM 375. Männlich, 34 Jahre Paraffin, Azan. Oberes Halsmark. Abschnürung der Höhle in den Hinterhörnern vom Haupthohlraum.

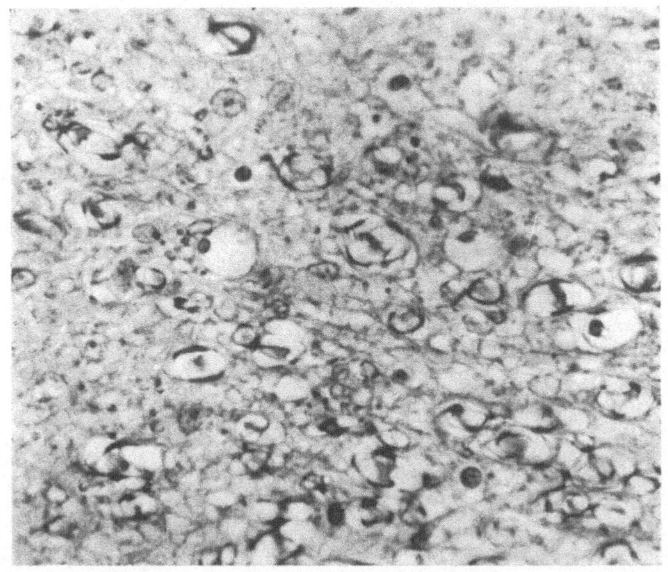

Abb. 110. Fall XVI. RM 375. Männlich, 34 Jahre. Paraffin, VAN GIESON. Oberes Halsmark. Aufquellung der Markscheiden bei der Myelolyse.

scheiden stehen (Abb. 109). Die Vorderhörner sind jetzt im ganzen erhalten, nur ihre ganz basalen Abschnitte aufgelockert und vakuolisiert.

Der große Hohlraum trägt in seinem vorderen Umfang nach wie vor Ependym. Die seitlichen Teile werden entweder nur von aufgelockerter Glia begrenzt oder tragen die vorher erwähnte feine bindegewebige Tapete. Der eigentliche Zentralkanal schnürt sich jetzt vom großen Hohlraum ab und bildet einen allseitig geschlossenen Kanal von normaler Weite. Daß auch hier in der

Umgebung der Höhlenbildung noch weitere Auflösungsprozesse der Rückenmarkssubstanz im Gange sind, zeigen die Abb. 110 und 111 mit ihrer Aufquellung

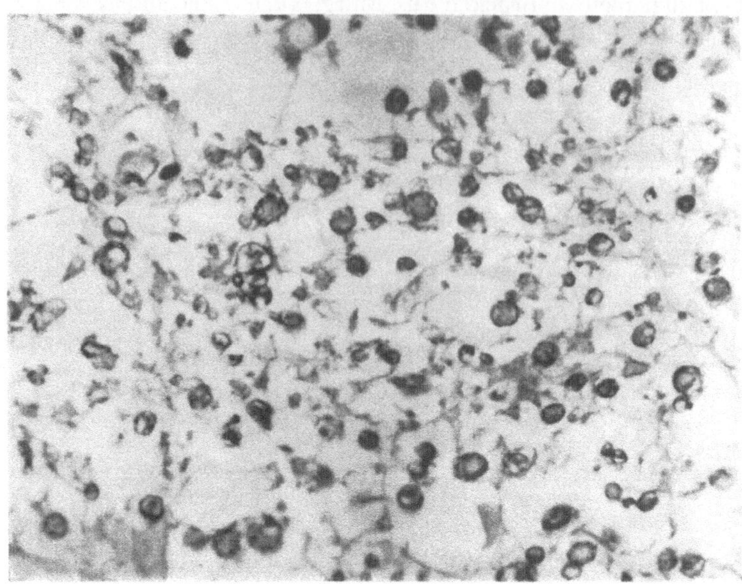

Abb. 111. Fall XVI. RM 375. Männlich, 34 Jahre. Paraffin, VAN GIESON. Oberes Halsmark. Myelolyse,
Durchtränkung des Rückenmarkes mit Flüssigkeit. Markscheiden erhalten, zum Teil in Quellung.

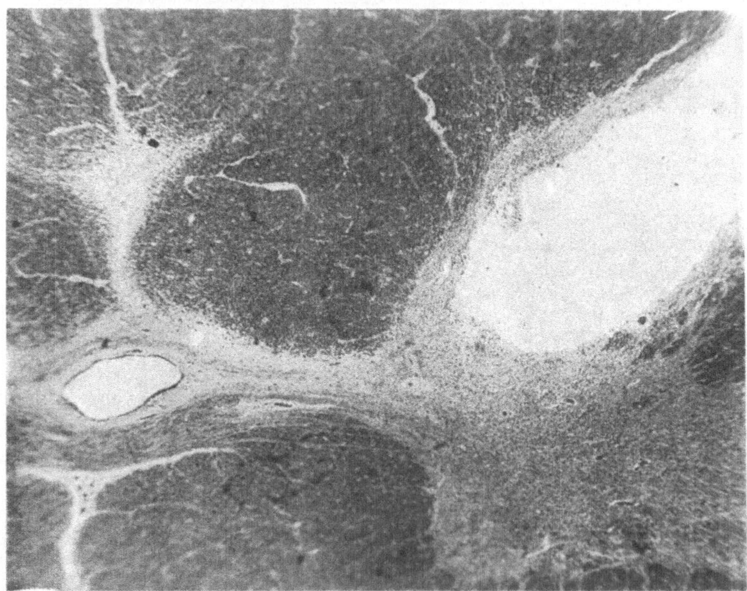

Abb. 112. Fall XVI. RM 375. Männlich, 34 Jahre. Gelatine, Sudan, Hämatoxylin. Halsmark. Erweiterung
des Zentralkanals, Gliose im Sept. post. Höhlenbildung im Hinterhorn mit Gliawall.

der Markscheiden und dem Auseinanderdrängen der Nerven und Gliafasern
durch Flüssigkeit.

Im obersten Halsteil endlich ist die Gegend des Zentralkanals normal. Von dem ganzen Prozeß sind kleine Höhlenbildungen in beiden Hinterhörnern mit dickem Gliamantel und eine umschriebene Gliose in dem Bereich des Sept. post. überiggeblieben (Abb. 112).

Nach unten von der Ausgangsstelle D_2 wird die Lichtung des Zentralkanals ziemlich rasch kleiner. Es besteht noch eine deutliche Hydromyelie (die dann ungefähr in der Höhe von D_5 verschwunden ist). Der Hohlraum ist jetzt umgeben von einem breiten Gliamantel, besonders in den seitlichen und vorderen Anteilen, während der hintere Umfang eine noch stark aufgelockerte, nicht so fest gefügte Gliose erkennen läßt. Die graue Substanz der Vorder- und Hinterhörner ist nicht mehr wesentlich in ihrer Form beeinträchtigt.

Zusammenfassung. Im ganzen zeigt dieser Fall also eine *schwere Hydromyelie mit Übergang in Syringomyelie.* Die *Höhlenbildung* geht *symmetrisch* in den *Bereich beider Hinterhörner* hinein, bringt sie *fast völlig zur Zerstörung.* Der Prozeß scheint noch im Fortschreiten zu sein. An diesem Fortschreiten ist offenbar das *Einpressen von Liquor in die Gewebe des Rückenmarkes* wesentlich beteiligt. Von dieser Einpressung mit Gewebsauflösung bleiben in diesem Fall auch die *Vorderhörner nicht frei.*

Fall 17. RM 950. S.-Nr. 264/38, Oskar G., 66 Jahre.

Krankengeschichte. Seit längerer Zeit Blasenleiden. Seit 14 Tagen Stuhlträgheit, zuletzt mit Blähungen und Aufstoßen. Leibschmerzen. Bei poliklinischer Durchleuchtung kein besonderer Befund. Genauere Untersuchung wegen des schlechten Allgemeinzustandes nicht möglich. Keine Veränderungen der äußeren Körperform.

Klinische Diagnose. Pankrescarcinom.

Todesursache. Peritonitis fibrinosa.

Pathologisch-anatomische Diagnose. Pankreascarcinom im Schwanzteil. Peritonitis fibrinosa. Metastasierung in das Mesenterium und in die Darmserosa. Bronchopneumonie im rechten Mittel- und Unterlappen. Ödem der linken Lunge. Strangulation des unteren Ileum infolge Diverticulitis der Harnblase. Pseudomembranöse nekrotisierende Cystitis. Prostatahypertrophie des Mittellappens. Adenome der Seitenlappen. Mäßige Hypertrophie des linken Ventrikels.

Rückenmark. Das obere Halsmark zeigt die eindeutigsten Veränderungen.

Es enthält im zentralen Teil der grauen Substanz einen quergestellten, breit ausladenden Hohlraum, der in seiner Lage dem Zentralkanal entspricht, aber seitlich fast bis in die Linie des Außenrandes der Hinterstränge reicht (Abb. 113).

Nach vorn von ihm verläuft in regulärer Anordnung die vordere Commissur. Die Vorderhörner sind unverändert, die basalen Teile der Hinterhörner etwas eingebuchtet. Vorderstränge und Seitenstränge ohne krankhaften Befund.

Der vordere Umfang des Hohlraumes trägt ein reguläres Ependym aus kubischen bis hochzylindrischen Zellen, die zum Teil noch einen deutlichen Flimmerbesatz und Epithelfasern erkennen lassen. Nach außen davon eine gliöse Mantelschicht, die mehr oder weniger zahlreich abgewanderte Ependymzellen enthält. Gliafasern im ganzen parallel zum Rande des Hohlraumes angeordnet, von gewöhnlichem Aussehen. Im Bereich kleinerer Epithellücken flachbucklige Vorwölbungen der Glia mit Aufquellung der Fasern.

Im Bereich der seitlichen Teile des Hohlraumes fehlt das Ependym vollständig. In diesem Gebiete, besonders deutlich unmittelbar in den Seitenbuchten, ändert der Gliamantel seinen Charakter. Er ist sehr viel dicker und zeigt eine deutliche Schichtung in drei Teile:

Die innere Schicht besteht aus einem wellig angeordneten Bindegewebe mit spärlichen Kernen und lockeren, aber ziemlich derben Fasern. Sie enthält

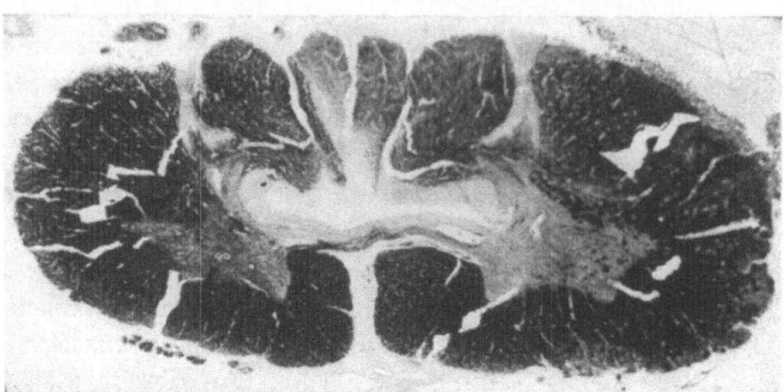

Abb. 113. Fall XVII. RM 950. Männlich, 66 Jahre. Gelatine, Sudan, Hämatoxylin. Halsmark. Hydromyelie, Ependymverlust, Aufquellung und Wucherung der Glia besonders hinten und seitlich. Gliose mit Markschwund in den Hintersträngen.

einzelne dünnwandige Blutgefäße, die sich zum Teil in das Lumen vorwölben (gelegentlich sogar in einer gewissen Zottenform in das Innere vortreten). Dann kommt eine zellreiche gliöse Außenschicht, die reich an Fasern ist. Die Gliakerne

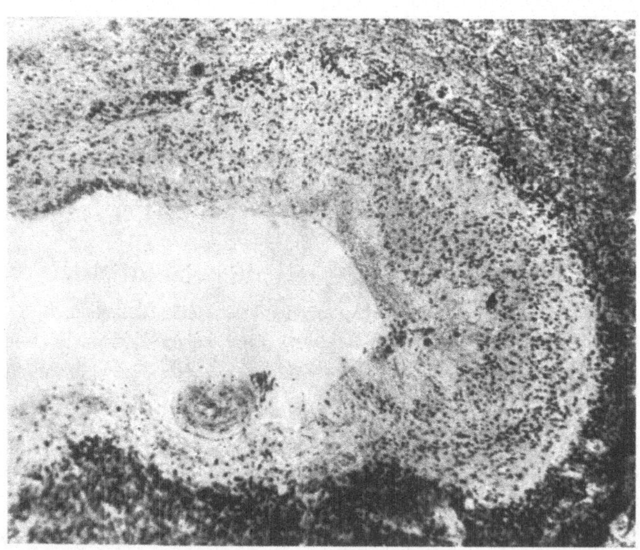

Abb. 114. Fall XVII. RM 950. Männlich, 66 Jahre. Gelatine, Sudan, Hämatoxylin. Halsmark. Hydromyelie, seitliche Bucht, Ependymverlust. Quellung und Wucherung der Glia (Gliose). Strangbildung. Stärkere Vergrößerung aus Abb. 113.

sind hier durchweg von sehr regelmäßiger Gestalt, vom Charakter der Astrocyten. Nach außen von dieser Schicht sieht man vielfach noch eine dritte, wiederum zellarme Schicht, die unmittelbar an die umgebende Rückenmarkssubstanz angrenzt. In der letzteren sind die Markscheiden ungeordnet, gequollen und scheinbar vielfach unterbrochen (Abb. 114).

Vom hinteren Umfang des Hohlraumes, etwa der Mittellinie entsprechend, schiebt sich eine streifenförmige Gliawucherung unsymmetrisch schräg in die GOLLschen Stränge vor, in den einen der beiden Stränge tiefer als in den anderen vordringend. Die Markscheiden sind in diesem Gebiet weitgehend zugrunde gegangen. Einzelne Reste sind in der gliösen Wucherungszone noch nachzuweisen. Fettkörnchenzellen finden sich nie. Hier sehen wir eine aufgelockerte, gequollene, kernarme Innenzone, die fast bis zur Verflüssigung fortgeschritten ist, und eine etwas zellreichere Außenschicht, in deren Bereich aufgelockerte,

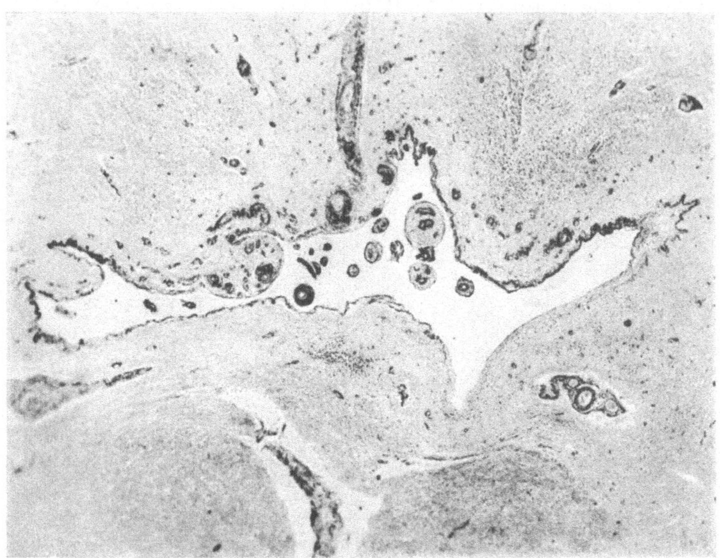

Abb. 115. Fall XVII. RM 950. Männlich, 66 Jahre. Paraffin, VAN GIESON. Mittleres Halsmark. Syringomyelie, Bindegewebstapete, Strangbildungen.

gequollene und unregelmäßig verlaufende Markscheiden zu sehen sind. Eine kleine Ausbuchtung des zentralen Hohlraumes zieht sich in diese Gliose hinein.

Man hat also den Eindruck, als wenn der im Lumen des erweiterten Zentralkanals vorhandene Liquor nach Verlust des Ependyms zu einer Auflösung der inneren Schicht der Glia führt (der nur die Gefäße standhalten) und gleichzeitig eine gliöse Wucherung außen von dieser Auflösungszone zur Folge hat. Ebenso scheint diese Einwirkung zu einer Auflockerung und Auflösung der Markscheiden im Bereich der Stränge zu führen.

Zu bemerken wäre noch, daß das Sept. post. sich nicht aus reinem gliösen Gewebe zusammensetzt, sondern Bindegewebe mit Blutgefäßen und einzelnen Chromatophoren enthält.

Verfolgt man das Rückenmark abwärts, so schnürt sich der oben ganz offenbar aus dem Zentralkanal entstandene Hohlraum von diesem ab. Der Zentralkanal obliteriert und liegt als Zellhaufen hinter der vorderen Commissur in gewöhnlicher Lage. Die hintere Commissur ist zunächst noch nicht wieder nachzuweisen. Den ganzen hinteren Teil des zentralen Graues, weit nach den Seiten ausladend, nimmt der nunmehr völlig epithellose Hohlraum ein, der sich in mehreren unsymmetrischen Ausbuchtungen in die Hinterstränge fortsetzt (Abb. 115).

Die Form des Hohlraumes bleibt dabei zunächst die gleiche wie oben. Die Höhle
ist im wesentlichen quergestellt mit breit ausladenden Ausläufern nach den Seiten.
Nur ist die Abschnürung vom Zentralkanal erfolgt, der als Zellhaufen hinter der
vorderen Commissur in gewöhnlicher Lage zu sehen ist. Die Wand dieses Hohlraumes wird wiederum von den zwei inneren Gliaschichten gebildet, die aber
sehr verschieden dick und ganz unregelmäßig entwickelt sind.

Als neuer Befund tritt jetzt im ganzen Umfang eine derbere, bindegewebige
Membran auf, die die Wand des Hohlraumes innen überzieht. Das Bindegewebe
ist grob-faserig, zellarm und steht offenbar mit der Adventitia der Blutgefäße

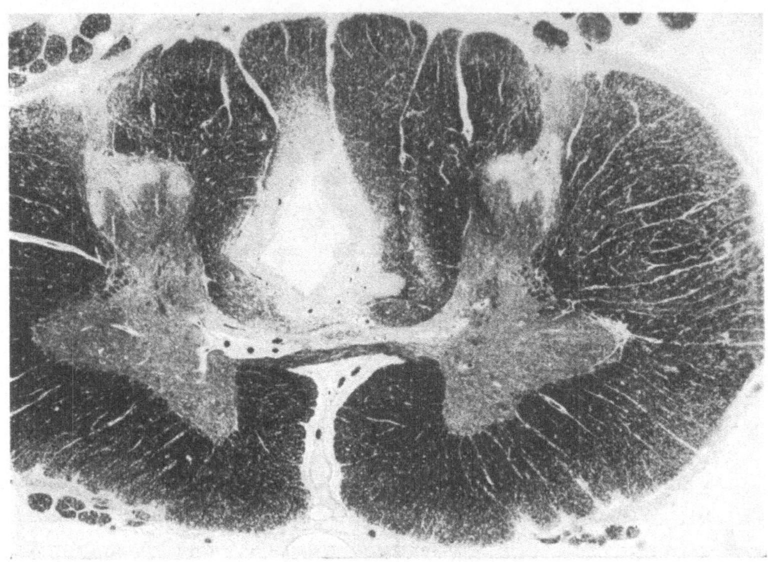

Abb. 116. Fall XVII. RM 950. Männlich, 66 Jahre. Gelatine, Sudan, Hämatoxylin. Unteres Halsmark.
Syringomyeliehöhle in den Hintersträngen. Gliose, keine Epithelauskleidung.

in Verbindung, die sich in dem Gliamantel finden. Das Sept. post. ist jetzt
noch deutlicher als ziemlich breiter bindegewebiger Streifen zu sehen, der
unmittelbar in das Bindegewebe der Hohlraumauskleidung übergeht. Das Lumen
ist durchzogen von ganz unregelmäßigen Strängen, die als Zentrum ein Blutgefäß enthalten, das von einem Mantel von Glia umgeben ist. Die Wand dieser
Gefäße ist verdickt und zeigt eine deutliche Fibrose. Alle diese gefäßhaltigen
Stränge und Balken sind ebenfalls außen überzogen von einer feinen Binde-
gewebsschicht, die der der übrigen Hohlraumauskleidung entspricht und vielfach mit der Adventitia der Gefäße in Zusammenhang zu stehen scheint. In
den Gliamänteln sind einzelne Reste von Markscheiden und körnigen Fettablagerungen zu erkennen. Die nach hinten zu vorgeschobenen Fortsätze des
Hohlraumes treten in die GOLLschen und in die BURDACHschen Stränge hinein;
sie zeigen ebenfalls eine zweischichtige, bindegewebig-gliöse Wand. An der
Grenze der Gliose zum Gewebe des Hinterstranges sind die Markscheiden in
Untergang, teils aufgequollen, teils atrophisch und durch breite Gliazüge voneinander getrennt.

Im untersten Halsmark macht die Abschnürung weitere Fortschritte. Der
Zentralkanal ist obliteriert, vordere und hintere Commissur sind erhalten. Hinter

der letzteren Reste der vordersten Teile der Hinterstränge. Nach hinten davon
Höhlenbildung im Bereich der Hinterstränge, asymmetrisch, vorwiegend das
Gebiet des einen GOLLschen Stranges und des Sept. post. einnehmend (Abb. 116).
Einzelne Ausläufer in den anderen GOLLschen Strang. Wand ohne Epithel,
breiter Gliamantel. Zellarme, gequollene Innen-, zellreichere Außenzone. Im
Gliamantel Markscheidenreste. Auch hier sehr deutliche bindegewebige Membran,
die lückenlos den Hohlraum innen auskleidet. Sie ist meist scharf von dem
äußeren Gliamantel getrennt; an einzelnen Stellen wird sie allerdings von Glia-

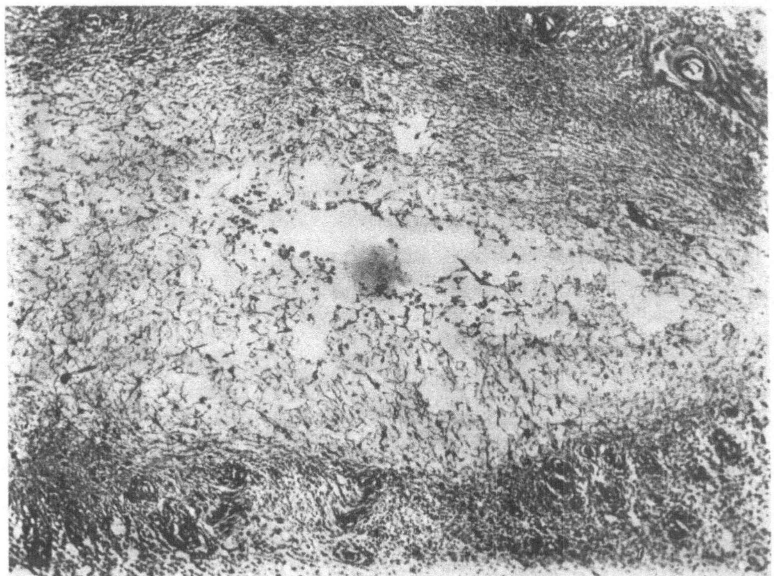

Abb. 117. Fall XVII. RM 950. Männlich, 66 Jahre. Paraffin, Azan. Unteres Brustmark. Übergang der
Syringomyeliehöhle in lockermaschige Gliose (unterer Pol).

fasern durchsetzt, so daß eine ziemlich dichte Verflechtung zwischen beiden
Bestandteilen zustande kommt.

In dem obersten Teil des Brustmarkes bleibt das Bild das gleiche. Auch
hier treten wieder einige Gefäßbalken in der Wand und einige Stränge im Lumen
der Höhle auf. Das Bild der Wandgliose wird immer ausgeprägter. Auch hier
sieht man eine bindegewebige Auskleidung, die aber stellenweise nur aus ganz
zarten Fäserchen besteht, die wie eine feinste Haut den gliösen Mantel innen
umlagert.

Weiter nach unten ist dann eine bindegewebige Auskleidung nur noch in
einem Teil des Umfanges nachzuweisen, andere Teile sind von einer sehr stark
aufgelockerten, wabigen Glia durchsetzt (wie das in ähnlicher Form im oberen
Brustmark der Fall ist).

Dort, wo zwischen Gliamantel und Lichtung eine bindegewebige Tapete
liegt, ist die Glia im allgemeinen dichtfaserig. Wo sie direkt mit dem Lumen
in Verbindung steht, zeigt sie eine Auflockerung und Aufquellung, als wenn
sie von Flüssigkeit durchsetzt wäre.

Der Hohlraum, abgesetzt vom Zentralkanal, nimmt nach unten (im mittleren
Brustmark) noch einmal an Weite zu, ist jetzt auf dem Querschnitt herzförmig-

dreieckig, mit der Spitze nach hinten. Seine Lichtung wird im unteren Brustmark immer enger. In der Höhe, die ungefähr D_{10} entspricht, ist er nur noch als kleiner Defekt mit aufgelockerter Wand und einer unregelmäßig streifig in die Umgebung ausstrahlenden Gliose zu erkennen.

Die letzten Ausläufer der Hohlraumbildung nach unten zu zeigen nichts mehr von Bindegewebe, sondern nur eine breite, sehr lockere, maschige Gliamasse (Abb. 117).

Im untersten Brustmark und im ganzen Lendenmark ist der Befund im Rückenmark normal.

Zusammenfassung. Dysraphie und *Hydromyelie des oberen Halsmarks. Ausbuchtungen des Zentralkanals. Ependymdefekte.* In der Umgebung der Defekte *Verflüssigung des Gewebes, Gliawucherung. Abschnürung der Ausbuchtungen vom Zentralkanal. Syringomyelie im Bereich der Hinterstränge. Wandgliose mit zentraler Auskleidung mit Bindegewebe.* In den untersten Abschnitten hört die Bindegewebsauskleidung wieder auf und macht einer reinen Gliawucherung Platz. *Bindegewebiges Septum posterius.*

Fall 18. RM 789. S.-Nr. M 334/37, Johann P., 60 Jahre.

Krankengeschichte. Plötzlich mit den Erscheinungen eines perforierten Ulcus ventriculi erkrankt. Magenbeschwerden schon seit langer Zeit.

Klinische Diagnose. Perforiertes Magengeschwür.

Todesursache. Eitrige Peritonitis.

Pathologisch-anatomische Diagnose. Perforiertes Ulcus ventriculi im Fundusteil. Zwei weitere Ulcera im Fundus und im Antrum. Allgemeine eitrig-fibrinöse Peritonitis. 600 ccm Exsudat. Eitrige Stirnhöhlenentzündung. Wirbelsäule hochgradig kyphoskoliotisch verkrümmt, so daß von dem linken Thoraxraum nur ein schmaler Spalt übrig geblieben ist.

Rückenmark. Die Erkrankung geht durch das ganze Hals- und obere Brustmark.

Am ausgeprägtesten ist sie im oberen Brustmark. Deshalb muß mit der Beschreibung der Segmente D_{2-3} begonnen werden (Abb. 118 und 119). In dieser Höhe zeigt das Rückenmark eine auffällige Asymmetrie. In der einen Hälfte sind sowohl Vorder- wie Seiten- und Hinterstränge gut erhalten, auf der anderen besteht eine hochgradige Atrophie der Vorder- und Vorder-Seitenstränge.

Quer durch das Rückenmark verläuft ein spaltförmiger Hohlraum. Er entspricht in seiner Lage einem stark nach der Seite verbreiterten Zentralkanal. Seine Wand ist zum größten Teil von einer Bindegewebsmembran ausgekleidet, trägt an einzelnen Stellen (im besonderen in der Gegend des früheren Zentralkanals) noch ein wenig charakteristisches kubisches Epithel. Seitlich schiebt sich der Hohlraum auf der einen Seite horizontal bis an die Grenze der grauen Substanz vor, zeigt eine gewisse Neigung, auf das Hinterhorn überzugreifen, auf der anderen Seite zieht er ganz ausgesprochen in das Vorderhorn hinein. Nach außen von der Bindegewebsmembran kein deutlicher Gliamantel, sondern starke Neigung zur Auflockerung und Auflösung des Gewebes. Bindegewebsmembran selbst stellenweise sehr dünn, vielleicht sogar unterbrochen. Auflockerungs- und Auflösungserscheinungen finden sich besonders im Gebiet beider Vorderhörner. Von dem einen sind noch deutliche Reste der grauen Substanz mit Ganglienzellen erhalten. Das andere Vorderhorn ist vollständig zugrunde gegangen. In der Gegend der Basis des untergegangenen Vorderhorns schließt sich an die Auflockerung des Gewebes eine unscharf begrenzte Gliawucherung an, die sich in unregelmäßigen Zügen und Streifen durch den Seitenstrang bis zur Pia hinzieht. Überall zwischen den Gliafasern noch Markscheiden. Die ganze Wucherung trägt einen ausgesprochen narbigen Charakter. Die vordere Commissur ist ganz unterbrochen, der eine Vorderstrang so stark verändert, daß die tief eingezogene Pia mit ihren Bindegewebsfasern zum Teil unmittelbar in die der Auskleidung des Hohlraumes übergeht. Das eine Hinterhorn ist gut

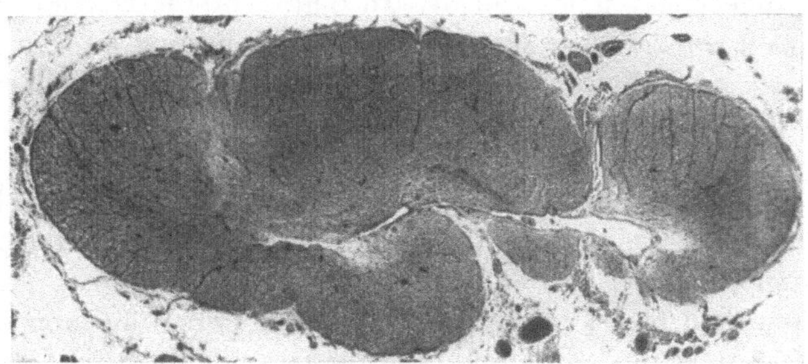

Abb. 118. Fall XVIII. RM 789. Männlich, 60 Jahre. Paraffin, Azan. Oberes Brustmark.
Quere Spaltbildung im Rückenmark mit hochgradiger Atrophie des einen Vorder- und Seitenstranges.

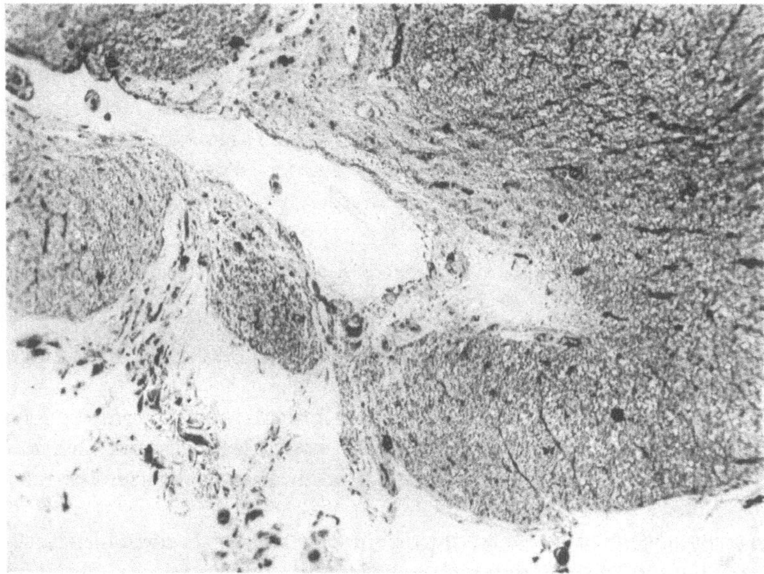

Abb. 119. Fall XVIII. RM 789. Männlich, 60 Jahre. Paraffin, Azan. Oberes Brustmark. Fast völliger
Schwund des einen Vorderhornes und Vorderstranges. Myelolyse (stärkere Vergrößernng aus Abb. 118).

erhalten, das andere zeigt ebenfalls Auflösungserscheinungen mit Spaltbildungen (die allerdings wohl zum Teil als Kunstprodukte anzusehen sind).

Geht man weiter nach oben zum obersten Segment des Brustmarkes, so bleibt der Befund zunächst noch der gleiche. Nur schiebt sich die Höhle etwas stärker in das eine Hinterhorn vor. Hier erweitert sich die Höhle auch und läßt einzelne Gefäßtrabekel mit Markscheidenresten erkennen. Das eine Vorderhorn ist auch hier völlig zerstört, das andere weitgehend geschädigt, vordere Commissur unterbrochen.

Die Veränderung im Halsmark ist im ganzen gering, zeigt aber wieder ein sehr eigentümliches, nicht oft gesehenes Bild. Es findet sich ein spaltförmiger

Hohlraum, der das Organ quer durchsetzt. In der Mitte entspricht er zweifellos dem Zentralkanal, trägt zylindrisches oder kubisches Epithel und liegt an der Stelle, wo man den offenen oder geschlossenen Zentralkanal erwarten muß. Von einem sonstigen Zentralkanal ist nichts zu sehen. Das Epithel ist sowohl im mittleren Anteil, wie vor allem in den seitlichen Ausläufern stark aufgelockert, unregelmäßig angeordnet und geformt. In dem hinteren Pol hört es ganz auf. Hier schließt sich nun an den Kanal eine Gliawucherung an, die sich von der grauen Substanz nach hinten entfernt und als ein feiner, zellarmer Streifen beiderseits in die seitliche Teile der Hinterstränge hineinzieht, so daß sie ein schmales, halbmondförmiges Feld von ihrem vorderen Pol abschneidet. Später schnürt sich diese Gliose von dem sich schließenden Zentralkanal ab, so daß ein zellarmer Gliastreifen sich von der um den Zentralkanal gelegenen Glia nach den Seiten hinzieht.

Im mittleren Brustmark zeigt ein Schnitt in der Höhe von ungefähr D_6, wie das Bindegewebe des vorderen Septums unmittelbar in die Auskleidung des zentralen Hohlraumes übergeht, während das hintere Septum unbeteiligt ist.

Dann wechselt insofern das Bild, als Teile des zentralen Hohlraumes sich abschnüren und als selbständige Höhlen in den seitlichen Abschnitten der grauen Substanz auftreten.

Im unteren Brustmark verschwindet der krankhafte Befund.

Zusammenfassung. Syringomyelie zum Teil noch mit *Epithelauskleidung. * Weitgehende Ausbildung einer *bindegewebigen Innenmembran. Vorwiegende Zerstörung der Vorderhörner und des einen Vorder- und Seitenstranges.* Hinterstränge und Hinterhörner weniger beteiligt.

Fall 19. RM 277. S.Nr. 431/36. Klara S., 46 Jahre.

Krankengeschichte. Mutter an Uteruscarcinom gestorben. Geschwister gesund. 1933 Blutungen, Ca. uteri. Wiederholte Bestrahlungen. Exitus an Herzschwäche. Thorax und Extremitäten o. B.

Rückenmark. Die Erkrankung reicht vom oberen Halsmark bis zum untersten Brustmark.

Das obere Halsmark zeigt einen breit ausladenden, spaltförmigen Hohlraum, der im zentralen Grau in querer Richtung entwickelt ist und sich an beiden Enden nach hinten umschlägt, um den beiden Hinterhörnern bis zur Pia zu folgen (Abb. 120).

Im mittleren Gebiet liegt er hinter dem Zentralkanal, der obliteriert ist und aus einem quergestellten, ziemlich großen Haufen unregelmäßig zusammengelagerter Ependymzellen besteht. Dicht hinter ihm zieht der Spalt vorüber, der an seiner vorderen Wand in der Hauptsache von faseriger Glia begrenzt wird, aber einen ganz schmalen Saum von Bindegewebe trägt, der nur aus einzelnen Fäserchen besteht. Die gegenüberliegende hintere Wand ist von einer derben, deutlich abgehobenen, bindegewebigen Tapete umkleidet. Aus der hinteren Wand treten an vielen Stellen balkenartige Vorsprünge hervor, die sämtlich Blutgefäße mit stark verdickter, hyaliner Wand enthalten. Diese ziehen stellenweise auch wie breite Trabekeln durch die Lichtung des Hohlraumes hindurch.

Seitlich von der Mitte erweitert sich der Hohlraum auf der einen Seite. Nach außen von der Bindegewebswand tritt, hier sich in das Vorderhorn vorschiebend, eine Aufhellung des Gewebes zutage. Die Markscheiden und Achsenzylinder sind hier völlig geschwunden; vom Rückenmarksgewebe sind eigentlich nur die Blutgefäße, verbunden durch einzelne Gliafaserzüge, übrig geblieben,

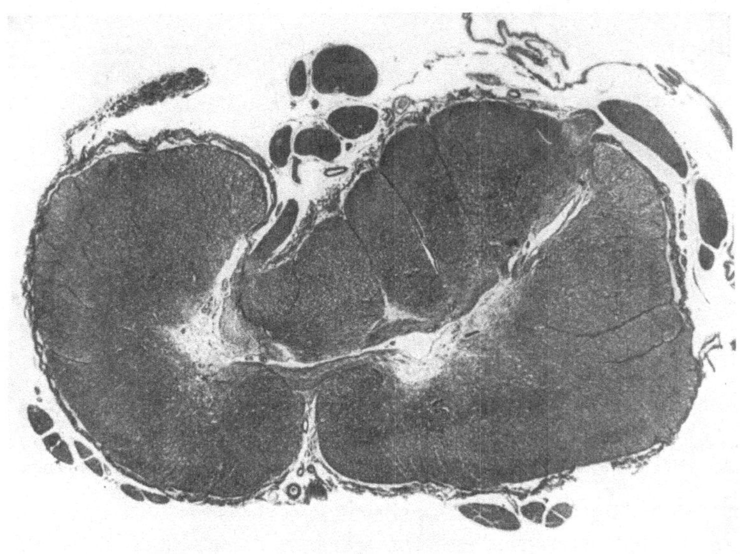

Abb. 120. Fall XIX. RM 277. Männlich, 46 Jahre. Paraffin, Azan. Oberes Halsmark. Großer Querspalt im zentralen Grau und den Hinterhörnern.

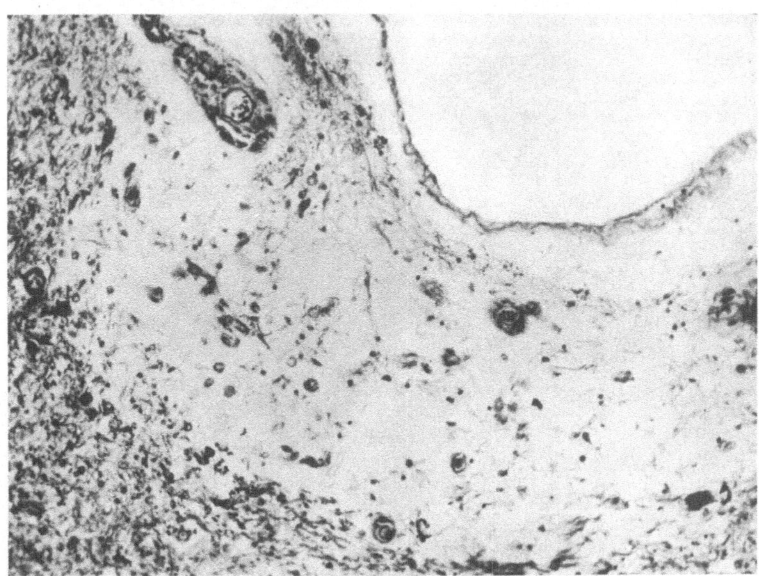

Abb. 121. Fall XIX. RM 277. Männlich, 46 Jahre. Paraffin, VAN GIESON. Oberes Halsmark. Hochgradige Gewebsauflösung in der Umgebung der Höhle.

zwischen denen spärliche Gliakerne und vereinzelte Ganglienzellen vom Typ der Vorderhornzellen zu erkennen sind (Abb. 121). Dieses Aufhellungsgebiet ist ziemlich scharf gegen den erhaltenen Teil des Vorderhorns abgegrenzt. Weiter seitlich schiebt sich auf der gleichen Seite der Spalt in das entsprechende Hinterhorn vor, ist in einem Teil seiner Wand auch weiter durch Bindegewebe ausgekleidet, während andere Teile nur von Glia umgeben sind. Nach außen von

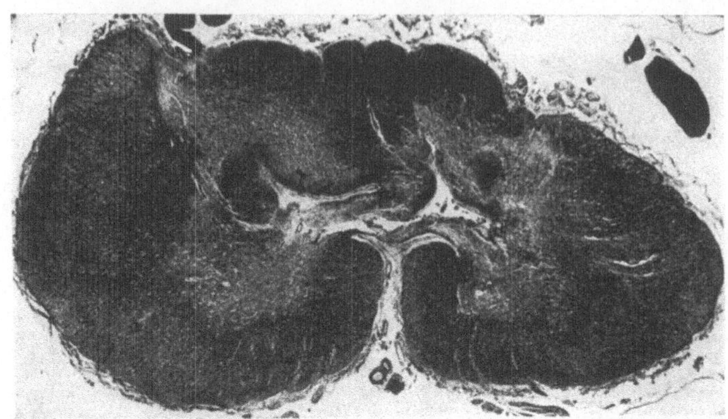

Abb. 122. Fall XIX. RM 277. Männlich, 46 Jahre. Paraffin, Azan. Mittleres Halsmark.
Doppelter Spaltraum, in dieser Höhe ohne Verbindung beider Höhlen untereinander.

dieser bindegewebigen Tapete findet sich eine derbfaserige, zirkulär angeordnete
Gliamasse. Auf der von Bindegewebe freien Seite ist die Glia wiederum aufgelockert, die Markscheiden sind in Zerfall, das ganze Rückenmarkgewebe in

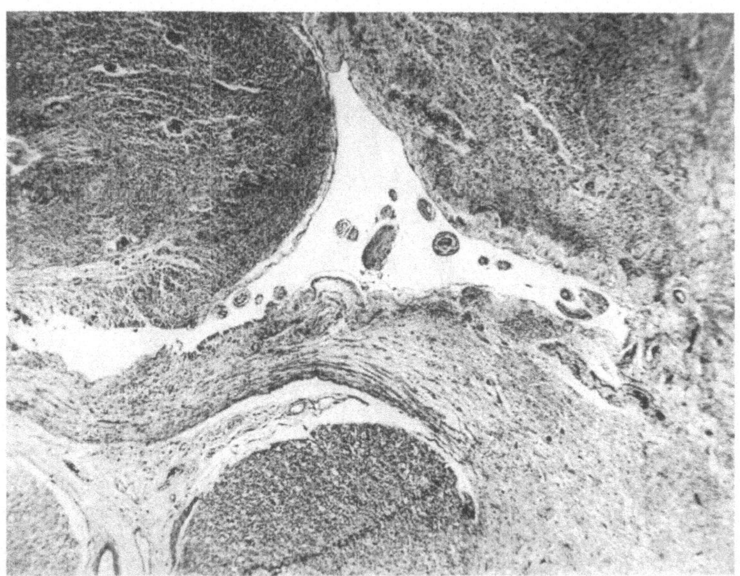

Abb. 123. Fall XIX. RM 277. Männlich, 46 Jahre. Paraffin, Azan. Mittleres Halsmark. Rechter Spalt
der Abb. 122 bei stärkerer Vergrößerung. Bindegewebsauskleidung. Balkenbildung, zum Teil erhaltenes
Ependym (links).

Auflösung (wenn auch nicht ganz so stark wie oben beschrieben). In dem hinteren
Teil der Hinterhörner sieht man an Stelle des fest abgegrenzten Hohlraumes ein
System von Spalten, bei denen man nicht recht weiß, ob sie Kunstprodukte
oder echte Spalträume sind. Eine Veränderung der Glia ist in ihrer Umgebung
nicht zu sehen.

Auf dem anderen Flügel des Spaltraumes ist der Befund ein ähnlicher. Nach außen von dem bindegewebig begrenzten Spalt hat sich wieder ein solcher Auflösungsherd entwickelt, der etwa die Basis des Vorderhorns und des Seitenhorns einnimmt, und in dem wiederum fast nur einzelne kleine Blutgefäße erhalten sind. Am Rande des Auflösungsherdes einige gut erhaltene Ganglienzellen. Dieser Herd setzt sich seitlich unscharf in eine aufgelockerte Rückenmarkssubstanz fort, nach hinten geht er in ein Spaltraumsystem über, das dem Hinterhorn folgt und sich bis zur Pia vorschiebt.

Reste von Ependym sind in der Wand des Hohlraumes nirgends zu sehen. Das Sept. post. und die Hinterstränge sind gänzlich unverändert.

In den nächsten Segmenten ändert sich das Bild zunächst darin, daß der Ependymzellhaufen vor dem Spaltraum verschwindet, und der Spalt in seiner vorderen Wand selbst von Ependym ausgekleidet wird.

Im unteren Halsmark sieht man zwei Spalträume (Abb. 122). Der erste entspricht dem vorher beschriebenen, ist aber mehr nach einer Seite verschoben. Er ist von ungefähr dreieckiger Gestalt (Abb. 123). Die Basis beginnt etwas nach außen vom

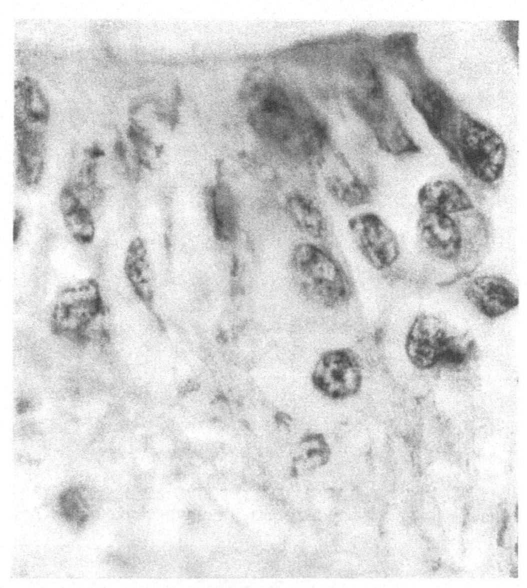

Abb. 124. Fall XIX. RM 277. Männlich, 46 Jahre. Paraffin, VAN GIESON. Mittleres Halsmark. Ependym mit deutlicher Faserbildung aus dem einen Hohlraum der Abb. 122.

eigentlichen Zentralkanalgebiet, von dem noch ein kleiner Ependymzellhaufen zu erkennen ist. Sie zieht sich dann über die Mittellinie hinweg, bis in die Grundfläche des Vorderhorns vor. Die beiden Seiten ziehen schräg nach hinten und grenzen einen Spalt ab, der sich etwa an der Grenze zwischen dem GOLLschen und BURDACHschen Strang nach hinten vorschiebt. Der ganze Spaltraum ist zum großen Teil mit ziemlich dickem Bindegewebe ausgekleidet. Nur nahe dem ursprünglichen Zentralkanal fehlt auf eine gewisse Strecke der Vorder- und der Hinterwand das Bindegewebe. Hier ist ein hohes Zylinderepithel erhalten, das sich vorn in den Ependymzellhaufen fortsetzt. Das Zylinderepithel trägt wieder eindeutig den Charakter von Ependym und läßt einwandfrei basale Fasern und vereinzelt auch Cilien erkennen (Abb. 124). Der Hohlraum wird von zahlreichen gefäßtragenden Trabekeln durchsetzt, die zum Teil auch eindeutige Reste von Markscheiden, gelegentlich in ganzen Bündeln, enthalten. Nach außen von der Bindegewebsauskleidung folgt im allgemeinen eine faserreiche, zellarme Gliazone. An manchen Stellen macht das Gewebe wieder einen mehr aufgelockerten Eindruck.

Auf der Seite, wo der Spalt weniger entwickelt ist, schließt sich an ihn seitlich und hinten eine ausgesprochene Gewebsauflockerung an, die sich nach dem Hinterhorn zu (an seiner Grenze zum Hinterstrang) vorschiebt und hier von einem dicken, gliösen Mantel umgeben ist. In dem Aufhellungsgebiet, das einzelne ganz unscharf begrenzte (vielleicht durch Gewebsschrumpfung entstandene) Spalten enthält, Reste von Markscheiden, einzelne Ganglienzellen,

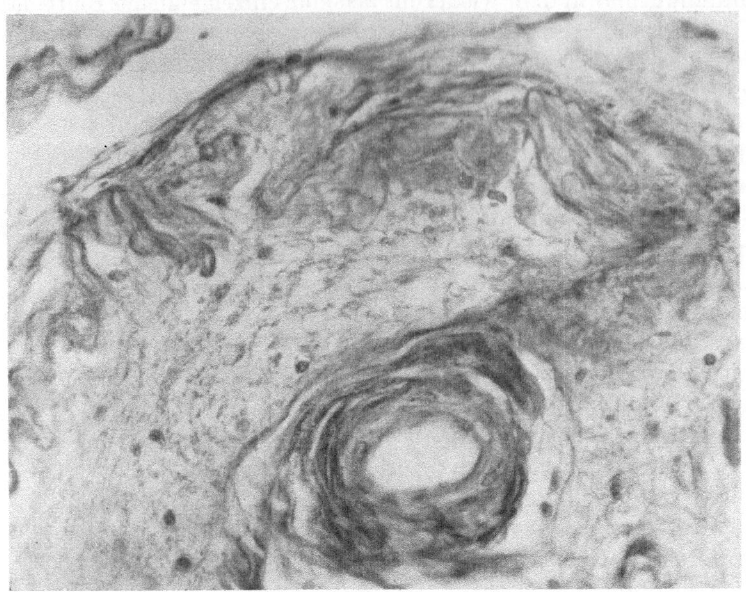

Abb. 125. Fall XIX. RM 277. Männlich, 46 Jahre. Paraffin, VAN GIESON. Oberes Brustmark.
Bindegewebige Auskleidung der Syringomyeliehöhle in Zusammenhang mit der Adventitia größerer Gefäße.

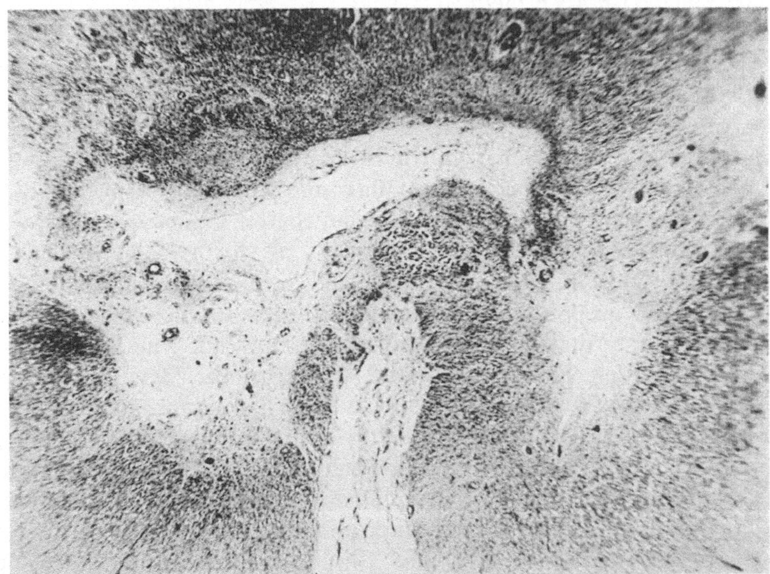

Abb. 126. Fall XIX. RM 277. Männlich, 46 Jahre. Paraffin, VAN GIESON. Mittleres Brustmark. Weitgehende
Zerstörung der Vorderhörner.

Blutgefäße, lockeres Gliafaserwerk. In diesem Auflockerungsgebiet liegt nun ein zweiter präformierter Spaltraum, der mit einer dicken, bindegewebigen Membran ausgekleidet ist. Er verläuft parallel zur Basis des ersten Spaltes, hinter ihm, quer durch die vordersten Anteile des einen Hinterstranges und schiebt sich von außen fast bis zur Mittellinie vor. Er ist mit seinem inneren Teil nach außen von der Bindegewebswand von einer dicken Gliaschicht aus faserreichem, kernarmem Gewebe umgeben.

Sept. post. wiederum völlig unbeteiligt.

In den folgenden Segmenten wechselt der Hauptspalt fast ständig seine Form und Ausbreitung. Zunächst bleibt er im obersten Brustmark unsymmetrisch, überschreitet auf der einen Seite nur wenig die Mittellinie, schiebt sich tief in das andere Hinterhorn vor. Er zeigt hier fast durchweg eine derbe, bindegewebige Auskleidung, die an einzelnen Stellen deutlich mit der Adventitia der Blutgefäße der Umgebung zusammenhängt (Abb. 125). Wo sie unterbrochen

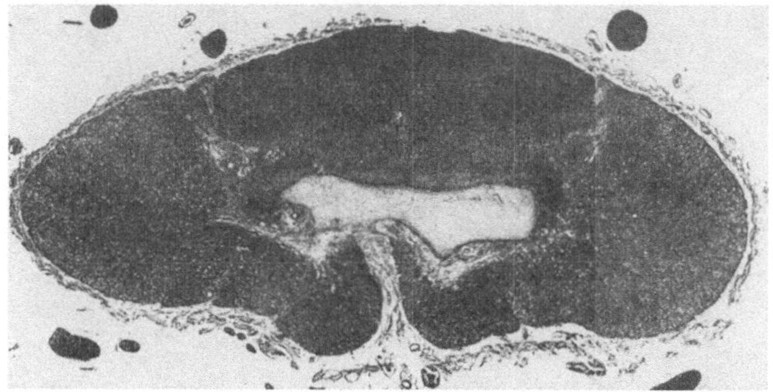

Abb. 127. Fall XIX. RM 277. Männlich, 46 Jahre. Paraffin, Azan. Mittleres Brustmark. Unterer Pol der Syringomyeliehöhle von Gliamasse gebildet.

ist, sieht man an ihrer Stelle hohes Zylinderepithel mit deutlichen basalen Epithelfasern und Andeutungen von Cilien.

In der Höhe von D_5 liegt der Spalt fast quer. Die bindegewebige Tapete ist überall gut entwickelt. Nach außen von ihr sieht man am hinteren Umfang einen breiten Gliawall aus zellarmem, faserreichem Gewebe, das sich flach in das Areal der Hinterstränge vorwölbt. Die Markscheiden der Hinterstränge sind in diesem Gebiet völlig zugrunde gegangen. Seitlich und vorn ist die Gliose weniger deutlich. Hier ist wiederum eine starke Auflockerung des Gewebes zu erkennen, die sich besonders auf die Vorderhörner erstreckt und zu weitgehendem Untergang des spezifischen Gewebes im Vorderhorngebiet geführt hat. Man sieht von ihm dann nur reichlich Blutgefäße mit verdickter Wand, spärliche Ganglienzellen, Reste von Markscheiden und ein feinfaseriges, aufgelockertes Glianetz. Merkwürdig ist, wie gut sich die Ganglienzellen in dieser Auflösungszone erhalten (Abb. 126).

Die Zerstörung der Vorderhörner nimmt weiter abwärts einen noch breiteren Raum ein, so daß es auf der einen Seite fast völlig verschwunden ist, auf der anderen Seite nur die Spitze und die seitlichen Teile erhalten sind.

Am unteren Pol endlich, in den unteren Segmenten des Dorsalmarkes, ist der zentrale Hohlraum als solcher geschwunden (Abb. 127). Er ist völlig durchsetzt von einer feinfaserigen Gliawucherung (Abb. 128) mit einzelnen erhaltenen Blutgefäßen und Resten von Markfasern. Die bindegewebige Auskleidung ist geschwunden. Auch die vordere Commissur ist jetzt zerstört. Von den Vorderhörnern sind nur Reste erhalten. Der Zentralkanal ist jetzt wieder in Form eines Ependymzellhaufens zu erkennen.

Zusammenfassung. Es handelt sich also um eine *ausgeprägte Syringomyelie* mit Bildung von *zwei zusammenhängenden Spalträumen,* die zum großen Teil mit *Bindegewebe* ausgekleidet sind, aber noch *Reste von hoch entwickeltem Ependym* enthalten. Die *Entwicklung der Spalträume* ist ausgesprochen *unsymmetrisch.* Die hintere Commissur ist unbeteiligt.

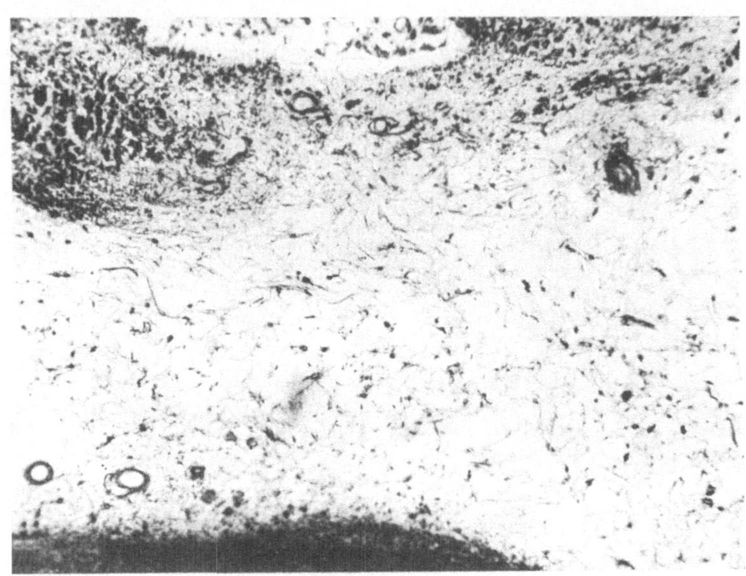

Abb. 128. Fall XIX. RM 277. Männlich, 46 Jahre. Paraffin, Azan. Mittleres Brustmark. Gliagewebe am unteren Pol der Syringomyeliehöhle. Unterbrechung der vorderen Commissur (stärkere Vergrößerung von Abb. 127).

Auffallend ist die *weitgehende Zerstörung der Vorderhörner* und am unteren Pol die *Auflösung der vorderen Commissur.*

Fall 20. RM 1119. S.-Nr. 425/39, Hans-August St., 76 Jahre.

Krankengeschichte. Familienanamnese o. B. Selbst immer gesund. In der letzten Zeit Unterschenkelgeschwür. Kein auffälliger Befund der äußeren Körperform. Keine Veränderung des Nervensystems.

Klinische Diagnose. Allgemeine Atherosklerose.

Todesursache. Bronchopneumonie.

Pathologisch-anatomische Diagnose. Allgemeine Atherosklerose. Hochgradige Cerebralsklerose. Coronarsklerose mit Herzmuskelschwielen. Erhebliche Atherosklerose der linken Art. tibialis post. mit autochthoner Thrombose. Atherosklerotisches Geschwür an der linken Ferse. Chronisches Lungenemphysem. Bronchitis.

Rückenmark. Das Rückenmark zeigt schwerste Veränderungen im ganzen Hals- und Brustmark, während makroskopisch das Lendenmark frei ist. Leider standen nur die Hals- und obersten Brustteile zur mikroskopischen Untersuchung zur Verfügung, da die unteren Brustabschnitte bei der Herausnahme zu stark gequetscht waren und deshalb keine einwandfreien Bilder boten. Im Prinzip ist die Veränderung in ihnen aber wie die in den oberen Abschnitten.

Das eindrucksvollste Bild zeigt das oberste Brustmark: großer quergestellter Hohlraum mit Ausläufern nach den Seiten und hinten und einer zeltartigen, zweizipfligen Erweiterung in der Gegend des Sept. post. (Abb. 129).

Im Bereich der Vorderwand in den medialen, aber auch noch den inneren seitlichen Bezirken herdförmige Auskleidung mit einem hohen Zylinderepithel,

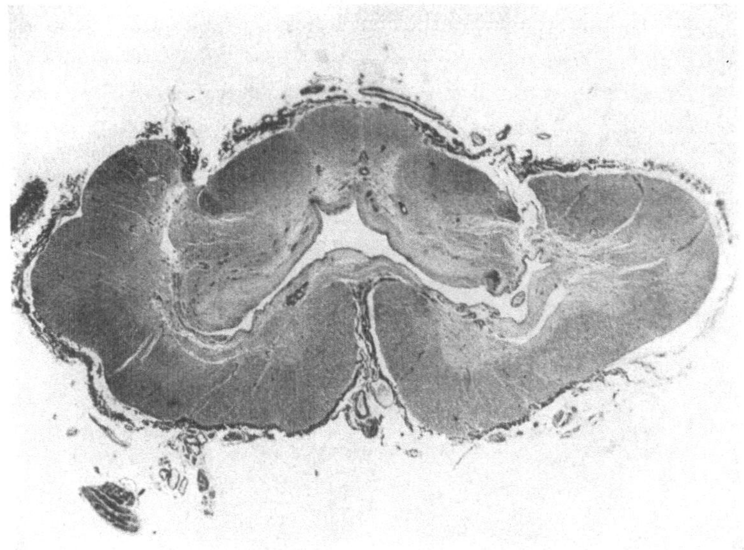

Abb. 129. Fall XX. RM 1119. Männlich, 75 Jahre Paraffin, VAN GIESON. Oberes Brustmark. Großer quergestellter Spalt in beide Hinterhörner übergehend.

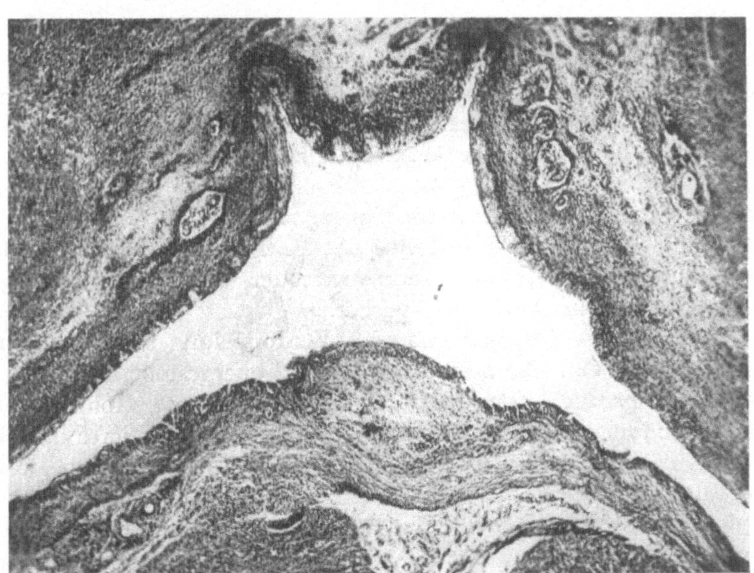

Abb. 130. Fall XX. RM 1119. Männlich, 75 Jahre. Paraffin, Azan. Oberes Brustmark. Höhle aus der Abb. 129, teils mit Bindegewebe, teils mit Ependym ausgekleidet.

das offenbar als Rest des Ependyms angesehen werden muß (Abb. 130). Sehr deutliche Ependymfasern und stellenweise einwandfreie Cilien. Hinterwand und seitliche Teile der Ausläufer frei von Epithel. Hier durchweg Auskleidung mit einer straffen Bindegewebstapete, die in gewelltem, arkadenartigem Verlauf die Wand überzieht und sich stellenweise verdickt. Im Lumen des Spaltes einzelne gefäßhaltige Trabekeln. Der Hohlraum biegt beiderseits seitlich nach hinten um und zieht sich in die Hinterhörner hinein. Nach außen von der Bindegewebswand folgt eine mäßig zellreiche, sehr faserreiche Gliawucherung, die als unregelmäßiger, breiter Mantel mit einzelnen polsterartigen Verdickungen den Hohlraum umzieht. An ihrer Stelle (wo sie weniger entwickelt ist) oder nach außen von ihr gelegentlich leichte Aufhellung des Gewebes, die aber nirgends bis zur Verflüssigung und zum gröberen Gewebsuntergang führt. Blutgefäße in der Wand des Hohlraumes durchweg in ihrer Wand verdickt, Lichtungen nicht

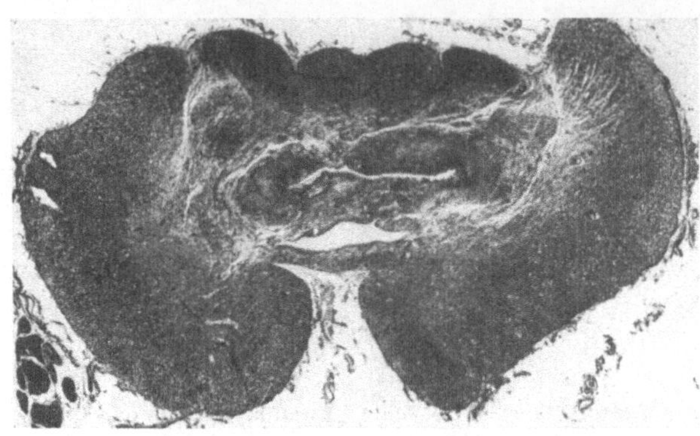

Abb. 131. Fall XX. RM 1119. Männlich, 75 Jahre. Paraffin. Azan. Mittleres Halsmark. Verdoppelung des Hohlraumes.

verengt. Von der Rückenmarkssubstanz selbst sind die Vorder- und Seitenhörner gut erhalten, die Hinterhörner sind weitgehend zerstört. Ebenso sind die Hinterstränge stark reduziert, zumal die Gliose hinten wesentlich stärker entwickelt ist als vorn und daher sich vor allem auf Kosten der Hinterstränge ausbreitet.

Vordere Commissur erhalten. Sept. post. normal.

In den mittleren und oberen Teilen des Halsmarkes ändert sich das Bild zunächst dadurch, daß der Spaltraum enger, der Gliawall breiter wird. Die Anordnung ist aber die gleiche wie vorher.

Dann tritt ziemlich überraschend eine Verdoppelung des Hohlraumes auf (etwa in der Gegend C_3). Die beiden Kanäle sind quergestellt, ihre Längsachsen stehen einander parallel. Der vordere, etwas schmälere Hohlraum ist mit typischem Ependym ausgekleidet und stellt sicher nichts anderes dar als einen erweiterten Zentralkanal. Seine Umgebung zeigt die bekannten abgewanderten Ependymzellen, aber kaum eine Gliose (Abb. 131).

Der hintere Kanal ist zum größten Teil mit Bindegewebe ausgekleidet, ist außerdem von einem breiten Gliamantel umgeben, der überall in großer Zahl Blutgefäße mit stark verdickten Wänden enthält, zeigt aber an mehreren Stellen Unterbrechung der Bindegewebsmembran. An diesen Stellen findet sich Epithel vom Typus des Ependyms. Es handelt sich also offenbar um einen Spaltraum, der aus einem Zentralkanaldivertikel entstanden ist. Dafür spricht auch, daß in den nächst höheren Segmenten der Hohlraum wieder einheitlich wird; er ist teils mit Ependym, teils mit Bindegewebe ausgekleidet, zieht sich auf der einen Seite in das Gebiet des Hinterhornes, auf der anderen in das des Vorderhornes hinein und zeigt eine wechselnd breite, gliöse Umwallung (Abb. 132).

Gröbere Aufhellungserscheinungen im Rückenmarksgewebe sind nirgends zu sehen. Der Prozeß scheint völlig zum Stillstand gekommen zu sein.

Zusammenfassung. Syringomyelie, offenbar *aus Hydromyelie entstanden. Divertikelbildung des Zentralkanals. Höhlenbildung* zum Teil in *die Hinterhörner,*

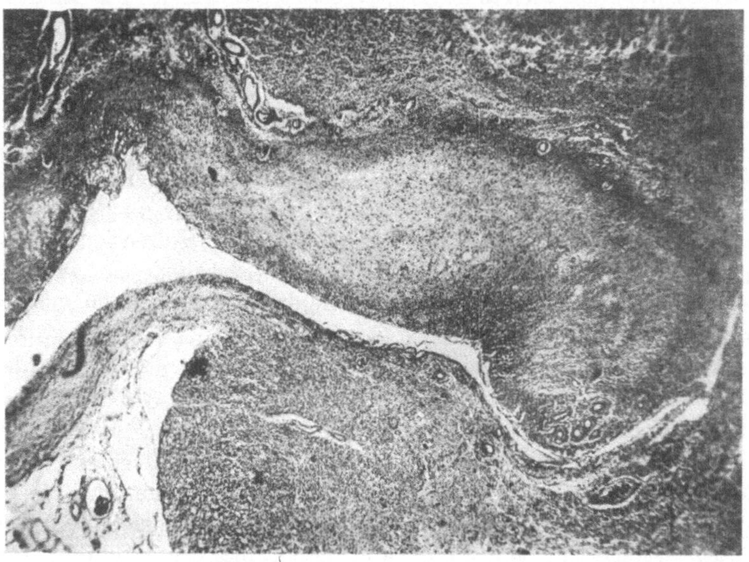

Abb. 132. Fall XX. RM 1119. Männlich, 75 Jahre. Paraffin, Azan. Oberes Halsmark. Höhlenbildung mit breiter gliöser Wand ohne Ependym.

zum Teil in ein *Vorderhorn hinein, bindegewebige Auskleidung der Höhlen,* soweit sie nicht mit Epithel ausgekleidet sind.

b) Besprechung der anatomischen Befunde.

Der Fall 14 zeigt im Halsteil besonders deutlich die *Beziehungen zwischen Zentralkanal, Ependym und umgebender Glia.* Daß ein gewisser Grad von *Dysraphie* besteht, dafür sprechen die unregelmäßige Gestalt und die weit ausgreifenden, seitlichen Fortsätze, sowie eine gewisse Spornbildung nach hinten zu. Die Hauptsache ist aber der sehr wechselnde Zustand seines Epithels, bald gut erhalten, von durchaus embryonalem, funktionell vollwertigem Charakter, bald völlig verloren gegangen. Die Glia in seiner Umgebung zeigt da, wo sie mit dem freien Lumen und seinem Inhalt in Berührung kommt, diejenige Reaktion, die wir schon früher gesehen haben, innen Quellung, Auflockerung, Neigung zur Verflüssigung, außen Kernvermehrung, dichte Faseranordnung, also Bildung einer Art von gliösem Wall um die zentrale Zone der Auflockerung. Was hier den Zentralkanal umgibt, muß man als Gliose bezeichnen, die allerdings deutlich die Zeichen der angepaßten gliösen Reaktion, nicht die einer selbständigen Wucherung geschwulstähnlicher Art trägt. Sie ist angepaßt wie der normale Mantel, der sich um den Zentralkanal herumlegt, unterscheidet sich aber von diesem durch ihre größere Dicke, die Schichtenbildung und den höheren Kerngehalt, besonders der Außenzone. Man hat den Eindruck, daß hier eine Wucherung stattgefunden hat, obwohl Mitosen nirgends zu sehen und Zeichen amitotischer Kernteilung zweifelhaft sind. Offenbar geht der ganze Prozeß sehr langsam vorwärts. Das zweite, was schon die Bilder aus dem Halsmark zeigen, ist eine eigenartige Beeinflussung der *Blutgefäßwände*; da, wo sie im Bereich der Auswirkung des Zentralkanals, im besonderen im Bereich der Gliose liegen, zeigen ihre Wände die Neigung zur *fibrösen Verdickung*. Die Lichtung wird dabei kaum beeinflußt, irgendwelche Zeichen entzündlicher Veränderung fehlen. Irgendein wesentlicher Untergangsprozeß ist hier im Gewebe des Rückenmarkes selber nicht nachzuweisen. Der Gliawall enthält keine Markscheidenreste.

Im unteren Brustmark tritt jetzt aber eine ganz neue Veränderung der Wand auf. Sie wird auf eine scharf begrenzte Fläche hin mit *Bindegewebe* ausgekleidet, das einen welligen Verlauf zeigt und sich in flachen, arkadenartigen Bögen von der darunterliegenden Glia abhebt. Es reicht, wie die Abb. 98 zeigt, nach beiden Seiten scharf bis an die Stelle heran, wo der Epithelbesatz wieder beginnt, der im Bereich des Bindegewebes selbst fehlt. Gerade diese *bindegewebige Auskleidung der Rückenmarkshöhle* hat zu mannigfachen Schlußfolgerungen und Spekulationen Veranlassung gegeben. Vor allem ist immer wieder der Gedanke aufgetaucht, in ihm ein *Zeichen einer Entwicklungsstörung* zu sehen, dadurch bedingt, daß bei der Raphestörung mesenchymale Anteile in die Tiefe verlagert und so zum Abschluß der Höhle mit verwendet werden. In unserem Fall straft zunächst schon die *Lokalisation* diese Schlußfolgerung Lügen. Die mesenchymale Verschleppung könnte mit der Entstehung der Raphe zusammen nach der üblichen Ansicht nur von hinten her erfolgen. In unserem Fall ist der Bindegewebssaum auf eine kurze Strecke der vorderen Wand beschränkt, während die Hinterwand ein völlig normales Ependym trägt. Das läßt sich entwicklungsgeschichtlich nicht erklären, spricht vielmehr dafür, daß hier eine *sekundäre mesenchymale Reaktion* auf dieselbe Einwirkung hin vorliegt, die an anderen Stellen zur Gliawucherung geführt hat. Warum hier Bindegewebe ? Einmal werden wir es hier wahrscheinlich mit einem *besonders alten Wanddefekt* des Zentralkanals zu tun haben, und zweitens werden wir, zunächst vermutungsweise, uns die Vorstellung machen, daß hier *aus einem rein lokalen Grunde mesenchymale Elemente der Blutgefäße* mit der *Einwirkung der Liquors in Berührung gekommen* sind und nun auf diese in *ähnlicher Weise reagieren wie sonst die Glia*.

Daran, daß der eben beschriebene Hohlraum sich vom Zentralkanal ableitet, kann wohl kein Zweifel sein; daß hier, wie das gelegentlich bei syringomyelischen Höhlen angenommen wird, in einem primären gliösen Zerfallsherd sekundär eine Epithelialisierung durch Umwandlung von Gliazellen in ependymale Elemente oder durch Überwachsen von Ependym vom Zentralkanal her entstanden sei, wäre eine so gesuchte Erklärung, daß sie schon nach der ganzen Form und Lokalisation des Hohlraumes abgelehnt werden muß.

Ich möchte aber schon hier auf einen weiteren Punkt hinweisen. Ich könnte mir vorstellen, daß epitheliale Zellen in einen Hohlraum, mit dem sie in Verbindung geraten, hineinwachsen; ich könnte mir auch vorstellen, daß Gliazellen eine Form annehmen, daß sie an Ependymzellen erinnern. Aber ich kann mir nicht denken, daß solche neugebildeten Zellen *in allen Eigenschaften mit vollwertigen Ependymzellen* übereinstimmen, daß sie vor allem *Cilien* und *Ependymfasern* enthalten und *Zeichen der Sekretion* aufweisen. Ich glaube, einmal an einer anderen Stelle gewisse regeneratorische Wucherungen der Ependymzellen gesehen zu haben; sie hatten aber einen völlig atypischen, sofort erkennbaren Charakter und unterscheiden sich deutlich von den Zellen, die einen kindlichen offenen Zentralkanal mit funktionierendem Epithel bekleiden. Solche Bilder sind aber Raritäten. Im allgemeinen scheint das Ependym, wenigstens im Alter des Erwachsenen, keine Neigung zur Regeneration mehr zu haben. Zellen, die zugrunde gehen, werden nicht mehr ersetzt. Wir werden daher das richtige treffen, wenn wir in Hohlräumen des Rückenmarkes Epithelzellen, die alle Eigenschaften echter Ependymzellen tragen, als Reste solcher auffassen, nicht als irgendwie neu gebildete Zellen.

Im oberen Brustmark zeigt unser Fall 14 schließlich noch eine *echte syringomyelische Höhle*. Sie steht *mit dem Zentralkanal nicht in Verbindung*, trägt kein Epithel. Aus ihrem Aussehen ist nicht zu entscheiden, ob sie aus einem Divertikel des Zentralkanals entstanden ist oder mit diesem nichts zu tun hat. Wand und Inhalt entsprechen aber so weitgehend der vorher vom Zentralkanal beschriebenen Bildung, daß wohl doch die größere Wahrscheinlichkeit dafür spricht, daß wir es mit einem entsprechenden Vorgang zu tun haben. Wir werden in anderen Fällen sehen, daß sich auch Beweise dafür finden. Auch diese Höhle trägt in einem kleinen Teil ihrer Wandung eine bindegewebige Auskleidung.

Zusammengefaßt zeigt dieser Fall also eine *Kombination einer Myelolyse, Gliose* und *Syringomyelie*. Bei der Veränderung um den Zentralkanal ist die gliotische Wucherung sicher etwas Sekundäres, bei der Höhlenbildung werden wir in Analogie dasselbe annehmen müssen.

Der Fall 15 zeigt die *ausgeprägteste Form einer Hydromyelie*. Daß die in Abb. 99 dargestellte Höhle der erweiterte Zentralkanal ist, darauf deuten die an den verschiedensten Stellen nachweisbaren Ependymzellen hin. Sie zeigen so typische Formen mit Cilien- und Faserbildungen, daß sie nur als echte Ependymzellen angesehen werden können. In diesem Fall hat die starke Erweiterung des Zentralkanals eine lebhafte reaktive Wucherung der Glia hervorgerufen. Sie besteht aus einem dichten Fasergewirr mit wenigen Zellen. Auffallend sind die Riesengliazellen mit unzähligen, sehr gut darstellbaren Fortsätzen, die in das Fasergewirr unregelmäßig eingestreut sind. Die Fasermasse geht ohne scharfe Grenze in die Umgebung über, zeigt nirgends ein verdrängendes Wachstum, zeigt kein tumorartiges Bild, sondern ist offenbar durch die mechanische Beanspruchung entstanden. Merkwürdig ist, daß trotz des weitgehenden Ependymverlustes eine Aufquellung der Glia oder eine zellige Wucherung, wie sie früher beschrieben wurde, nirgends zustande gekommen ist. Ich möchte annehmen, daß hier die feste gliöse Kapsel schon gebildet war, bevor es zum Ependymverlust kam, und halte den letzteren sogar zum Teil für postmortal oder wenigstens kurz vor dem Tode entstanden.

Diese Höhlenbildung macht sehr rasch einer ungefähr normalen Weite des Zentralkanals Platz. Aber jetzt taucht plötzlich dicht neben dem Sept. post. im Hinterstrang ein Hohlraum auf, der ganz dem des vorigen Falles entspricht. Er ist wie dieser nach allen Seiten von Glia umgeben, hat keinen Zusammenhang mit dem Zentralkanal und entspricht dem typischen Bild syringomyelischer Höhlen mit gliöser Wand, für die ja vielfach die Unabhängigkeit vom Zentralkanal als charakteristisch angesehen wird. In diesem Fall ist aber nun in der dem Zentralkanal nahen Wandhälfte der Höhle eine eindeutige Auskleidung mit Ependym nachzuweisen, so daß nach unserer Auffassung die Höhlenbildung zum mindesten in ihrem zentralen Teil mit dem Zentralkanal in Zusammenhang gebracht werden muß. Entweder handelt es sich einfach um ein *Divertikel des Zentralkanals*, dessen Epithel zugrunde gegangen ist, oder es lag wenigstens ein *Ausläufer des Zentralkanals* vor, von dem aus es nach Epithelverlust zu einem spaltförmigen Einbruch in die Substanz des Rückenmarkes gekommen ist, wie wir das auf der anderen Seite in einem weiter unten gelegenen Abschnitt annehmen müssen.

Nachdem vorübergehend der Zentralkanal fast normale Verhältnisse gezeigt hat, beginnt im oberen Brustmark eine neuerliche Erweiterung, die etwa in der Mitte des Brustmarkes zu einer richtigen Höhlenbildung wird. Diese unterscheidet sich aber sehr wesentlich von der Hydromyelie des Halsmarkes. Auch sie ist zwar als Erweiterung des Zentralkanals aufzufassen. Die Wand ist aber von einer eigenartigen, unregelmäßig zackig begrenzten Kontur. Von allen Seiten schieben sich vorspringende Pfeiler in das Innere vor, die sogar als Balken den Hohlraum durchziehen können und so auf Querschnitten scheinbar isoliert im Innern des Hohlraumes liegen. Daß primär eine Hydromyelie vorlag, dafür sprechen wieder die Ependymreste, die sich in den Buchten der Höhlen finden. Auch sie tragen wieder Cilien und sind mit Ependymfasern ausgestattet. Der größte Teil der Innenauskleidung ist aber frei von Epithel.

Was bedeuten nun die *Pfeiler-* und *Balkenbildungen*? Sie bestehen gewöhnlich aus einem zentralen Blutgefäß, das von Glia und markhaltigen Nervenfasern umgeben ist. Das heißt, sie sind als *Reste untergegangener Rückenmarkssubstanz anzusehen*, oder, anders ausgedrückt, es sind *ausgesparte, stehengebliebene Reste der Wand*, zwischen denen es zu einer weitgehenden „Ulceration" der Höhlenwand und ihrer Umgebung gekommen ist. Sie entsprechen gleichsam den Balken und Strängen, die sich in einer Lungencaverne finden. Und wie diese dadurch zustande kommen, daß das widerstandsfähigere Gewebe dem Ulcerationsprozeß, der von innen nach außen wirkt, standhält, so müssen wir auch sie als Überreste einer Gewebsauflösung ansehen, die von innen her die Wand der Hydromyelie eingeschmolzen hat.

Es handelt sich hier also um einen *echten Übergang von Hydromyelie zu Syringomyelie*. Und die widerstandsfähigen Anteile sind jeweils die in der Höhlenwand verlaufenden Blutgefäße mit dem sie umgebenden Gewebe von Glia und Markscheiden. Wie weitgehend der Einschmelzungsprozeß hier gegangen ist, sieht man an der vollständigen Zerstörung der vorderen Commissur, die ja sonst in der Regel bei Hydromyelie kaum beeinträchtigt ist.

Von diesem zentralen Hohlraum aus schiebt sich nun eine *spaltförmige Höhle* in dem einen Hinterhorn bis fast zur Wurzeleintrittszone vor (Abb. 102). Die Wand der Höhle wird wieder von Glia gebildet. Eine bindegewebige Auskleidung ist überhaupt in diesem Falle nirgends nachweisbar, obwohl doch die Veränderung wesentlich gröberer Natur ist als im vorigen Fall. Das spricht wiederum dafür, daß die bindegewebige Umwandlung der Höhlenwand etwas Sekundäres ist, was erst nach sehr langem Bestehen der Höhle eintritt. In unserem Fall, der ja ein 6jähriges Kind betrifft, hat die Zeit offenbar noch nicht ausgereicht, solche Veränderungen entstehen zu lassen.

Wie sollen wir uns nun diese *Spaltbildung* erklären? Daß bei ihr ein Zugrundegehen von Rückenmarkssubstanz eine Rolle spielt, dafür sprechen wieder Balkenbildungen, die sich im Innern des Spaltraumes finden. Eine Epithelauskleidung ist nirgends zu sehen, auch nicht in den verschiedensten seitlichen Buchten und Nischen, in denen sich ja sonst die Epithelien am besten halten. Ich möchte es deshalb für unwahrscheinlich halten, daß hier ein primäres Divertikel vorliegt, sondern denke eher daran, daß durch einen Epitheldefekt in der großen Höhle *der Liquor* in das Rückenmarksgewebe eingedrungen ist und *sich einen Sickerweg in das Hinterhorn gewühlt hat*. Im Bereich dieser Sickerstraße ist die Gewebsauflösung erfolgt, als deren Ergebnis wir jetzt die Spaltbildung vor uns sehen.

Fall 16 zeigt wiederum seinen Ursprung aus einer *Dysraphie* mit *Hydromyelie*: Breit ausladender Zentralkanal mit ausgesprochener Ependymauskleidung, stellenweise verdoppelt, mit einer Zwischenwand, die von einer engen Verbindungsöffnung zwischen den beiden Kanälen durchbrochen ist. Das erhaltene Ependym zeigt in beiden Hohlräumen die für das Ependym spezifischen Besonderheiten der Cilien und Ependymfasern. An den Stellen, wo das Epithel fehlt, die immer wieder beobachteten Folgeerscheinungen: In dem einen Ausläufer Aufquellung und Verflüssigung der umgebenden Rückenmarkssubstanz, die hier über den aufgelockerten gliösen Mantel hinausgeht und Untergangsbilder der Markscheiden erkennen läßt: Myelolyse. Auf der anderen Seite bindegewebige Auskleidung des Hohlraumes. Nach außen lassen sich zwar gelegentlich auch noch gewisse Auflösungserscheinungen erkennen, doch sind diese im allgemeinen wesentlich geringfügiger als im bindegewebsfreien Teil: Die bindegewebige Tapete sichert das umliegende Rückenmarksgewebe vor der weiteren Zerstörung. Sie stellt also eine Schutzmaßnahme des Körpers gegen ein Fortschreiten des myelolytischen Prozesses dar. Wie die Beschreibung erkennen läßt, kann man sich hier auch ein Bild machen, woher das Bindegewebe seinen Ursprung nimmt. Feinere und gröbere Blutgefäße mit verdickter, faserig veränderter Wand treten von außen her mit diesem Bindegewebe in unmittelbare Berührung. Sie sind von der Auflösung verschont geblieben und haben auf die Einwirkung des Liquors mit Wucherung der Adventitia reagiert. Und von dieser aus ist offenbar das Bindegewebe gebildet worden, das wie eine Tapete die innere Fläche der Höhle überzieht. Ein besonders schönes Beispiel der Gewebsauflösung bringen die Abb. 108, 110, 111 vom Halsmark: Hier gewinnt man unmittelbar den Eindruck, daß die aus dem Zentralkanal stammende Flüssigkeit sich durch die Lücken der Wand in das umgebende Gewebe vorschiebt, dieses durchsetzt, zur Aufquellung und schließlich zur Verflüssigung bringt. Die Flüssigkeit drängt sich wie ein feiner Sickerstrom zwischen Gliazellen und Markfasern vor und bringt im Endstadium beides zum Zerfall. Hier ist der Prozeß ganz offenbar noch im Fortschreiten begriffen. Es fehlt daher eine eigentliche Gliose, und es fehlt die mesenchymale Wucherung. Wir müssen uns die Gliaverhältnisse etwa folgendermaßen denken: Dysraphie allein führt nur zu einem, zwar in seiner Ausdehnung dem Zentralkanal angepaßten, aber sonst normalen Gliamantel. Stärkere Hydromyelie hat eine Verbreiterung der faserigen Gliahülle zur Folge, die gelegentlich mit Bildung von Riesengliazellen einhergeht, aber sonst keinen besonderen Kernreichtum, keine Wucherungserscheinungen zelliger Art zeigt. Kommt es zur gröberen Myelolyse, so wird zunächst der vorhandene Gliamantel aufgelöst, dann greift der Auflösungsprozeß auf das umgebende Nervengewebe über. Diesem Auflösungsprozeß halten am besten die Blutgefäße mit dem sie umgebenden Gewebe der Glia und Markscheiden stand. So bleiben sie als

Balken stehen, während rings in ihrer Umgebung die Gewebszerstörung fortschreitet. Ja, sie können allmählich so vollständig umwaschen werden, daß sie als freie Stränge streckenweise den offenen Hohlraum durchziehen.

Von diesen in den Bereich des Auflösungsprozesses einbezogenen Blutgefäßen geht dann auch eine mesenchymale Wucherung aus, die entweder auf die Adventitia der Gefäße beschränkt bleibt und hier zu einer Fibrose führt, oder' sich weiter ausbreitet und die Neigung zeigt, den Hohlraum mit einer bindegewebigen Auskleidung zu überziehen. Niemals haben wir bisher diese Bindegewebsbildung als etwas Primäres erkennen können. Sie trug überall den Charakter einer sekundären Anpassungserscheinung, die wohl noch mehr als die Glia imstande ist, eine weitere Gewebsauflösung zu verhindern.

Die *Myelolyse kann,* wohl besonders, wenn sie sehr langsam vor sich geht, *eine zellig-faserige Wucherung der umgebenden Glia auslösen,* so daß sich um die Auflösungszone herum ein zweiter zellreicher *Gliamantel* bildet, der unter Umständen imstande ist, der weiteren Auflösung Einhalt zu tun. Wird der ganze innere Bezirk aufgelöst, der äußere Gliawall aber nicht mehr angegriffen, so ist der Hohlraum von einer derb-faserigen Gliamasse umgeben, die von Auflösungsprozessen nichts mehr erkennen läßt. Ja, *es kann sich* wohl jetzt *die Gliose nach innen zu vorschieben und den Hohlraum allmählich verkleinern.* Das wird besonders dann eintreten, wenn die Liquorbildung infolge von Untergang des Ependyms oder Atrophie der Zellen nachläßt und so der Wachstumsdruck der Glia stärker wird als das Auflösungsvermögen des Liquors. Unter Umständen kann die wuchernde Glia auch eine *Abschnürung eines Ausläufers der Zentralkanalhöhle herbeiführen.* Ist dieser Ausläufer schon vorher frei von Ependym gewesen, so wird er jetzt keine weiteren Fortschritte machen, sondern unter Umständen in eine *solide Gliose* umgewandelt werden können.

Wenn auch als Ausgangspunkt die infolge Dysraphie vergrößerte und oft erweiterte Höhle des Zentralkanals gedacht ist, so hält sich die Myelolyse doch nicht mehr an irgendwelche entwicklungsgeschichtlich bedingte Anomalien. Ihr verfällt, was der Einwirkung des Liquors infolge Fehlens des Ependyms unmittelbar ausgesetzt ist. Da das Ependym sich aber in der Regel im vorderen Bezirk der Wand besser hält, als hinten, bleiben meist vordere Commissur und Vorderhörnern von der Auflösung verschont. Und da andererseits Divertikelbildungen sich besonders gern in das Sept. post., die Hinterstränge und Hinterhörner vorschieben, wie z. B. die Untersuchungen von Pick gezeigt haben, und hier aus irgendwelchem Grunde die größte Neigung zum Untergang des Ependyms besteht, sehen wir hier auch die Hauptneigung zur Myelolyse und Höhlenbildung.

Daß auch die Vorderhörner angegriffen werden können, zeigt unser Fall 16. Wie aus den Abb. 107 und 109 hervorgeht, sind hier die basalen Teile der Vorderhörner (besonders der einen Seite) ziemlich weitgehend in den Untergangsprozeß einbezogen.

Höhlenbildungen mit gliöser Wand sind aber nicht immer Teile des Zentralkanals oder seiner Ausläufer, sondern können auch wohl ein direktes Ergebnis der Gewebsauflösung sein, wenn ein *Liquorstrom* sich durch *eine Ependymlücke in das umgebende Gewebe vordrängt* und sich in diesem sein eigenes Bett wühlt. Dann steht dieser *Hohlraum* wohl irgendwo zu irgendeiner Zeit mit dem ependymtragenden *Zentralkanal* in Verbindung, ist aber selber *nicht ein präformierter*

Teil desselben, sondern einem *Fistelgang* vergleichbar, der sich aus einer Ependymhöhle in der Richtung des geringsten Widerstandes den Weg nach außen sucht. Auch hierfür scheint die graue Substanz der Hinterhörner besonders geeignet zu sein, wie die Beispiele der Rückenmarksblutungen zeigen, die sich ebenfalls gern an diese Leitbahnen halten und so den ganzen hinteren Abschnitt der grauen Substanz durchsetzen.

Unser Fall 16 zeigt schließlich noch eine isolierte Gliose im Sept. post. mit flügelförmigen Fortsätzen in die beiden Hinterstränge hinein. Sie ist vermutlich aus einem kleinen Divertikel des Zentralkanals entstanden, das sich vom Zentralkanal abgeschnürt, aber bald sein Epithel verloren hat. Die beiden scheinbar selbständigen Hohlräume in den Hinterhörnern hängen mit der Haupthöhle zusammen, nur ist in Abb. 112 der Zusammenhang mit ihr nicht getroffen.

Das Verhältnis von *Ependym, Glia* und *Bindegewebe* zeigt auch sehr deutlich unser Fall 17 im oberen Halsmark (Abb. 113). Der große, quergestellte Hohlraum entspricht dem ungenügend reduzierten Zentralkanal. In seinem mittleren Teil trägt er vorn noch Ependym. Die Wand ist hier kaum von der eines normalen Zentralkanals zu unterscheiden. Aber dieser Ependymbesatz ist auf eine schmale Zone begrenzt. Schon gegenüber, in der Hinterwand, fehlt er. Hier sehen wir eine gliöse Masse sich in die beiden GOLLschen Stränge vorschieben. Sie ist im Innern nahe der Zentralkanalhöhle hohl, enthält also eine kleine, wenn auch wenig scharf begrenzte Ausbuchtung des erweiterten Zentralkanals, zeigt aber eine sehr massive Gliawand, die innen noch gewisse Auflösungsvorgänge erkennen läßt. Der Verflüssigungsprozeß ist hier also noch im Fortschreiten begriffen. Eine bindegewebige Auskleidung, die wir doch gerade in diesem Gebiet erwarten müßten, wenn sie sich entwicklungsgeschichtlich erklären ließe, fehlt. Das ist deshalb besonders eindrucksvoll, weil sie hier im Sept. post. bindegewebige Züge mit Chromatophoren fanden, die wir in der Tat als Zeichen einer dysraphischen Störung mit Beteiligung des mesenchymalen Anteils deuten müssen. Es wäre also „versprengtes" Bindegewebe vorhanden gewesen, das Gelegenheit gehabt hätte, sich an der Entwicklung der Höhle zu beteiligen. Es ist dies übrigens der einzige Fall meines ganzen Materials, in dem ich eine solche Bindegewebsansammlung im Sept. post. nachweisen konnte.

Die Bindegewebsauskleidung ist dagegen in sehr schöner Ausprägung vorhanden im Bereich der seitlichen Ausläufer, allerdings auch hier nur insoweit, als ihnen eine Ependymauskleidung fehlt. Im übrigen zeigt sowohl hinten als seitlich die Wand den typischen Gliaaufbau eines älteren myelolytischen Gebietes. Auch Balken- und Strangbildungen fehlen nicht. Sie liegen in besonders deutlicher Form im unteren Halsmark vor. Hier hat sich der ganze quergestellte Hohlraum vom Zentralkanal abgeschnürt. Der letztere ist nur noch als obliterierter Zellhaufen zu erkennen. Der Zentralkanal ist also im oberen Halsmark ursprünglich einfach, wenn auch seitlich weit ausladend gewesen, im unteren Hals- und Brustmark war er bei der Rückbildung verdoppelt, eine Verbindung zwischen beiden Höhlen bestand nur im oberen Halsmark. Dann hat sich im unteren Teil der ventrale Abschnitt verschlossen, während der dorsale offen blieb und seine Verbindung mit dem offenen Lumen der oberen Abschnitte bewahrte. Im untersten Halsmark tritt eine Höhlenbildung im Hinterstranggebiet auf, die aber mit der quergestellten Höhle der oberen Abschnitte in offener Verbindung steht. Das Bild entspricht also mehr der Abb. 113. Diese Form der Höhlenbildung hält sich dann in weiten Teilen des Brustmarks. In den meisten Höhlen ist das Bindegewebe an der Auskleidung mit beteiligt, nur in den tiefsten, wahrscheinlich jüngsten Abschnitten fehlt es, so daß hier eine reine Gliose die Höhle begrenzt. Es hat also wahrscheinlich ursprünglich eine sehr ausgeprägte Dysraphie mit komplizierter und verzweigter Gestalt des Zentralkanals vorgelegen. Das Ependym ist weitgehend zugrunde gegangen, nur im oberen Halsmark als sezernierendes Epithel erhalten geblieben.

Auffällig ist, daß gerade der normal angelegte Teil des Zentralkanals der Obliteration verfiel, während im dysraphischen die Verödung ausblieb. Das läßt wiederum daran denken, daß ein *Zusammenhang* zwischen *Dysraphie und Ependymfunktion besteht:* Der ungenügend zurückgebildete (dysraphische) Zentralkanal behält die sekretorische Funktion seines Ependyms und trägt dadurch die Gefahr der Myelolyse in sich. Die *Dysraphie* ist also in der Tat die eigentliche *Grundlage der Syringomyelie,* wenn auch *in einem neuen Sinn, nicht in der Form, wie* BIELSCHOWSKY *und* UNGER *das annehmen.*

Der Fall 18 verdient dadurch eine besondere Erwähnung, daß hier eine besonders starke Zerstörung des einen Vorderhornes und Vorder- und Vorderseitenstranges eingetreten ist, so daß dadurch das Rückenmark eine völlig unsymmetrische Form erhalten hat. Sonst ist die quergestellte Höhlenbildung von dem früher Besprochenen nicht wesentlich verschieden. Sie ist fast durchweg mit einer bindegewebigen Membran ausgekleidet. Epithel ist im Brustteil nur in ganz spärlichen, flachkubischen Resten erhalten, nach oben zu steht aber der Hohlraum mit einem Epithel tragenden Zentralkanal in offener Verbindung.

Die vordere Commissur ist auf breite Strecken hin zugrunde gegangen. Der Hohlraum wird unmittelbar von der Pia des Sept. ant. begrenzt, dessen Bindegewebe sich in das des Hohlraumes verfolgen läßt, während wiederum das Sept. post. an der Bindegewebsbildung unbeteiligt ist.

Hier haben wir es also offenbar mit einem dysraphischen, seitlich breit ausladenden Zentralkanal zu tun, dessen Wände, hier besonders die vordere, einer weitgehenden Myelolyse verfallen sind.

Der Fall 19 ist ein Beispiel für eine sehr ausgeprägte Syringomyelie, bei der zunächst einmal das Auffälligste ist, daß in der Krankengeschichte von irgendwelchen Krankheitserscheinungen nichts beobachtet wurde. Das hängt ja wahrscheinlich damit zusammen, daß die Kranke an einem Genitalcarcinom litt und diese Erkrankung so stark im Vordergrund stand, daß auf zentral-nervöse Erscheinungen nicht weiter geachtet worden ist. Die Betonung dieses Faktors erscheint mir aber deshalb von Wichtigkeit zu sein, weil von neurologischer Seite immer wieder darauf hingewiesen wird, daß man nur diejenigen Fälle als Syringomyelie bezeichnen soll, die auch die charakteristischen klinischen Symptome bieten. Wenn wir uns auf diesen Standpunkt stellen, dann werden wir, ganz allgemein gesagt, über Anfangsstadien von Krankheiten niemals etwas aussagen können. Denn die meisten der schleichend verlaufenden Krankheiten sind ja nun einmal dadurch charakterisiert, daß sie erst verhältnismäßig spät für den Kliniker bemerkbar werden. Daß im übrigen die weitgehende Zerstörung gerade des Vorderhornapparates in Fall 18 vollkommen symptomlos gewesen wäre, wenn genau auf Ausfallserscheinungen geachtet worden wäre, halte ich für unwahrscheinlich.

Anatomisch möchte ich auch hier zunächst als sicher herausstellen, daß die Spalt- und Hohlraumbildung aus dem Zentralkanal selbst hervorgegangen ist. Wenn der Spaltraum auch auf große Strecken von einer bindegewebigen Tapete ausgekleidet ist, und so weite (offenbar sekundäre) Veränderungen seiner Wand zeigt, daß diese mit einem Zentralkanal kaum noch irgendwelche Ähnlichkeit hat, so sehen wir doch an den verschiedensten Stellen immer wieder, meist auf kürzere Strecken, ein typisches Ependym erhalten. Daß es sich um ein solches handelt, dafür sprechen die sehr charakteristische Basalfaserbildung und die hier und da auftretenden Cilien, die allerdings hier stärker als in früheren Fällen zurücktreten.

Es mag allerdings dahingestellt bleiben, ob sämtliche Verzweigungen des sehr kompliziert gebauten Kanal- und Höhlensystems wirklich ursprünglichen Divertikeln des Zentralkanals entsprechen. Es kann vielmehr diese oder jene Nebenhöhle auch durch den früher genügend dargestellten Auflösungsprozeß zu erklären sein, der durch Lücken des Zentralkanalependyms und fistelähnlich ausströmenden Liquor zustande gekommen ist. Aber der Haupthohlraum ist mit Sicherheit aus dem Zentralkanal herzuleiten.

Das heißt also: Die Syringomyelie muß auch in diesem Fall aus einer Hydromyelie bzw. Dysraphie mit Myelolyse der Wand hergeleitet werden.

Mit den früheren Befunden übereinstimmend ist die Struktur der Wand. Innen ist sie weitgehend von Bindegewebe gebildet, das im Bereich der Haupthöhle nur dort verschwindet, wo sich Reste von Ependym gehalten haben. Nach außen von ihr sahen wir einen sehr unregelmäßig breiten Wall faseriger Glia mit mäßig reichlichen, regelmäßigen Astrocyten, die in Faserpräparaten ihre engen Beziehungen zu den Gliafasern erkennen lassen. In einzelnen Abschnitten, die anscheinend noch jüngerer Natur sind, fehlt die bindegewebige Wand, und die Glia selbst kleidet den Hohlraum aus. Dann zeigt sie in der Regel innen wieder die bekannten Auflockerungsprozesse, während sie außen von mehr straffen, faserreichem Charakter ist. Es scheint also auch hier so, als wenn die Gliose der bindegewebigen Auskleidung vorausgeht.

Diese ist wiederum von irgendwelchen mesenchymalen Einsprengungen des Sept. post. völlig unabhängig. Das letztere zeigt überhaupt in diesem Fall keine Beteiligung an dem ganzen Vorgang. Dagegen sieht man an den verschiedensten Stellen unmittelbare Beziehungen zwischen den in der Gliawand übriggebliebenen Blutgefäßen mit ihrer verdickten Adventitia und der Bindegewebsauskleidung der Höhle. Man kann ohne weiteres sagen, daß diese Adventitia direkt in die Bindegewebstapete übergeht, und kann daraus den Schluß ziehen, daß sich die letztere wahrscheinlich aus der Adventitia der Gefäße entwickelt hat.

Sehr hochgradig sind die myelolytischen Prozesse. Das ist hier deshalb auffallend, weil es sich doch offenbar um einen älteren Prozeß handelt, wie aus der starken Beteiligung des Bindegewebes hervorgeht. Man kann auch nicht sagen, daß etwa nur die Teile der Hohlraumbildung progrediente Tendenzen erkennen lassen, die noch nicht von Bindegewebe ausgekleidet sind. Sondern auch in der Umgebung der mesenchymal gedeckten Wandteile macht der Auflösungsprozeß noch sehr lebhafte Fortschritte. Das zeigen hier ganz besonders die Vorderhorngebiete, die in ganz ungewöhnlicher Form in Zerfall begriffen sind (Abb. 121 und 126). Die Markscheiden sind weitgehend zerstört, Gliazellen sind nur spärlich zu sehen, nur die Ganglienzellen haben sich gelegentlich merkwürdig lange gehalten. Die Zerstörung geht so weit, daß in der Umgebung des eigentlichen Hohlraumes außerhalb seiner bindegewebigen Membran richtige neue Zerfallshöhlen entstanden sind, die ohne eigene Wand vom zerfallenen Rückenmarksgewebe umgeben sind. Dieser Befund erklärt uns für weiter fortgeschrittene Fälle von Syringomyelie, daß trotz der Abdichtung durch das Bindegewebe der ganze Prozeß noch progrediente Tendenzen hat. Vergleicht man allerdings die Stelle der fortschreitenden Auflösung mit denen, in denen die Zerstörung offenbar mehr zur Ruhe gekommen ist, so sieht man, daß eine weitere Zerstörung hauptsächlich dort auftritt, wo die Bindegewebslage noch sehr dünn ist, meistens nur aus einem einzelnen hauchdünnen Fäserchen besteht. Sobald sich erst eine dickere, vielschichtige Lage von Bindegewebsfasern gebildet hat, ist von einem Fortschreiten des Prozesses in der Regel nichts mehr zu sehen. Das Bindegewebe stellt also wohl doch, wenn es eine gewisse Dicke erreicht, einen Schutz des Rückenmarksgewebes vor weiterer Zerstörung vom Innern des Hohlraumes aus dar.

Sehr auffallend ist weiterhin hier die besonders starke Mitbeteiligung der Vorderhörner. Dabei muß daran festgehalten werden, daß die eigentliche, offenbar primäre Spaltbildung sich in querer Achse, der Lage des Zentralkanals entsprechend, entwickelt hat und sich von hier in die Hinterhörner vorschiebt, d. h. also diejenige Ausbreitung zeigt, die für die Syringomyeliehöhlen charakteristisch ist. Die Auflösung im Vorderhorn ist offenbar eine spätere, zusätzliche Veränderung. Ich möchte fast annehmen, daß in diesem Gebiete sich relativ lange ein Ependym erhalten hatte, das einen Schutz des Rückenmarksgewebes gegen die Einwirkungen des Liquors darstellte. So lange das Ependym erhalten war, blieb hier die Gliawall- und Bindegewebsschutzbildung aus, während die seitlichen und hinteren Teile der Hohlräume sich mit einer Gliabindegewebshülle umgaben. Als dann sekundär auch das Ependym der Vorderwand zerfiel, konnte sich hier die Einwirkung des Liquors stärker bemerkbar machen und griff somit auf diesen ungeschützten Teil über.

Wir haben also eine Dysraphie, die sich in der sehr wenig reduzierten Größe und komplizierten Verzweigung des Zentralkanals zu erkennen gibt, mit einer teilweisen Erhaltung des funktionierenden Ependyms und einer weitgehenden Myelolyse, die schließlich zum Bilde der vollentwickelten Syringomyelie geführt hat. Auch daß der Zentralkanal in vielen Teilen des Rückenmarkes als solcher zu erkennen ist, meist sogar in obliteriertem Zustand, spricht dafür, daß ursprünglich ein dysraphisch verzweigter Zentralkanal vorlag, von dem der vordere Anteil zur Obliteration kam, während die nicht reduzierten Anteile die weitere Umbildung zur Syringomyelie durchmachten.

Einen wesentlich mehr abgeschlossenen Prozeß zeigt Fall 20. Hier ist der Zusammenhang der Höhlenbildung mit dem alten Zentralkanal wiederum durch die an verschiedenen Punkten erkennbare, eindeutige Ependymauskleidung erkenntlich. Die Dysraphie geht aus der zeltartigen Spornbildung in das Gebiet der Hinterstränge, den weit ausladenden Seitenflügeln, die sich bogenförmig in die Hinterhörner vorschieben und der Verdoppelung des Kanals im Halsmarkgebiet hervor. Denn auch hier zeigen beide Hohlräume an ihrem wenigstens zum Teil erhaltenen ependymalen Überzug ihre Herkunft aus dem Zentralkanal.

Frischere Gewebsauflösungen fehlen, der Prozeß ist offenbar zu einem gewissen Stillstand gekommen. Die bindegewebige Auskleidung ist überall derb und fest, der Gliawall nach außen von ihr ist teilweise sehr dicht und wird nicht mehr durchbrochen.

Daß aber auch hier eine echte Syringomyelie und nicht eine einfache Hydromyelie vorliegt, dafür spricht die beträchtliche ältere Zerstörung der Rückenmarkssubstanz, von der Reste stellenweise noch als Balken und feine Stränge im Innern des Hohlraumes nachgewiesen werden können.

Zusammenfassung.

1. Unter *Syringomyelie* verstehen wir eine *Spalt- oder Höhlenbildung im Rückenmark*, die *unter Zerstörung der Rückenmarksgewebe* zustande kommt.

2. Die *Syringomyelie ist immer die Folge einer Myelolyse*, sie ist gleichsam ihr Endzustand.

3. Die *Syringomyelie entsteht* wie die einfache Myelolyse meist oder sogar immer *auf dem Boden einer Dysraphie*, d. h. einer mangelhaften Rückbildung des Zentralkanals.

4. Die *Höhlenbildung entsteht entweder aus dem Zentralkanal* bzw. einem seiner Fortsätze, *oder steht mit diesem wenigstens durch eine Epithellücke in offener Verbindung.*

5. Die *Syringomyelie* ist also *entweder eine Dysraphie bzw. Hydromyelie mit Wandeinschmelzung*, oder sie ist eine *Höhlenbildung*, die durch *umschriebene Zerstörung des Rückenmarksgewebes vom Zentralkanal her zustande kommt.*

6. Diese *Wandeinschmelzung* oder *Zerstörung der Rückenmarkssubstanz* ist mit großer Wahrscheinlichkeit auf ein *Eindringen des Liquors* aus dem Zentralkanal in das Rückenmarkgewebe zurückzuführen.

7. Die *Syringomyeliehöhle* ist *in der Regel umgeben von einem Wall faseriger Glia*, der aber sehr verschieden dick ist und nicht an allen Stellen der Höhlenbildung vorhanden zu sein braucht.

8. Die *Gliawucherung* ist eine *Folge der Myelolyse* und damit des zur Höhlenbildung führenden Vorganges, nicht ihre Ursache.

9. Die *Syringomyeliehöhle ist oft*, wenigstens in einem Teil ihrer Wand, *von einer bindegewebigen Membran ausgekleidet.*

10. *Diese Bindegewebswucherung tritt erst sekundär* in der Wand der Höhle *auf* und ist auf eine *Wucherung des adventitiellen Gewebes der benachbarten Blutgefäße zurückzuführen.* *Sie* hat mit dem dysraphischen Prozeß selbst nichts zu tun, sondern *ist erst eine Folge der Myelolyse.*

11. Sowohl *Glia-* wie *Bindegewebswucherung stellen Versuche des Körpers* dar, den *myelolytischen Prozeß aufzuhalten.* Ob ein syringomyelischer Prozeß stationär oder progredient ist, ist an dem Grad der noch im Gang befindlichen Myelolyse zu erkennen.

12. Die *Blutgefäße* in der Wand der syringomyelischen Höhle *zeigen* regelmäßig *eine fibröse Verdickung ihrer Außenwand.* Eine Verengerung der Lichtung ist in der Regel nicht nachzuweisen. Für *das Zustandekommen der Gewebsauflösung spielen die Blutgefäße keine Rolle.*

IV. Zentrale Gliose.

a) Kasuistik.

Fall 21. RM 739. S.-Nr. AH 268/37, Paul St., 52 Jahre.

Krankengeschichte. Familienanamnese o. B. Vor einigen Jahren hochgradige Erfrierung der Zehen. Jetzt Magenbeschwerden. Thorax o. B. Nervensystem ohne krankhaften Befund.

Klinische Diagnose. Lebercirrhose.

Todesursache. Anämie, Kreislaufschwäche.

Pathologisch-anatomische Diagnose. Lebercirrhose. Oesophagusvaricen. Blutender Varixknoten kurz hinter der Kardia. Milztumor. Ascites. Bronchitis. Anämie der Organe.

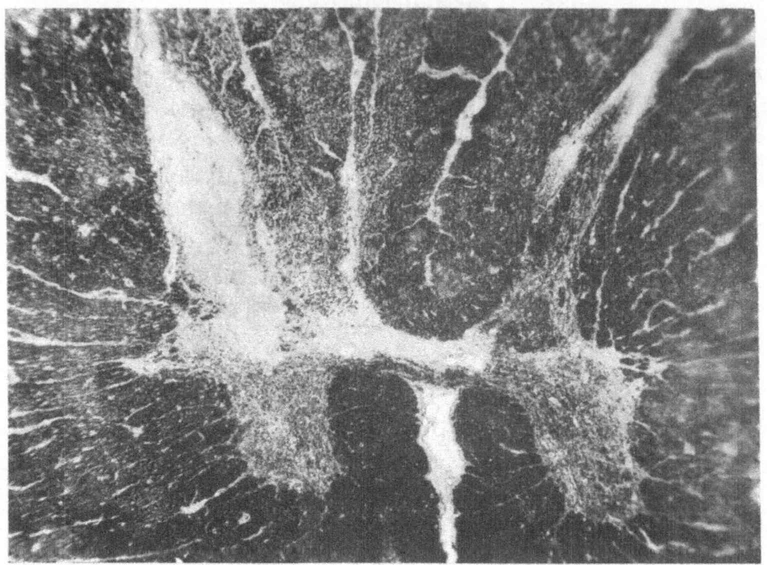

Abb. 133. Fall XXI. RM 739. Männlich, 52 Jahre. Gelatine, SPIELMEYER. Halsmark. Höhle in Hinterhorn mit Gliawall.

Rückenmark. Die Veränderung ist im Brust- und Halsmark lokalisiert.

Im letzteren findet sich, auf engen Raum beschränkt, eine *Hohlraumbildung* in einem der Hinterhörner mit einer *breiten Gliawucherung*, die auf den entsprechenden Hinterstrang übergreift (Abb. 133). Die Gestalt des Hohlraumes und der umgebenden Gliose ist im RM-Querschnitt birnenförmig, der verjüngte Teil reicht bis nahe an das Wurzeleintrittsgebiet. Die Wand des Hohlraumes besteht aus einer kernarmen, derbfaserigen, sehr gleichmäßig aufgebauten Glia. Eine gewisse Schichtung ist insofern angedeutet, als die innersten Teile etwas aufgequollen, die äußeren dicht und sehr faserreich sind. Der Gliawall ist von einzelnen Markscheiden durchsetzt, die offenbar mit denen der umgebenden Stränge in Zusammenhang stehen. Irgendwelche frischen, akuteren Veränderungen sind nirgends zu sehen. Die Gliakerne haben die Form der gewöhnlichen Makroglia. Das ganze macht den Eindruck eines völlig abgeschlossenen Prozesses. Ependym ist selbst in Resten nirgends zu sehen.

Der Zentralkanal ist völlig obliteriert und besteht aus einem Haufen von Ependymzellen mit Glia und einigen Markscheiden. Irgendein Zusammenhang zwischen dem Zentralkanal und der Hohlraumbildung besteht nicht.

Diese Hohlraumbildung verschwindet nach unten sehr schnell (ob sie sich nach oben auf die Medulla fortsetzt, ist nicht geprüft worden, da es sich auch hier um einen Zufallsbefund handelt und die Medulla nicht aufgehoben wurde), und macht einer reinen Gliose Platz, die sich jetzt ziemlich scharf an das Hinterhorn hält und die Stränge nicht mehr berührt.

Beim Übergang in das obere Brustmark nimmt diese *Gliose* sehr an Masse zu und greift von dem betreffenden Hinterhorn auf die Hinterstränge und das zentrale Grau über. Auch hier ist die Gliamasse zellarm, derbfaserig, dicht, zeigt keine Aufquellungs- oder Aufhellungserscheinungen, nirgends Zellwucherung. Eine Hohlraumbildung besteht nicht. Vom Zentralkanal sind stellenweise Reste angedeutet, ein offener Kanal besteht nirgends, aber auch der übliche, bei der Obliteration entstehende Zellhaufen ist meist nicht zu sehen. Markscheidenreste in Form von einzelnen Fasern oder ganzen Bündeln durchziehen die Gliawucherung.

Nach der Mitte des Brustmarkes zu hört die Gliose ziemlich plötzlich auf und macht einer normalen Rückenmarksfigur Platz.

Es handelt sich also hier offenbar um einen ganz alten, völlig zum Stillstand gekommenen Prozeß.

Zusammenfassung. Die *Hohlraumbildung* erinnert zwar noch an die mit dem Zentralkanal zusammenhängenden Höhlen, zeigt aber *keine frischen Verflüssigungs- oder Wucherungserscheinungen. Das Beherrschende ist hier die Gliose, sowohl im zentralen Grau wie im Hinterhorn.* Ob früher auch im zentralen Grau einmal eine Höhlenbildung vorgelegen hat, läßt sich nicht mehr sagen. Jetzt ist von einer solchen nichts mehr zu sehen.

Fall 22. RM 131. S.-Nr. 158/36, Minna S., 44 Jahre.

Krankengeschichte.
Klinische Diagnose. Schwachsinn. Zustand nach abgeheilter Encephalitis (?) Bronchitis.
Todesursache. Herzschwäche.
Pathologisch-anatomische Diagnose. Eitrige Bronchitis und Bronchiolitis. Enteritis. Kleine Schilddrüse. Hypoplystisches Genitale. Keine Veränderungen der äußeren Körperform.

Rückenmark. Der Halsteil des Rückenmarkes ist unverändert. Der Zentralkanal ist völlig obliteriert und besteht aus einer mittelgroßen Zellansammlung von Ependymzellen ohne ältere oder neue Lichtung, mit zahlreichen dazwischen verfilzten Gliafasern. Die Commissuren sind gut zu erkennen. Hinter der hinteren Commissur besteht eine leichte dreieckige Vermehrung der Glia, die sich spitz auf das Sept. post. fortsetzt.

Im oberen Brustmark, etwa in der Höhe von D_2, beginnt eine *massige Zunahme der Glia im Bereich der Subst. grisea centralis.* Sie liegt asymmetrisch. Der Zentralkanal ist obliteriert und in Form eines kleinen Zellhaufens (kleiner als im Halsmark) erhalten, ein wenig zur Seite gedrängt. Er zeigt im allgemeinen keine Lichtung. Die Gliose erstreckt sich in ihrem obersten Teil vornehmlich seitlich in die graue Zentralsubstanz, wölbt sich flach in den ventralen Abschnitt des einen Hinterstranges und in das entsprechende Hinterhorn vor. Die CLARKEschen Säulen sind zunächst noch erhalten, dann geht die eine in der gliös veränderten Seite zugrunde. Vorderhörner unbeteiligt. Vordere Commissur bis auf ganz vereinzelte Markscheiden zerstört, durch Gliagewebe ersetzt (Abb. 134).

Das rundlich-ovale *Gliafeld* zeigt im *Zentrum einen Hohlraum*. Er trägt kein Epithel, sondern ist unmittelbar von der Gliamasse begrenzt und enthält eine feinkörniggeronnene Masse mit einzelnen Resten von Gliafasern. Die Wand zeigt, wie schon bei früheren Fällen betont, drei Schichten: Die innerste besteht aus feinsten Fäserchen in lockerer Anordnung ohne klar erkennbare Richtung, mit weiten Lücken zwischen den Fasern. Sie ist sehr arm an Kernen. Im Bereich dieser innersten Schicht liegen Reste des Zentralkanals, die hier stellenweise noch ein deutliches Lumen erkennen lassen und sich aus Zylinderzellen zusammensetzen (Abb. 135). Eine Verbindung des Zentralkanallumens mit der Höhle

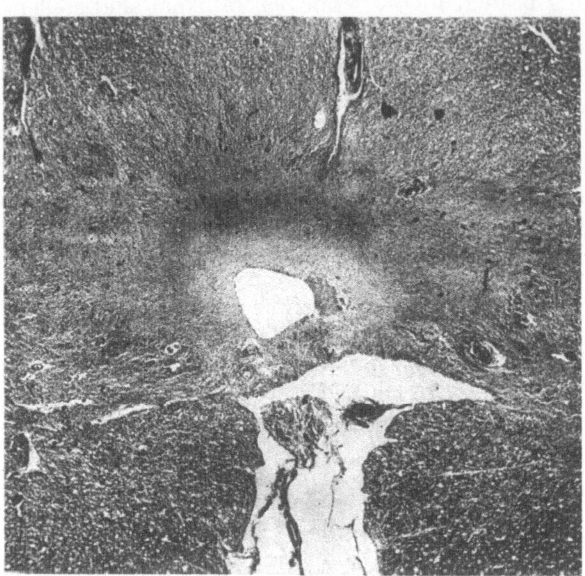

Abb. 134. Fall XXII. RM 131. Weiblich, 44 Jahre. Paraffin, Azan. Oberes Brustmark. Gliose mit zentraler Höhle, Zerstörung der vorderen Commissur.

ist nirgends nachzuweisen. Nach außen schließt sich eine sehr dichte, ebenfalls fast rein faserige Schicht an, die auch nur sehr wenige Kerne enthält. Diese wird dann nach außen wiederum von einer zellreicheren Schicht umgeben. An einzelnen Stellen kann man sogar mehrfach den Wechsel zwischen faserreichen und kernreichen Schichten verfolgen, die sich konzentrisch umeinanderlegen. Unmittelbar an der Grenze zu den Hintersträngen ist die Glia meist am zellreichsten. Hier zeigen die Zellen eine gewisse palisadenförmige Anordnung. Die Kerne sind von sehr regelmäßiger Gestalt und entsprechen den gewöhnlichen Astrocytenkernen. Von irgendeiner Polymorphie, wie man sie in Gliomen findet, ist nirgends etwas zu sehen. Kernteilungsfiguren fehlen. Nach außen geht die Gliamasse völlig unscharf in das umgebende Gewebe über, indem verdickte Streifen gliös-faseriger Substanz sich allenthalben, nach außen allmählich schwächer und zarter werdend, in die Umgebung zwischen die Markscheiden der Faserbündel vorschieben. So setzt sich die kompakte Gliamasse in eine Art Netzwerk fort, das sich in das Gebiet der Markstränge vorschiebt. Auch nach der grauen Substanz zu ist die äußere Abgrenzung der zentralen Gliose unscharf. Im Innern der Gliamasse sind sehr zahlreiche Bruchstücke von Markscheiden in ganz unregelmäßigem Verlauf und von sehr wechselnder Breite nachzuweisen (Abb. 136). Fettkörnchenzellen finden sich nicht.

In den nächst tieferen Segmenten etwa D$_4$ ändert sich das Bild insofern, als der zentrale Hohlraum verschwindet. Er ist hier durch eine fast kernlose, sehr lockere Gliafaserwucherung ersetzt. Nach außen davon kommt dann wieder die kompakte, dichte Gliafaserwucherung, die dem früheren Präparat entspricht, nach außen zellreicher wird und sich unscharf in die Glia der Umgebung fortsetzt.

Die vordere Commissur ist jetzt nicht mehr völlig unterbrochen, aber doch sehr stark von Glia durchsetzt.

Der *Gliastift* hört dann schon vor der Mitte des Brustmarkes auf und macht einem normalen Rückenmarksquerschnitt Platz.

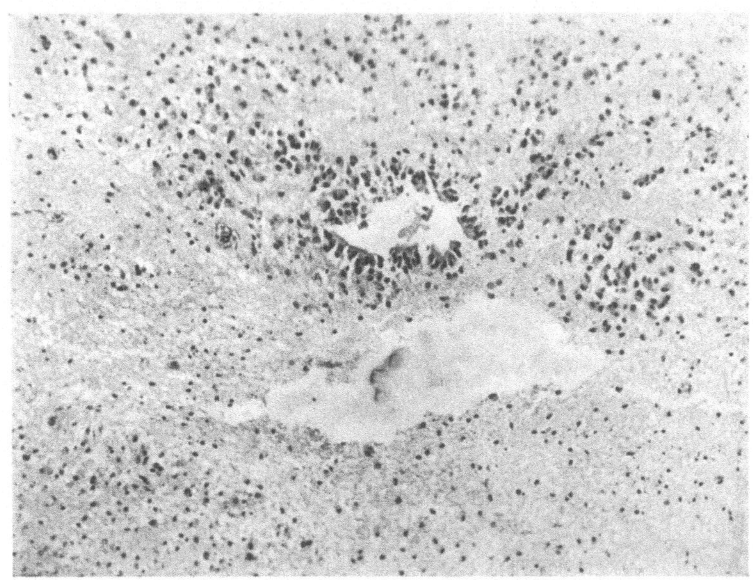

Abb. 135. Fall XXII. RM 131. Weiblich, 44 Jahre. Paraffin, VAN GIESON. Oberes Brustmark. Gliose mit zentraler Höhle und Zentralkanal. Ependym zum Teil in Zerfall.

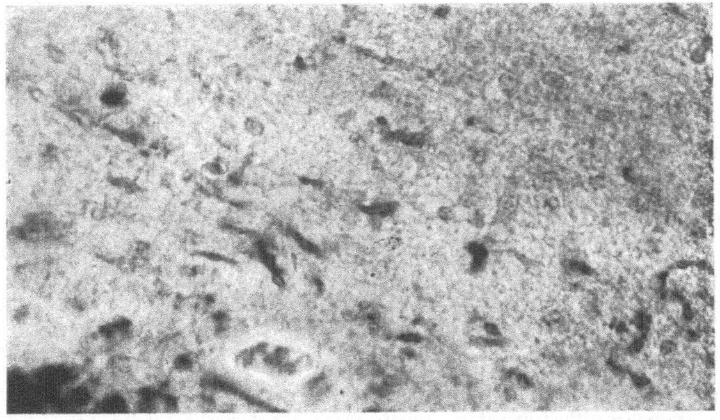

Abb. 136. Fall XXII. RM 131. Weiblich, 44 Jahre. Gelatine, SPIELMEYER. Brustmark. Markscheidenreste in Gliose.

Im ihrem unteren Abschnitt ist in einem gewissen Bereich die ganze zentrale Gliose von Haufen und großen und kleinen Nestern großer epithelähnlicher Zellen durchsetzt, die völlig mit „abgewanderten" oder bei der Obliteration liegengebliebenen Ependymzellen identisch sind. Das ganze Bild erinnert jetzt an die im Abschnitt D_2 beschriebenen, in denen zwar der Zentralkanal obliteriert ist, aber diese Obliteration sich offenbar an eine sehr mangelhafte Rückbildung des Zentralkanals angeschlossen hat. Dadurch ist die zentrale „epithelial-gliöse Narbe", die normalerweise als Endergebnis des Obliterationsvorganges im Zentrum des Rückenmarksquerschnittes übrig bliebe, um ein Vielfaches vergrößert. Diese Ependymzellhaufen liegen zum Teil in unmittelbarer Beziehung zu dem zentralsten Teil der Gliose und grenzen direkt an die inneren, in Auflösung begriffenen Gebiete.

Zusammenfassung. Zellarme, sehr faserreiche Gliawucherung (Gliose) in der Subst. grisea centr. mit Übergreifen auf vordere Commissur, Hinterhorn und Hinter-

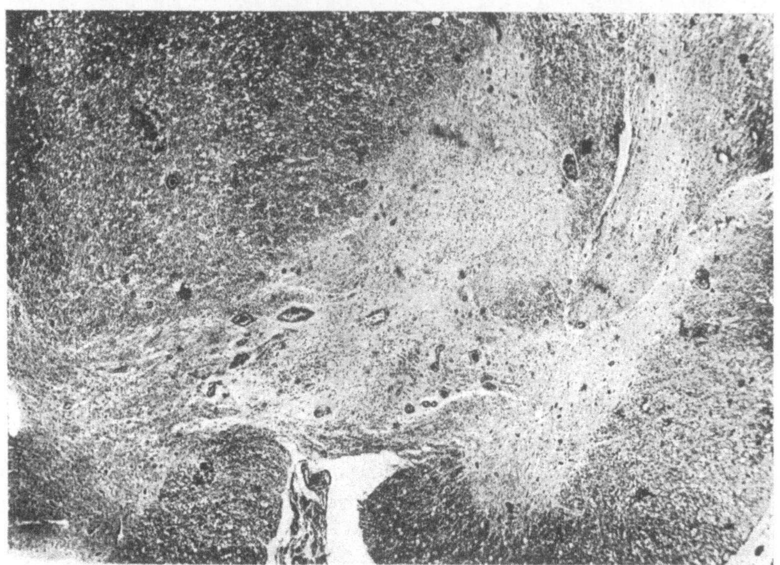

Abb. 137. Fall XXIII. RM 72. Männlich, 67 Jahre. Paraffin, VAN GIESON. Oberes Brustmark. Zentrale Gliose mit Zentralkanalresten und ausstrahlendem Fortsatz in einen Hinterstrang.

strang. Zentraler Hohlraum ohne Epithelauskleidung. Zentralkanal zum Teil offen, aber ohne Beziehung zur Höhlenbildung. *Ausgedehnte Ependymreste* im Gliosegebiet, besonders in seinem innersten Anteil.

Kein expansives Wachstum der Gliose, ganz allmählicher Übergang zum normalen Gewebe, wie man das sonst in narbigen Gliawucherungen findet. *Keine Ähnlichkeit mit einem echtem Gliom.*

Fall 23. RM 72. S.-Nr. 328/36, Reinhold G., 67 Jahre.

Krankengeschichte. Erbkrankheiten nicht bekannt. 1924 Operation wegen eingeklemmten Nabelbruches. Jetzt mit Zeichen des Ileus erkrankt. Operation ergibt Peritonealverwachsungen mit Rezidivbauchbruch.

Klinische Diagnose. Postoperative Pneumonie. Hochgradige Adipositas.

Todesursache. Peritonitis.

Pathologisch-anatomische Diagnose. Vereiterung der Operationswunde. Diffuse fibrinöse Peritonitis des Unterbauches. Kleinere Lungenembolie. Keine Anomalien der äußeren Körperform. Keine Erscheinungen des Zentralnervensystems.

Rückenmark. Beispiel einer *typischen zentralen Gliose* im Brustmarkgebiet.

Im Halsmark ist der Zentralkanal zum Teil obliteriert, zeigt aber einen Restkanal mit typischem Ependym.

Im obersten Brustmark ist der Kanal offen. Das Epithel ist noch hoch zylindrisch, zeigt deutliche Ependymfasern und unterscheidet sich nicht von dem eines jungen Menschen. An mehreren Stellen ist das Epithel unterbrochen. Die Umgebung zeigt das gewöhnliche Bild aus abgewanderten Ependymzellen, gewucherter Glia und Gruppen von Markfasern von vorwiegend längsgerichtetem Verlauf. Der Befund würde also kaum von der Norm abweichen. Dicht neben dem Zentralkanal tritt aber nun eine *Höhlenbildung* auf, deren Wand kein Ependym enthält. Das Innere der Höhle enthält eine lockerfaserige, aufgequollene, wabige Masse aus Glia mit einzelnen hochgradig aufgequollenen Markscheiden.

Der Hohlraum grenzt zwar an einen Ependymdefekt des Zentralkanals, steht aber mit ihm nicht unmittelbar in Verbindung. Eine Gliawucherung der Umgebung ist nicht festzustellen. Diese tritt dann in den nächsten Segmenten (ungefähr in Höhe von D_3) auf (Abb. 137). Großes Zentralkanalgebiet. Mehrere voneinander getrennte Haufen von Ependymzellen an typischer Stelle hinter der vorderen Commissur. Innerhalb der Haufen feinfaserige Gliawucherung, zwischen den Haufen eine gröbere Gliafasermasse, die die Ependymzellansammlung in zwei voneinander getrennte Komplexe zerlegt. Nach hinten davon ein offener Zentralkanal mit Zylinderepithel, das stellenweise unterbrochen ist (Abbildung 138). In seiner Umgebung wiederum eine größere Gliafasermasse, die im Zen-

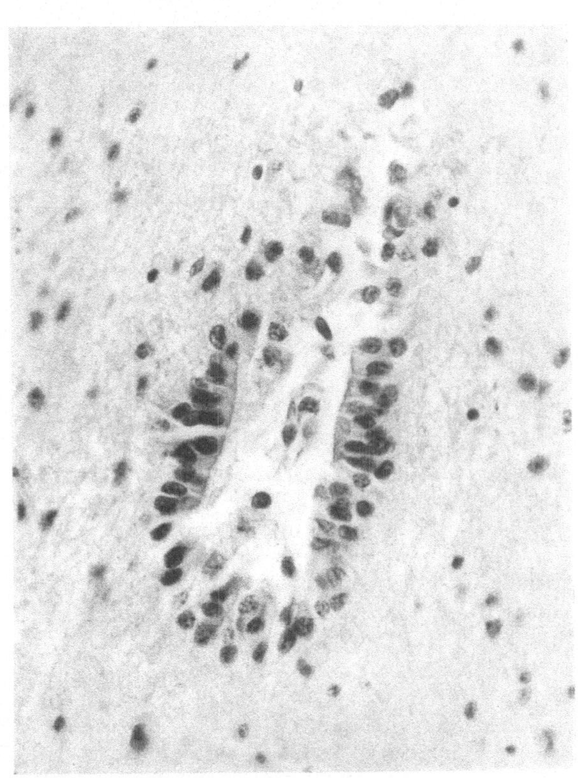

Abb. 138. Fall XXIII. RM 72. Männlich, 67 Jahre. Paraffin. VAN GIESON. Oberes Brustmark. Zentralkanal im Zentrum der Gliose.

trum eine leichte Auflockerung zeigt. Von ihr aus zieht sich eine grobe Gliamasse unsymmetrisch in einen Hinterstrang hinein. Glia feinfaserig, zellarm. Zellkerne sehr regelmäßig, zum Teil in Schwärmen und Zügen angeordnet. Zwischen den Gliafasern unregelmäßig verstreut Reste von Markscheiden. Außerdem sieht man fleckförmige Ansammlung einer zelligen, homogenen Substanz, die man sonst in den Gliawucherungen nicht findet.

Die äußeren Grenzen dieser Gliawucherung sind zwar im großen gesehen ziemlich scharf. Stärkere Vergrößerung läßt aber erkennen, daß die Fasern ohne scharfe Grenze in die des umgebenden gliösen Fasernetzes übergehen. Die schollig homogenen Massen, die wie ein eingedicktes Ödem oder eine geronnene Eiweißmasse aussehen, drängen sich zwischen die Gliafasern und schieben sie stellenweise weit auseinander. Sie finden sich, worauf besonders hingewiesen sei, nicht im Zentrum der Gliose, sondern im Grenzgebiet gegen das gesunde

Gewebe. Mit dem Auflockerungsprozeß im Innern der Gliose scheinen sie nicht
zusammenzuhängen. In der Gegend der einen CLARKEschen Säule eine Gruppe in
Untergang begriffener, hochgradig gequollener, kernloser Ganglienzellen (Abb.139).

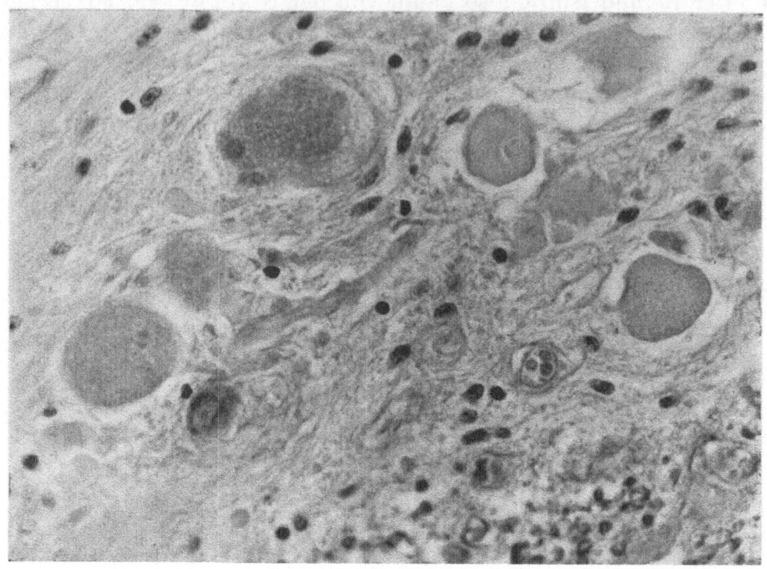

Abb. 139. Fall XXIII. RM 72. Männlich, 67 Jahre. Paraffin, VAN GIESON. Oberes Brustmark.
Große aufgequollene, in Nekrose übergehende Ganglienzellen am Rande der Gliose.

Etwas tiefer nimmt die *Gliawucherung* eine quer-ovale Form an und entspricht in ihrer Lage einem quergelagerten Zentralkanal (Abb. 140). Sie zeigt
eine Unterteilung in zwei Schichten. Die innerste ist fast zellfrei und besteht

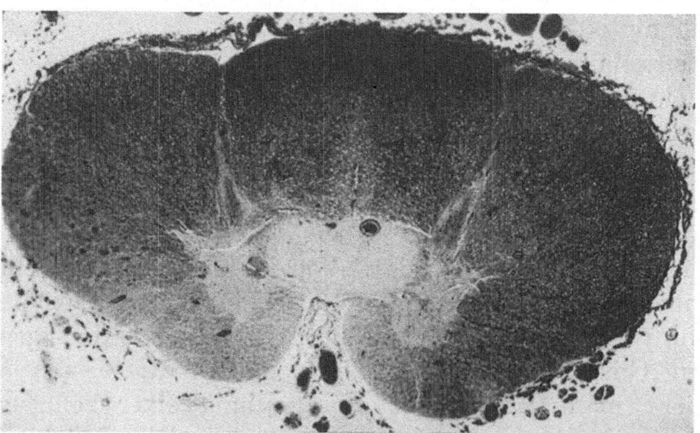

Abb. 140. Fall XXIII. RM 72. Männlich, 67 Jahre. Paraffin, Azan. Mittleres Brustmark.
Zentrale quergestellte Gliose.

nur aus einem sehr faserreichen, dichten Gliafilz. Nach außen wird die Wucherung allseitig zellreicher. Die Kernanordnung ist bis zu einem gewissen
Grad pallisadenartig um das zellarme Zentrum. Die Kerne sind sehr regelmäßig
und entsprechen den großen Gliakernen, die man auch sonst in der Umgebung
des Zentralkanals findet.

Etwa in der Mitte des Brustmarkes entsteht wieder eine zentrale Hohlraumbildung, die sich spaltförmig etwas nach den Seiten zieht und von einer aufgelockerten Schicht feinfaseriger Glia umgeben ist (Abb. 141 und 142). Die

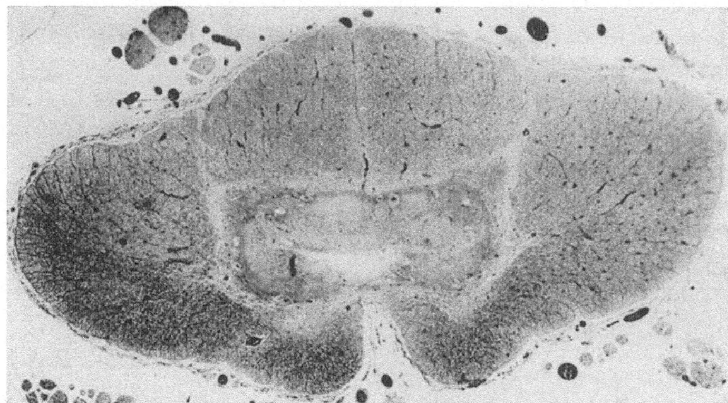

Abb. 141. Fall XXIII. RM 72. Männlich, 67 Jahre. Paraffin, Azan. Mittleres Brustmark. Quergestellte Gliose mit zentraler Höhle.

übrige Gliose behält ihren Charakter. Nur treten jetzt an den verschiedensten, scheinbar völlig voneinander getrennten Stellen kleine Gruppen von Ependymzellen auf, teils in der Nähe des zentralen Hohlraumes, teils mehr in der Peripherie

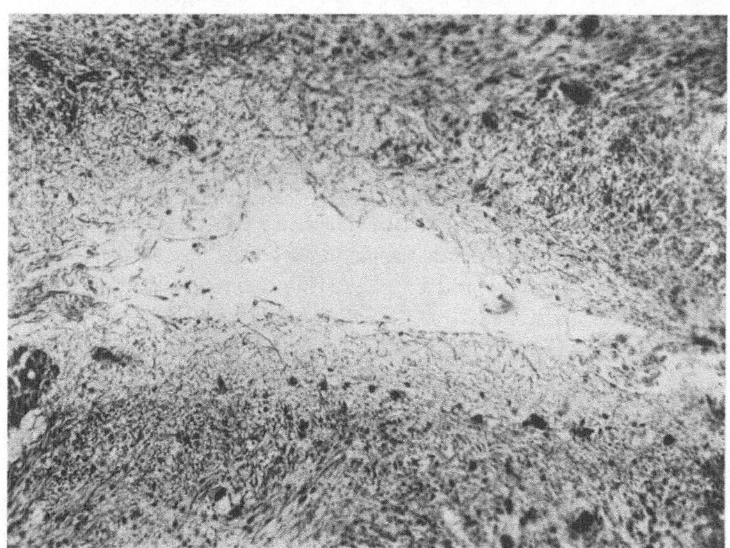

Abb. 142. Fall XXIII. RM 72. Männlich, 67 Jahre. Paraffin, VAN GIESON. Mittleres Brustmark. Feinfaserige aufgelockerte Gliose in der Umgebung der zentralen Höhle.

der Gliose. Keine der Gruppen steht mit der Hohlraumbildung in irgendeinem örtlichen Zusammenhang. In der Umgebung des Spaltraumes zahlreiche Blutgefäße mit besonders starker Fibrose der Wand und offenbar stark eingeengtem Lumen. Irgendwelche Zeichen einer Gewebsnekrose sind in der Umgebung des Spaltes nicht zu sehen. Die Kerne sind durchaus gut gefärbt, Zeichen von Karyolysis oder Karyorhexis fehlen. Die Gliose zeigt keine Beziehungen zu

Vorder- und Hinterhörnern, drängt allerdings die Vorderhörner besonders stark zusammen. Ausläufer nach dem Sept. post. fehlen.

Im unteren Brustmark macht die Gliose einem normalen, noch leicht offenen Zentralkanal Platz. Die Glia um den Zentralkanal vielleicht noch ein wenig vermehrt, aber nicht mehr, als man das auch sonst oft in den unteren Rückenmarksabschnitten findet.

Die untersten Teile des Brustmarkes und des Lendenmarkes sind unverändert.

Zusammenfassung. Große zentrale Gliose im Gebiet des Zentralkanals mit Resten von letzterem, teils in Form eines offenen Rohres mit unterbrochener Wand, teils in Form zerstreuter Ependymzellgruppen. Zentrale Hohlraumbildung mit aufgelockerter gliöser Wand ohne Ependym.

Fall 24. RM 248. S.-Nr. AH 388/36, Kurt D., 40 J.

Krankengeschichte o. B. An den äußeren Körperformen keine Abnormität. Keine nervösen oder Reflexstörungen.

Klinische Diagnose. Postgrippöses Empyem. Lungengangrän.

Todesursache. Herzinsuffizienz.

Pathologisch - anatomische Diagnose. Eitrige Bronchitis und Bronchiolitis. Bronchopneumonische Herde in beiden Unterlappen. Zustand nach Rippenresektion bei rechtsseitigem Pleuraempyem. Eitrige Pleuritis über dem rechten Unterlappen. Geringe Dilatation des linken Ventrikels. Zwei Magenulcera fingerbreit oberhalb des Pylorus.

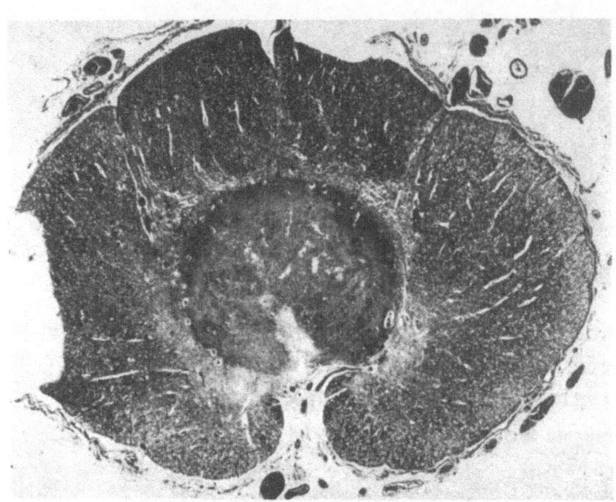

Abb. 143. Fall XXIV. RM 248. Männlich, 40 Jahre. Paraffin, Azan. Oberes Brustmark. Zentrale Gliose im Gebiet der Subst. gel. centr. mit Verdrängung der Vorder- und Hinterhörner. Zerstörung der vorderen Commissur.

Rückenmark. Vom Halsmark bis in das untere Brustmark (obere Grenze nicht festgelegt) zieht sich eine *kompakte gliöse Wucherung* hin, die das Gebiet des zentralen Graus einnimmt.

Wie das erste Bild aus dem obersten Brustmark (Abb. 143) zeigt, ist die *vordere Commissur völlig zerstört.* Die Wucherung zeigt einen ungefähr kreisförmigen Querschnitt, verdrängt die graue Substanz der Vorder- und Hinterhörner, ohne in sie einzuwachsen oder sie zu zerstören, und nimmt nach hinten ein beträchtliches Gebiet der Hinterstränge ein. Sie ist im ganzen nach allen Seiten scharf begrenzt. Nur nach hinten gehen von ihrem Umfang strangförmige gliöse Fortsetzungen aus, die sich in das Sept. post. und in die Glia zwischen GOLLschen und BURDACHschen Strängen vorschieben. Die Wucherung besteht aus einem sehr dichten, faserreichen, feinfaserigen Gliagewebe, dessen Fasern sich wirr in allen Richtungen durchflechten, und enthält in den zahlreichen, gleichgroßen, regelmäßig geformten Gliakernen nirgends eine einzige Mitose, gelegentlich Bilder, die an Amitosen denken lassen.

In das Gewebe eingebettet mäßig zahlreiche Blutgefäße mit deutlicher Wandfibrose.

Stärkere Vergrößerung zeigt nach außen von dieser Gliawucherung eine zweite schmale Zone, wo die faserige Glia ebenfalls vermehrt ist, aber einen lockeren Aufbau erkennen läßt. Diese Zone stellt eine Art dünne Kapselbildung um den Kern der Gliawucherung dar.

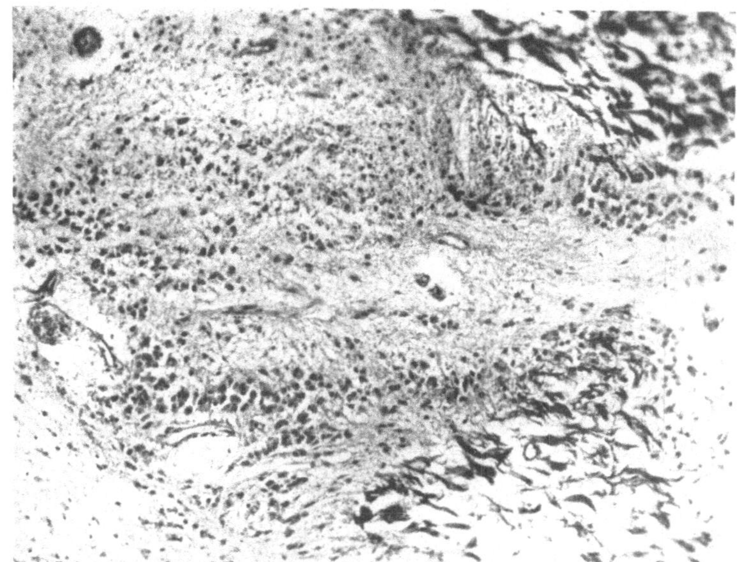

Abb. 144. Fall XXIV. RM 248. Männlich, 40 Jahre. Paraffin, VAN GIESON. Oberes Brustmark. Bindegewebszüge, Ependymzellenwucherung im Innern der Gliose.

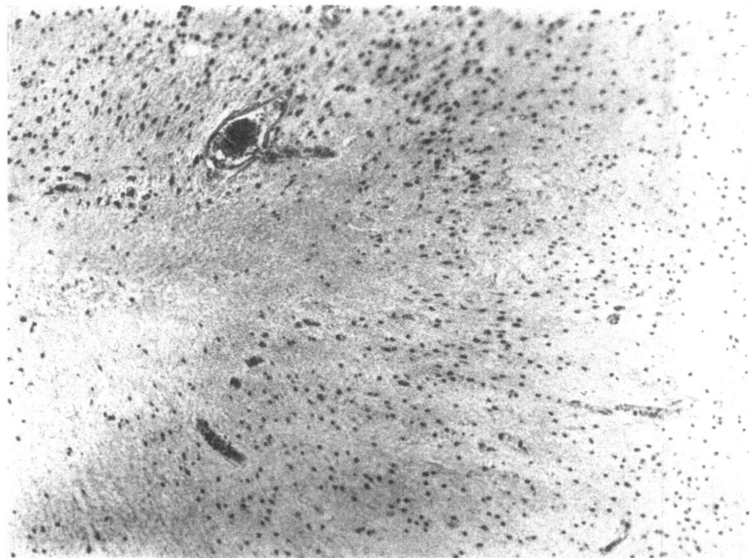

Abb. 145. Fall XXIV. RM 248. Männlich, 40 Jahre. Paraffin, VAN GIESON. Mittleres Brustmark. Gliose mit zentraler Auflösung und schichtenförmiger Gliaanordnung.

Das SPIELMEYER-Präparat läßt in den äußeren Schichten der „Gliose" in spärlicher Zahl Reste von Markscheiden erkennen, die vielfach Aufquellungs- und Zerfallserscheinungen zeigen, innen fehlen sie.

Fettablagerungen, im besonderen Fettkörnchenzellen, werden vermißt.

In den nächstfolgenden Segmenten tritt eine gewisse Aufhellung und Verflüssigung in dem ventralen (also dem der Gegend des Zentralkanals entsprechen-

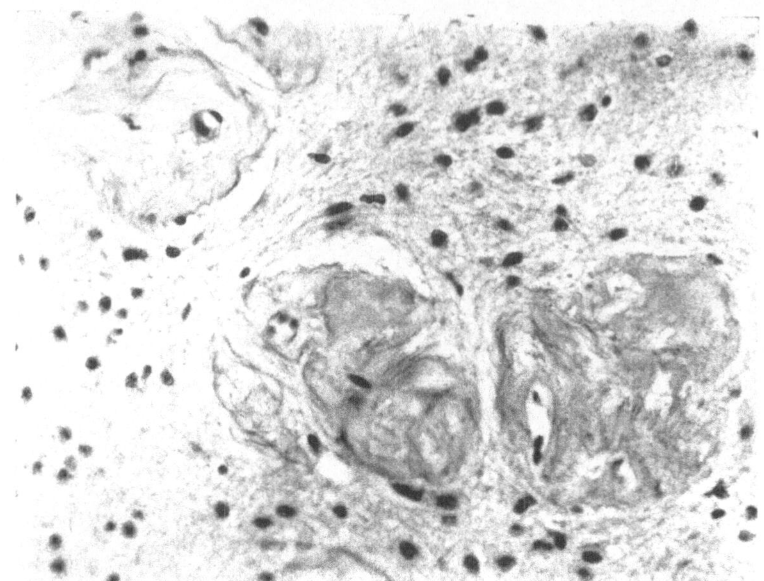

Abb. 146. Fall XXIV. RM 248. Männlich, 40 Jahre. Paraffin, VAN GIESON. Mittleres Brustmark. Fibrose
der Gefäße in der Gliose. Starke Reduktion des Lumens.

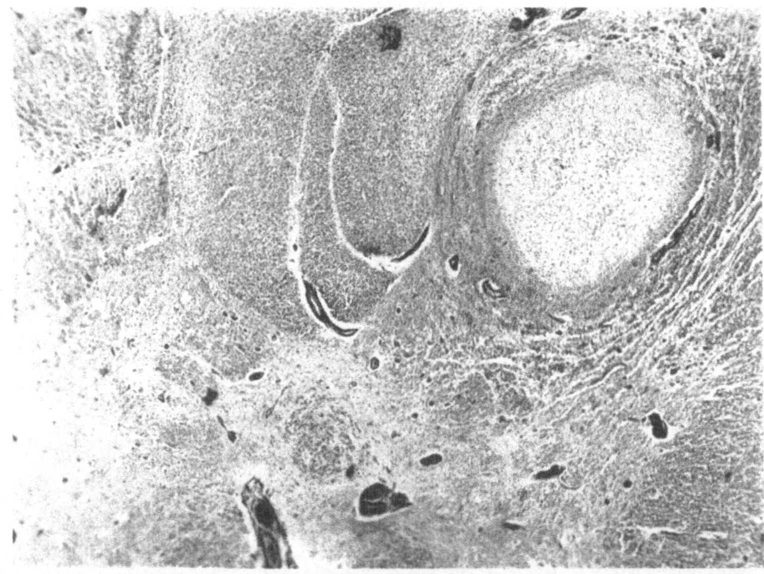

Abb. 147. Fall XXIV. RM 248. Männlich, 40 Jahre. Gelatine, Sudan, Hämatoxylin. Unteres Brustmark.
Knollige Gliawucherung (Gliom).

den) Teil der Gliawucherung auf, sie reicht bis unmittelbar zum Sept. ant.
Irgendwelche Epithelzellen des Zentralkanals sind nicht zu erkennen.

Dann folgt eine Partie (etwa in der Gegend von D_5) mit stärkerer Auflockerung der Gliawucherung, die vielfach eine wirbelartige Anordnung der

Fasern erkennen läßt. In die Gliose eingelagert zwei größere Bindegewebswucherungen, die offenbar mit dem Piagewebe des Sept. ant. in Verbindung stehen. Und hier in der Gegend des ehemaligen Zentralkanals eine Ependymzellwucherung (Abb. 144). Die Zellen sind kreisförmig, aber mehrschichtig angeordnet, doch zeigt sich in ihrem Innern nicht ein Lumen, sondern eine lockere Gliafaserwucherung. Auch zwischen den Ependymzellen feine Durchsetzung mit Gliafäserchen.

Reste von Teilen des Zentralkanals treten auch in den nächst tieferen Segmenten auf. Sie liegen immer etwas exzentrisch im ventralen Abschnitt der Gliose, hängen mit der jetzt mehr zentral reichenden Auflockerung nicht unmittelbar zusammen und zeigen hier und da die Neigung, kleinere Lumina zu bilden.

Eine ausgesprochene Hohlraumbildung tritt in der Gliawucherung nicht auf.

Im mittleren Brustmark greift die Gliose mehr auf das eine Hinterhorn über, zeigt immer wieder, wechselnd in den Höhen, eine gewisse Neigung zur Auflockerung der innersten Schichten (Abb. 145). Ausgeprägte Fibrose der Gefäße mit Einengung der Lichtung (Abb. 146).

Im unteren Brust- und im Lendenmark knollige Anordnung der Gliawucherung von mehr geschwulstartigem Charakter (Abb. 147). Ependymzellhaufen außerhalb der Gliose. Schließlich liegt der letzte Ausläufer der Gliose als eine fest umgrenzte, tumorartige Masse in einem Hinterhorn. Im unteren Lendenmark liegen normale Verhältnisse vor.

Zusammenfassung. Scharf abgegrenzte zentrale Gliose (Gliastift) mit zentraler Neigung zur Auflockerung oder Höhlenbildung. In den mittleren Anteilen Reste vom Zentralkanal.

Sonst keine epithelialen Formationen. Unsymmetrisches Übergreifen der Gliose auf das eine Hinterhorn. Zerstörung der vorderen Commissur. Gliawucherung faserreich, stellenweise *Ankläge an Tumorbildung.*

b) Besprechung der anatomischen Befunde.

Der erste Fall dieser letzten Reihe (Nr. 21) unterscheidet sich von den vorigen dadurch, daß die *Höhlenbildung* zwar noch nachzuweisen ist, aber *gegenüber der Gliawucherung stark in den Hintergrund* tritt. Ganz besonders, wenn wir von der Gegend der Hauptveränderung, dem oberen Brustmark, ausgehen, sehen wir eine massive Gliawucherung von zellig-faserigem Charakter, die das ganze Gebiet des zentralen Graus einnimmt und sich von hier aus besonders nach dem einen Hinterhorn hin erstreckt. Diese „Gliose" ist zwar im ganzen scharf begrenzt, zeigt aber bei stärkerer Vergrößerung doch *fließende Übergänge, besonders nach den Hintersträngen zu.* Das ist besonders im Halsmark zu erkennen, bei dem sich eine Verdichtung und Vermehrung der Glia von dem eigentlichen gliösen Kern bis zum Sept. post. fortsetzt, durchsetzt von Markscheiden, die hier deutlich an Menge vermindert, aber in ihrer Form leidlich erhalten sind und nicht den aufgequollenen Eindruck machen, wie wir das in den Fällen von frischer Höhlenbildung immer wieder gesehen haben. In dem inneren Teil der Gliawucherung ist allerdings von Markscheiden nichts mehr zu sehen.

Die Entwicklung des ganzen Prozesses geht auch hier in der gleichen Richtung wie in den früheren Beobachtungen: Zentrales Grau und Hinterhörner mit

Hintersträngen. Die Vorderhörner sind im ganzen verschont, nur ihre basalen Teile werden mit von der Erkrankung betroffen. Der Zentralkanal ist unbeteiligt. Er liegt als kompakter Zellhaufen im Innern des Glioseherdes, zeigt nirgends ein Lumen. Auch in dem Hohlraum im Hinterhorn ist von einer Epithelauskleidung nichts zu sehen.

Die *Höhlenbildung* im Hinterhorn ist nur verhältnismäßig *klein*. Die innersten Schichten des Gliamantels lassen Quellungs- und Auflösungserscheinungen, wenn auch in geringem Grade, erkennen; der Gedanke, daß die Höhlenbildung durch einen Auflösungsprozeß in der Gliamasse entstanden ist und noch weiterhin entsteht, ist durchaus nicht von der Hand zu weisen. Ein Urteil über die Entstehung der ganzen Veränderung läßt der vorliegende Fall nicht zu.

Versuchen wir, den Fall 22 (RM 131) in die bisher beschriebenen Fälle einzureihen, so tritt wiederum die Höhlenbildung stark zurück, die Gliawucherung in den Vordergrund. Sie liegt mit ihrer Hauptmasse in der Subst. gelatinosa centralis und greift nur wenig auf Hinterhörner, Hinterstränge und vordere Rückenmarksgebiete über. Auffallend ist die vollständige Zerstörung der weißen vorderen Commissur auf eine gewisse Strecke hin.

Die erste Frage: *Ist die hier* beschriebene *Wucherung* als eine *Geschwulst* anzusehen, handelt es sich um ein Gliom im Sinne des echten Neoplasmas? Die Frage ist zu verneinen. Die gutartige Geschwulst (und nur um eine solche kann es sich handeln) wächst expansiv, verdrängend; sie geht nicht über in das umliegende Gewebe, sondern schiebt es zur Seite. Sie ist deshalb nach allen Seiten scharf begrenzt. Und das gilt besonders für Geschwulstbildungen mit reichlicher Faserbildung. Ein faserreiches Fibrom, ein Myom, ein Chondrom läßt sich abgrenzen, meist ausschälen. Es ziehen höchstens Stromafasern mit Blutgefäßen von außen hinein. Aber die eigentlichen Geschwulstfasern haben mit der Umgebung keinen Zusammenhang. Hier liegen die Verhältnisse völlig anders. Die Wucherung besteht zum weitaus größten Teil aus Fasern, in die nur verhältnismäßig sparsam, in den einzelnen Abschnitten ungleich reichlich, Kerne eingestreut sind. Diese faserige Wucherung greift nun ohne jede Grenze in das Fasermark der umgebenden Glia über. Wir sehen besonders bei HOLZER- und AZAN-Färbungen grobe Züge von dem zentralen Teil sich ganz allmählich nach außen verlieren, dünner und dünner werden und sich einflechten in das zwischen den umgebenden Markscheiden ausgebreitete gliöse Maschenwerk. Die *Gliawucherung verhält sich also wie ein Narbengewebe, eine reaktive, abkapselnde Bindegewebswucherung, nicht wie eine Geschwulst.*

Im gleichen Sinne spricht der Gehalt an *Resten von Markscheiden* in der *Gliawucherung*. Was wir jetzt in den Randbezirken, am Übergang zum Gesunden erkennen können, daß die Markscheiden allmählich zugrunde gehen und die präformierte Glia zwischen ihnen mächtiger und mächtiger wird, das ist offenbar in gleicher Form im Zentrum vor sich gegangen. Die Markfasern sind nicht durch eine geschwulstige Wucherung zur Seite gedrängt worden, sondern sind allmählich von der zwischen ihnen gewucherten Glia erdrückt und so nur noch in Resten erhalten. Daß auch gröbere Teile des Rückenmarksgewebes zugrunde gegangen sind, darauf weist die vollständige Unterbrechung der vorderen Commissur hin.

Die zweite Frage ist die der *Beziehung der Wucherung zum Zentralkanal.* Daß eine solche Beziehung besteht, ist zweifellos. Darauf deutet ja schon die

Lokalisation des Prozesses hin. Die Serienuntersuchung zeigt, daß gewiß große Teile des Zentralkanals vollständig zugrunde gegangen sind, so daß stellenweise nicht einmal mehr Reste nachgewiesen werden können. An anderen Partien bildet aber der Rest des Zentralkanals das Zentrum der Wucherung. Im oberen Rückenmarkssegment ist dieser Rest teils obliteriert, teils offen, mit Zylinderepithel ausgekleidet. Im unteren Segment der Wucherung, da wo sie auch am ausgedehntesten ist, ist eigentlich die ganze Gliose von Ependymnestern durchsetzt. Die meisten liegen in lockerem Verband, wie die Zellen des verödeten Zentralkanals, einige Gruppen zeigen auch hier immer wieder die Neigung zur Bildung kleiner drüsenähnlicher Hohlräume. Sie haben ihre Zylinderform behalten und offenbar noch Reste ihrer Funktion gerettet. Hier hat man also den Eindruck, die ganze *Gliose ist nur die vergrößerte Form einer Obliteration eines im embryonalen Leben wenig reduzierten Zentralkanals*. Diese enge Beziehung zum Ependym ist allerdings nur in einem kleinen Bezirk zu erkennen, während an den meisten Stellen nur gewöhnliche Gliakerne zu sehen sind.

Die dritte Frage ist die *Hohlraumbildung*. Ob hier eine *primäre Gliose* mit *nachträglicher Verflüssigung* vorliegt *oder* eine *primäre Myelolyse mit nachträglicher Gliose*, ist aus dem gegenwärtigen Endzustand nicht mehr zu erkennen. Für eine sekundäre Verflüssigung konnte sprechen, daß man im Innern des Hohlraumes vielfach eine feinkörnig zerfallene (oder geronnene) Masse sieht, die als Rest der aufgelösten Glia aufgefaßt werden kann. Dazu kommt ein Mangel an Blutgefäßen, der zweifellos in dem zentralen, aufgelockerten Teil zu sehen ist.

Im Sinne der früheren Schlußfolgerungen aber spricht die *enge Beziehung*, die gerade die *zentralen Teile der Gliose* zu den *Resten des Zentralkanals* aufweisen. An mehreren Stellen gingen Haufen von Ependymzellen, zum Teil mit zentraler Lichtung, bis unmittelbar an den Spaltraum heran, so daß man sich gut vorstellen kann, daß sie wenigstens in früherer Zeit mit ihrem offenen Lumen mit ihm in Verbindung gestanden haben. Daß der Hohlraum selbst nirgends Epithel enthält, ist schon erwähnt. Aber sein Fehlen kann ja nicht einmal als Beweis gegen einen ehemaligen Besitz von Ependym angesehen werden, geschweige denn dagegen, daß der Hohlraum zu früherer Zeit mit einem offenen Rest des Zentralkanals in Verbindung gestanden hat.

Wir können also sicher sagen, daß die hier beschriebene Gliose *keine echte Geschwulstbildung* ist, sondern eine Wucherung, die mehr mit dem Bild einer Narbe verglichen werden kann. Wir können ebenso sicher sagen, daß sie in *engster räumlicher Verbindung zum Zentralkanal* steht, daß sie also in seinem Bereich, in seiner Umgebung sich entwickelt hat. Wir können aber die inneren Zusammenhänge zwischen der Entstehung der Gliose und der zentralen Hohlraumbildung zum Zentralkanal an diesem Fall nicht klären.

In Fall 23 (RM 72) handelt es sich ebenfalls um eine zentrale, ganz offenbar um den Zentralkanal entwickelte Gliose, die sich von der vorigen wenig unterscheidet. Die Wucherung ist auch hier nicht als Geschwulstbildung mit verdrängtem Wachstum aus sich heraus anzusehen, sondern geht an den Grenzen in das normale Gliagewebe kontinuierlich über. Sie ist also sowohl nach dem Zellgehalt, wie der Faserausbildung, wie dem Verhalten zur Umgebung als umschriebene gliöse Hyperplasie anzusehen. Dafür spricht auch, daß sich in dem gliotischen Gewebe an den verschiedensten Stellen markhaltige Nervenfasern wenigstens in Resten nachweisen lassen, so daß man sicher sagen kann, daß die Gliawucherung zusammen mit einem Zugrundegehen der Markscheiden (oder vielleicht als Reaktion darauf) entstanden ist.

Im Zentrum der Gliose wiederum ein spaltförmiger Hohlraum. Seine Wand besteht weder aus Epithel noch aus Bindegewebe, sondern nur aus aufgelockerter, fetzig in das Innere hineinragender Glia. Ein Inhalt ist in dem fixierten Präparat nicht nachzuweisen.

Die Zellen in der Umgebung der Spaltbildung sind in ihrer Kernzeichnung überall gut erhalten. Abgesehen davon, daß man Fettkörnchenzellen nirgends sieht, daß irgendeine Hyperämie, die auf eine Blutstauung zurückgeführt werden könnte, vermißt wird, sind auch sonst keinerlei Zeichen dafür zu finden, daß der Spalt als das Produkt einer Ernährungsstörung angesehen werden könnte.

Es bleibt also die Entstehung der Spaltbildung hier völlig unklar.

Vielleicht bietet aber das oberste Brustmark einen Hinweis. Hier sehen wir ohne jede Gliawucherung in dem an sich völlig normalen Gebiet des Zentralkanals eine offenbar ganz frische Hohlraumbildung mit wabig aufgequollener Glia, das Ganze im unmittelbaren Anschluß an einen Defekt des hier wenigstens zum Teil offenen und mit Zylinderepithel ausgekleideten Zentralkanals. Man kann sich hier wiederum des Eindrucks nicht erwehren, als ob hier eine *Flüssigkeitsdurchtränkung der Umgebung des Zentralkanals von diesem aus entstanden* ist, und daß sich aus dieser Durchtränkung die Aufquellung und Spaltbildung entwickelten.

Gerade wenn man geneigt ist, an dem Ende des Gliastiftes den Ort seines Wachstums (wenn auch nicht in seiner ersten Entstehung) zu erkennen, so müßte man, wie schon in früheren Fällen, sagen, daß anscheinend *das Primäre des Vorganges die Gewebsauflösung* ist, und daß sich an diese eine *sekundäre Wucherung der Glia* anschließt.

Im Fall 24 (RM 248) tritt das *Tumorartige* der gliösen Wucherung *am stärksten in Erscheinung*. Man sieht eine scharfe Begrenzung der Gliose, ein deutlich verdrängendes Wachstum, hat den Eindruck, als ob hier ein Wachsen aus sich heraus entstanden ist, und kann in der Umgebung der Wucherung eine reaktive Kapselbildung aus der Glia des verdrängten Rückenmarksgewebes feststellen. In einem solchen Fall haben wir keine Möglichkeit, die geschwulstige Natur der Wucherung abzustreiten. Wir müssen die Diagnose auf ein faserreiches Gliom stellen. Gewiß unterscheidet sich dieses Gliom von den sonst üblichen, im besonderen im Gehirn auftretenden, mit ihrem größeren Zellgehalt, einer gewissen Polymorphie der Zellen und mangelhaft entwickelter Faserbildung. Aber wie es zellreiche und zellarme Fibrome gibt, die bald reich, bald arm an Fasern sind, so muß man auch hier grundsätzlich die Möglichkeit der Bildung einer faserreichen Geschwulst aus Gliagewebe anerkennen. Für die geschwulstige Natur spricht auch der knollige Aufbau, den man besonders in der Abb. 147 erkennt.

Auf der anderen Seite zeigt die Geschwulst an vielen Stellen, besonders in den oberen Abschnitten, große Ähnlichkeit mit den früher beschriebenen, reaktiv aufzufassenden Gliosen. Die Zellform und Faserbildung entspricht durchaus den dort beschriebenen. Wir werden deshalb wohl den Schluß ziehen müssen, daß hier in einer Weiterentwicklung der früheren Gliawucherungen schließlich eine echte Geschwulstbildung zustande gekommen ist, wie wir ja auch an anderen

Stellen des Körpers den Übergang von der Hyperplasie zur Geschwulstbildung immer wieder einmal feststellen können.

Daß das beschriebene Gliom in der Umgebung des Zentralkanals entstanden ist, darüber kann kein Zweifel sein. Dafür spricht der Sitz, dafür sprechen die Einsprengungen ependymaler Elemente im Zentrum der Wucherung.

Gehen wir von der Abb. 144 aus, so haben wir hier offenbar Reste eines obliterierten Zentralkanals vor uns. Die Zellen zeigen sogar hier und da die Neigung zur Bildung von Rosetten und Lichtung tragenden Hohlräumen kleinerer Art. Daß eine stärkere Wucherung des Ependyms selbst vorliegt, kann man schlecht sagen. Die Zellen machen mehr den Eindruck, in dem Obliterationsprozeß eines ungenügend reduzierten Zentralkanals liegen geblieben zu sein. Es sind also gewisse Zeichen der Dysraphie vorhanden, bei denen aber das Erhaltensein der Funktion des Ependyms höchstens eben angedeutet ist. In großen Teilen des Glioms ist von diesen ependymalen Zellen nichts mehr zu sehen. Sie sind entweder untergangen oder in die Gliawucherung unter Umwandlung in Gliazellen aufgegangen.

Eine echte Hohlraum- oder Höhlenbildung besteht in diesem Fall nicht. Es findet sich als Andeutung dafür nur eine gewisse Auflockerung der zentralen Gliamasse, in deren Bereich die Fasern auseinander gedrängt, nicht eigentlich gequollen sind und ein feines, unregelmäßig angeordnetes Netzwerk bilden. Die Zellkerne zeigen dabei keinerlei Untergangserscheinungen, keine Karyorhexis oder Karyolysis, keine Hyperchromatose, keine amöboide Umwandlung der Glia. Markscheiden fehlen in diesem zentralen Anteil vollständig, irgendwelche Abbauprozesse im Sinne von Fettkörnchenzellen oder gemästeten Gliazellen sind nicht zu sehen. Entzündliche Reaktionen, perivasculäre Zellansammlungen fehlen vollständig. Wir haben also keinesfalls ein Bild vor uns, das man mit den sonst bekannten Erweichungs- oder Degenerationsprozessen im Gewebe des Nervensystems selbst oder in Geschwulstbildungen vergleichen könnte.

Die Blutgefäße in der Gliawucherung zeigen zum Teil ein sehr ausgeprägtes Bild der Fibrose, wobei auch Verengerungen der Lichtung gar nicht selten sind. Es muß aber betont werden, daß die zentrale Verflüssigung oder Gewebsauflösung örtlich mit diesen Gefäßveränderungen in keinem Zusammenhang steht. Man sieht oft gerade in der Umgebung der Auflockerungen gut erhaltene Gefäße mit zarter Wand und weiter Lichtung. Ich sehe deshalb und vor allem wegen des Fehlens jeglicher eindeutiger Ernährungsstörungen keine Veranlassung, die zentrale Auflockerung mit ungenügender Blutversorgung in Verbindung zu bringen.

Im übrigen entspricht das Bild der Verflüssigung durchaus denen, die wir auch sonst in Gliosen und in der Umgebung von Höhlenbildungen des Rückenmarkes gefunden haben; der einzige Unterschied besteht darin, daß hier keine Aufquellungsbilder der Markscheiden mehr nachzuweisen sind, weil eben Markscheiden in diesem Gewebe nicht mehr vorhanden sind.

Zusammenfassung.

1. *Die zentrale Gliose entsteht* in der Umgebung des offenen oder verödeten Zentralkanals *durch eine Wucherung der den Zentralkanal umgebenden Glia.* Sie kann sich auf Hinterhörner, Hinterstränge, aber auch die vorderen Teile des Rückenmarkes ausdehnen.

(Fortsetzung S. 168.)

11*

V. Tabellarische Übersicht

Nr.	RM Nr. Sekt.-Nr.	Name	Geschlecht Alter	Hauptkrankheit	Äußere Zeichen des Status dysraphicus	RM-Krankheit	Höhenausdehnung	Ort der Höhle
1	1088 M 110/39	E. K.	weibl., ½ J.	Scharlach	—	Hydromyelie	diffus	Zk.-Gebiet
2	1061 M 367/38	H. G.	männl., 1 J.	exsudative Diathese	—	Hydromyelie	diffus	Zk.-Gebiet
3	943 M 327/38	Ch. R.	weibl., 18 J.	gelbe Leberatrophie	—	Hydromyelie	varikös, bes. D.	Zk.-Gebiet
4	1133 M 566/39	P. G.	männl., 29 J.	Pyelonephritis	Spina bifida sacralis	Hydromyelie	C.	Zk.-Gebiet
5	512 AH 63/37	K. N.	weibl., 70 J.	Ca. uteri	—	Hydromyelie	D. Mitte	Zk.-Gebiet
6	903 M 69/38	E. S.	weibl., 61 J.	Mitralfehler	—	Hydromyelie	D. Mitte, L. oben	Zk.-Gebiet
7	450 AH 10/37	B. H.	männl., 43 J.	Lungengangrän	Hühnerbrust	Hydromyelie	C.	Zk.-Gebiet
8	658 M 197/37	O. S.	männl., 61 J.	Tbc. der Lungen und Nieren	—	Hydromyelie	C.	Zk.-Gebiet
9	361 M 458/36	H. F.	männl., 7 Mon.	Meningocele, Nabelbruch, Meningitis	Meningocele, Klumpfuß	Dysraphie + Myelolyse	herdförmig	Zk.- und H.-Stranggebiet
10	864 M 452/37	J. R.	weibl., 50 J.	Ca. uteri	Trichterbrust	Dysraphie + Myelolyse beginn. Höhlenbildung	C. und D.	Zk.-Gebiet
11	828 M 180/38	M. R.	männl., 35 J.	Lymphogranulom	—	Dysraphie, Myelolyse bis Syringomyelie	Dysraphie C bis L, : Myelolyse L :	Zk.- und H.-Strang
12	508 AH 58/37	H. T.	weibl., 62 J.	Gallensteinileus	—	Dysraphie, Hydromyelie, Myelolyse, beg. Syringomyelie + Gliose	Unt. D. und L.	Zk.-Gebiet
13	887 M 18/38	E. A.	männl., 53 J.	Ca. der Gallenblase	—	Dysraphie, Hydromyelie, Myelolyse, beg. Syringomyelie + Gliose	C. und ob. D.	Zk.-Gebiet + H-Stränge
14	1131 AH 376/39	P. G.	weibl., 58 J.	pern. Anämie, Myelose	—	Dysraphie, Myelolyse, Syringomyelie (funikul. Myelose)	C. und D.	Zentralgebiet und Hinterstränge
15	805 WH 211/37	E. K.	weibl., 6 J.	Diphtherie	—	Hydromyelie + Syringomyeliehöhlen mit Zk. in Verb.	C. und D. (getr.)	Zentralgebiet und Hinterstränge

über das eigene Untersuchungsgut.

Zentral-kanal	Epithel	Glia-wucherung	Gewebs-auflösung	Druck-atrophie in RM	Zeichen von Dysraphie in RM s = seitlich h = hinten	Bg-Tapete	Gefäß-fibrose	Bemerkungen
Zk. weit	überall erhalten	schmaler Gliamantel	—	—	—	—	—	Reine Hydromyelie, keine Gliose. Durchtränkung der subep. Glia.
Zk. weit	überall erhalten	schmaler Gliamantel	—	—	—	—	—	Leichte Hydromyelie mit erhaltenem Ependym. Keine Gliose.
Zk. offen, seitliche Dysraphie	z. T. abgestoßen	schmaler Gliamantel	—	Atrophie d. CLARKEschen S.	Dysraphie s.	—	—	Leichte Hydromyelie mit erhaltenem Ependym. Keine Gliose.
Zk. offen, S.- u. H.-Dysraphie	Defekte	Umschriebene Gliapolster	Umschriebene Gliaquellung	Kompr. d. H-Stränge	Dysraphie h. und s.	—	—	Hydromyelie. Ependymdefekte mit umschrieb. Gliapfropf.
Zk. z. gr. Teil obliteriert	Ep.-Defekte	schmaler Gliamantel. Umschr. Gliose im Ber. der Ep.-Def.	—	Atrophie d. CLARKEschen S.	—	—	—	Abgeschlossene Hydromyelie. Leichte diffuse Gliose, stärkere Gliawucherung über Ep.-Defekten.
C. obliteriert	Ep. erhalten	schmaler Gliamantel. Umschr. Glyose	—	—	Dysraphie h.	—	—	Leichte abgeschlossene Hydromyelie. Keine Defekte. Keine Gliose.
C. und L. offen, D. z. T. obliteriert	Umschr. Defekte	Umschr. polsterart. Gliaquellung mit Ep.-Defekte	—	Atrophie d. CLARKEschen S.	Dysraphie h.	—	—	Leichte Hydromyelie m. Ep.-Defekten und Gliapolsterbildungen.
C. offen, D. und L. obliteriert	Defekte	schmaler Gliamantel mit lokaler Gliose	—	—	Dysraphie h. und s.	—	—	Stärkere Hydromyelie mit groben Ep.-Defekten und stärkerer lokaler Gliose.
offen, Sporn, Myelolyse in Zus. mit Zk.	Defekte	Myelolyse + Gliawucherung um Ep.-Defekte	Myelolyse	—	Dysraphie h.	—	—	Epend. Unterbrechungen mit frischer Myelolyse und zelliger Gliawucherung.
offen, Myelolyse im Zus. mit Ep.-Defekten	Defekte	—	Myelolyse im Ber. d. Defekte d. Epith.	—	Dysraphie h.	—	—	Große Ep.-Defekte mit frischer Myelolyse der Umgebung. Geringe Zellreaktion. Keine Gliawucherung.:
offen, Myelolyse über Ep.-Defekte, Gliose o. Verbindg.	Defekte	Gliose im H-Strang	Myelolyse mit Höhlenbildg.	Atrophie d. CLARKEschen S.	Dysraphie s. und h.	—	—	Frische Myelolyse über Ep.-Defekt. Ältere Gliose ohne Bez. zum Ependym.
C. und ob. D. oblit., sonst off., Höhle im Zus. mit Zk.	ausgedehnte Ep.-Defekte	Gliose im H-Strang mit Höhlenbildung	Myelolyse über Ep.-Defekten	—	Dysraphie h.	—	s	Hydromyelie. Im Bereich von Ep.-Defekten. Auflockerung von Glia und Myelolyse bei z. Höhlenb. im RM-Gewebe (frischer Prozeß).
oben offen, vom mittl. D. oblit. Höhle im Zus. mit Zk.	ausgedehnte Ep.-Defekte	Gliose in H-Stränge mit Höhlenbildung im Zus. mit Zk.	Myelolyse mit Gliose	H-Stränge	Dysraphie h.	—	—	Hydromyelie mit Dysraphie Im Bereich von Ep.-Defekten Myelolyse + Glia-Wucherung.
teils offen, teils in Resten erhalten. L. oblit. Höhlen m. Zk. in Verb.	ausgedehnte Ep.-Unterbrech.	Gliose um d. Ep.-Unterbrech. u. i. Hinterstrang	Myelolyse + Gliose	—	Dysraphie h. und s.	—	—	Fortschreitende, zum Teil sehr frische Syringomyelie mit ausg. Myelolyse, Höhlenbildung + Gliose. Überall Zusammenhg. mit Zk.
offen Höhlen mit Zk. in off. Verbindung	ausgedehnte Defekte	ausgedehnte Gliose der Wand	Myelolyse + Gliose	—	Dysraphie h.	—	—	Syringomyelie sicher aus Hydromyelie entstanden mit ganz unsymmetrischer seitlicher Einbr. in Hinterstr.

Fort-

Nr.	RM Nr. Sekt.-Nr.	Name	Ge-schlecht Alter	Hauptkrankheit	Äußere Zeichen des Status dysraphicus	RM-Krankheit	Höhen-ausdehnung	Ort der Höhle
16	375 WH 338/36	W. T.	männl., 34 J.	Ca. der Prostata	—	Hydromyelie (mit Dysra-phie) + Sy-ringomyelie	C. und ob. D.	Zentralgebiet, H-Hörner + H-Strang
17	950 M 264/38	O. G.	männl., 66 J.	Ca. des Pankreas	—	Hydromyelie (m. Dysraphie) + Syringo-myelie	C. und D.	Zentralgebiet, H-Stränge
18	789 M 334/37	J. P.	männl., 60 J.	Ulcus ventriculi	Kyphoskoliose	Syringomyelie	C. und ob. D.	Zentrales Grau mit Übergreifen a. V.- u. H.-Hör-ner u. vord. Commissur
19	277 M 431/36	K. S.	weibl., 46 J.	Ca. uteri	—	Syringomyelie	C. und D.	Zentrales Grau mit H.- u. V.-Hörnern, H-Stränge
20	1119 M 425/39	H. St.	männl., 76 J.	Arteriosklerose	—	Syringomyelie	C. und D.	Zentrales Grau mit H.- u. V.-Hörner, H-Stränge
21	739 AH 268/37	P. St.	männl., 52 J.	Lebercirrhose	—	Gliose + Syringomyelie	C. und D.	Zentrales Grau + H-Hörner
22	131 A 158/36	M. S.	weibl., 44 J.	alte Encephalitis (?) Bronchitis	—	Gliose mit zentraler Höhle	D.	Zentralgebiet
23	72 M 328/36	R. G.	männl., 67 J.	Hernia incarcerata	—	Gliose mit zentraler Höhle	D.	Zentralgebiet
24	248 AH 388/36	K. D.	männl., 40 J.	Lungengangrän	—	Gliose (Gliom) mit zentraler Auflockerung	C. und D.	Zentralgebiet, vordere Commissur, H-Horn

setzung.

Zentral-kanal	Epithel	Glia-wucherung	Gewebs-auflage	Druck-atrophie in RM	Zeichen von Dysrpahie in RM s = seitlich h = hinten	Bg-Tapete	Gefäß-fibrose	Bemerkungen
offen, z. T. verdoppelt. Höhlen teils mit Zk. in Verb., teils abgeschnürt	ausgedehnte Defekte, Reste erhalten	Gliose	Syringomyelie, Balken u. Stränge. Fortschr. Myelolyse	—	Dysraphie h. und s.	—	—	Syringomyelie a. Hydromyel. entstanden. Offene Verbindung mit Zk. Ep. zum Teil erhalten. Bg.-Tap. Fortschr., Myelolyse.
teils weit pffen, teils oblit. Höhlen, offenbar von Zk. ausgeh., z. T. abgeschnürt	in Resten erhalten	Gliose, Myelolyse + Syringomyelie	—	—	Dysraphie h. und s.	—		Syringomyelie offenbar aus Hydromyelie entstanden. Abschnürung im H-Strang. Auskleidg. teils mit Bg., teils mit Glia und Auflockerung der inneren Gliaschicht. Keine fortschr. Myelolyse.
oben offen, unten oblit. (m. Höhlen in Verbdg.)	z. T. erhalten, Höhle z.T. mit Ep. ausgekleid.	geringe Gliose	Myelolyse in Umgebung der Höhle	starke Atrophie der einen Vorder- u. Seitenstr.	Dysraphie s.	Bg.-Tapete	gering	Ältere Syringomyelie von Zk. ausgehend. Ep. zum Teil erhalten. Grobe Zerstörung im Vorderhorn. Im H-Hornber. frische Myelolyse in der Umgebung der Höhle.
z. T. oblit. z. T. mit Höhle in Verbindg.	z. T. erhalten (Höhle mit Ep.-Rest.)	Gliose mäßigen Grades wechselnd stark	starke Myelolyse außerhalb der Höhle	H-Hörner, V.-Hörner, V.-Comm.	Dysraphie h. und s.	Bg.-Tapete		Ausgepr. Syringomyelie mit zwei zusammenhängenden Spalträumen, Bg.-Auskleidung, Ep.-Reste. Starke Myelolyse in der Umgebung der Höhle, Gliose wechselnd, in der Umgebung der Bg.-Tapete geringer.
Verdoppelung des Zk. (offene Verbindg. mit Höhle)	z. T. erhalten, Reste von Ep. in Höhle. Höhle offenbar von Zk. gebild.	wechselnd stark	gering	H-Hörner, V.-Hörner, H-Stränge	Dysraphie h. und s. (Divertik.)	Tapete		Alte Syringomyelie, offenbar aus Hydromyelie mit Verdoppelung der Zk. Wechselnd starke Gliose. Bg.-Auskleidung der Höhlen. Deutliche Ep.-Reste. Keine frische Myelolyse.
oblit. (ohne Verbindung mit Höhle)	fehlt	starke Gliose	fehlt	Zk.-Gebiet u. H-Horn	Dysraphie h. (?)	—	—	Alter gliotisch-syringom.Prozeß mit Höhlenbindung in einem H-Horn. Kein Ep., kein Zusammenhang mit der Zk. Keine frischere Myelolyse.
C. oblit., D. z. T. erhalten. Keine Verbindg. mit Höhle	Höhle ohne Epithel	starke Gliose mit zentr. Höhle	nur innerste Schichten der Gliose aufgelockert	Zk.-Gebiet	—	—	—	Zentrale Gliose mit Höhlenbildung ohne Epithel. Reste von Zk. in die Gliose. Keine Beziehung der Höhle zum Zk.-Lumen. Keine eigentliche Myelolyse. Gliaquellung an den inneren Teilen. Kein echtes Gliom.
C. oblit., D. z. T. erhalten. Keine Beziehung der Höhle zum Zk.	Höhle ohne Epithel	starke Gliose mit zentr. Höhle u. reichlich Resten v. Ependym	innerste Gliosezone aufgelockert	Zk.	—	—	Große zentrale Gliose mit Höhlenbildung. Reichlich, zum Teil offene Reste der Zk. in der Gliose. Keine Verbindung der Höhle mit der Zk. Keine eigentliche Myelolyse. Aufquellung der innersten Glioseschicht.
oblit.	Ep.-Reste, z. T. mit kleinen Lumina	starke Gliose (Gliom)	im innersten Kern der Gliose Gewebsauflockerung	Zk., H-Horn, V.-Comm.	—	—	Große zentrale Gliose von tumorartigem Charakter. Im Zentrum Auflockerung der Struktur. Keine gröbere Höhle. Ep.-Zellansammlg., zum Teil mit kleinen Lumina im Zentrum der Gliose.

2. Die *Ependymzellen können* in der Wucherung *erhalten* bleiben, teils als solide Epithelhaufen, teils als Wandzellen eines offenen Kanals, *oder sie gehen* in der Wucherung *unter.* Ob sie sich selbst an der Wucherung beteiligen oder zu Gliazellen umwandeln, läßt sich nicht mit Sicherheit sagen.

3. In der Regel lassen sich *im Zentrum des gliösen Herdes* noch eindeutige *Abkömmlinge des Zentralkanals* nachweisen.

4. Die *Gliose* träge in der Regel den Charakter einer *reaktiv-narbigen Gliafaserwucherung;* ihre Fasern gehen am Rande in die der umgebenden Glia über.

5. *Die Gliose kann sich zu einer echten,* expansiv wachsenden, die Umgebung verdrängenden und von einer Kapsel umgebenen, gutartigen *Geschwulstbildung umwandeln (Übergang von Gliose zu Gliom).*

6. Im *Innern der Gliose* findet sich in der Regel eine *Hohlraumbildung.* Sie trägt kein Epithel, sondern wird begrenzt von aufgelockerter Glia, deren Fasern locker in den Hohlraum hineinragen.

7. An Stelle des Hohlraumes kann auch eine *reine Auflockerung der Gliamasse* treten, ohne daß eine vollständige Lichtung gebildet wird.

8. *In der Nähe des zentralen Hohlraumes* oder der Auflockerung lassen sich vielfach *Reste des Zentralkanals* mit oder ohne Lichtung nachweisen.

9. *Zeichen der Nekrobiose,* die die Entstehung der Hohlräume erklären, *finden sich nie.*

10. In der Gliose zeigen in der Regel die *Blutgefäße* eine *fibröse Verdickung ihrer Wände,* gelegentlich mit Einengung ihrer Lichtung. Diese Gefäßveränderung steht in *keinem räumlichen Zusammenhang mit der zentralen Hohlraumbildung.*

11. Bindegewebige Auskleidung der Hohlräume habe ich in meinen Fällen nicht feststellen können.

12. *Ob die Hohlraumbildung sekundär in der Glia entstanden ist,* oder *ob sich die Gliawucherung selbst sekundär in einem Hohlraum entwickelt, läßt sich in diesen älteren Gliosen nicht mehr feststellen.*

D. Die Pathogenese der Syringomyelie.

Überblickt man die wesentlichen Veröffentlichungen, die sich mit der Entstehung der Syringomyelie befassen, so erkennt man leicht, daß man aus der Zahl der Vorstellungen einige wenige aussondern kann, die sich im Grundsätzlichen voneinander unterscheiden. Alle beruhen mehr oder weniger auf anatomischen Untersuchungen. Den meisten Darstellungen liegt aber nur das Studium eines oder einiger weniger Fälle des Krankheitsbildes zugrunde. Trotzdem sind die Schlüsse, die von den meisten Autoren gezogen werden, sehr weitreichend, wenn auch gelegentlich betont wird, daß die vertretene Ansicht durchaus nicht für alle Fälle Gültigkeit zu haben braucht. Im besonderen wird von verschiedenen Autoren (ich nenne nur SAXER und SCHLESINGER) wiederholt darauf hingewiesen, daß die *Syringomyelie keine histogenetisch einheitliche Erkrankung sei*, daß vielmehr die verschiedensten krankhaften Vorgänge und damit auch die verschiedensten Ursachen zu dem gleichen Endergebnis der Höhlenbildung im Rückenmark führen könnten. Es muß aber bei der weiteren Besprechung vorausgeschickt werden, daß eine Erkrankung von klinischer Seite nur dann als echte Syringomyelie anerkannt wird, wenn der Krankheitsverlauf einen *progredienten Charakter* zeigt. Das ist eine Forderung, die leichter gestellt als erfüllt ist. Der *Morphologe* wird immer wieder den Grundsatz vertreten, zur Klärung der Entstehung einer Erkrankung *Frühfälle* mit heranzuziehen, bei denen die anatomischen Veränderungen eben in den ersten Anfangsstadien begriffen sind. Solche Fälle machen in der Regel keine klinischen Erscheinungen. Sie werden also im Leben nicht erkannt und verfolgt, und es kann bei ihnen auch keine Aussage gemacht werden, ob sie vom Standpunkt des Klinikers aus gesehen als progredient anerkannt werden können. Verzichten wir aber auf die Frühfälle und beschränken uns auf diejenigen, bei denen schon im klinischen Bild erkennbare Symptome im Laufe der Beobachtung eine fortschreitende Steigerung erfahren, so bekommen wir im Sektionsbefund Endzustände zu sehen, aus denen über Anfangsstadien schlechterdings nichts mehr zu sagen ist. Es ist auch ein grundsätzlicher Fehler, anzunehmen, daß man ohne weiteres berechtigt sei, aus den Randbezirken der Höhle, wo man das Fortschreiten des Prozesses sehen zu können glaubt, Schlußfolgerungen auf die erste Entstehung der gleichen Höhle zu ziehen. Wir wissen gerade aus der Geschwulstforschung, daß Entstehung von Geschwülsten und ihr Wachstum etwas grundsätzlich Verschiedenes ist, und wollen nicht, wie einst dort, in den Fehler verfallen, aus den Randbezirken mit den Zeichen fortschreitenden Wachstums Schlüsse auf die Entstehung der Wucherungen zu ziehen.

Wollen wir also überhaupt etwas über die Pathogenese der Syringomyelie sagen, so müssen wir versuchen, *Frühfälle* zu verwerten. Gewiß kann es hier und da einmal geschehen, daß wir in einem Fall fälschlich die Diagnose Syringomyelie stellen, daß wir einmal Veränderungen als Anfangsstadien der Erkrankung auffassen, die sich niemals dazu entwickelt hätten. Vor allzuweit gehenden Schlußfolgerungen in falscher Richtung werden wir uns nur schützen können, wenn wir ein größeres Material zur Verfügung haben, das uns erlaubt, eine gewisse Reihe im Entwicklungsprozeß aufzustellen. Im übrigen möchte ich noch bemerken, daß wir damit rechnen müssen, daß es auch bei der Syringomyelie neben den voll ausgeprägten, wirklich klinisch und anatomisch *progredienten* Fällen eine vielleicht größere Anzahl *abortiver* gibt, die zwar alle Kennzeichen der echten Erkrankung zeigen, aber niemals zu hochgradigen Zerstörungen führen, keine Krankheitszeichen machen, vielleicht sogar spontan zum Stillstand kommen.

Zunächst wollen wir versuchen, *die wichtigsten Auffassungen von der Entstehung der Syringomyelie* darzustellen und dazu Stellung zu nehmen, inwieweit sie durch die mitgeteilten anatomischen Befunde begründet sind. Es wird daher notwendig sein, einzelne der grundsätzlich wichtigen Arbeiten etwas genauer zu besprechen. Wenn auch historisch nicht ganz gerechtfertigt, so beginne ich mit der *Arbeit von* LEYDEN *aus dem Jahre 1876.*

Sein erster Fall stammt von einem $2^1/_2$jährigen Mädchen, das nach einer Operation wegen Meningocele im Nacken gestorben war. Es findet sich eine hochgradige Mißbildung des Gehirns mit fast vollständigem Defekt des Kleinhirns, völliger Aplasie des Pons, Hydrocephalus internus der Seitenventrikel. Spalt- und Höhlenbildung in der Medulla oblongata und im Hals- und Brustmark, deren Zusammenhang mit dem 4. Ventrikel „nicht dargestellt werden konnte". Das Rückenmark zeigt eine mit dem Zentralkanal zusammenhängende Höhlenbildung, die zum Teil mit Zylinderepithel ausgekleidet ist, zum Teil ein solches vermissen läßt und sich von der Subst. gel. centralis in die Hinterstränge hineinzieht.

Sie ist von einer faserigen Gliose umgeben. Im unteren Brustmark schnürt sich die Höhle vom Zentralkanal ab; die gliöse Mantelbildung findet sich auf allen Höhen nur an den seitlichen und hinteren Umgrenzungen des Querschnittes der Höhle, während die Vorderwand des Zentralkanals und auch seine seitlichen Ausläufer in der grauen Substanz keinen Gliamantel zeigen. Im Bereich des unteren Brust- und des Lendenmarkes geht die Hohlraumbildung in eine solide Gliose über, die sich auf einer bestimmten Höhe in zwei Fortsätze (in beide Hinterstränge) teilt und zuletzt nur die GOLLschen Stränge einnimmt.

Im zweiten Fall, bei einem 2jährigen Knaben, besteht wiederum eine Meningocele des Nackens. Auch hier liegt eine hochgradige Mißbildung des Gehirns mit fast vollständigem Defekt des Kleinhirns und der Vierhügel vor. Der eine Seitenventrikel ist erweitert, der andere ungefähr normal. Im Rückenmark, das nur in den oberen Abschnitten untersucht werden konnte, wiederum eine hochgradige Erweiterung des Zentralkanals nach hinten in die Hinterstränge. Nach oben zu verschmälert der Hohlraum sich mehr und mehr und geht ohne Erweiterung, sogar mit gewissen Zeichen der Obliteration, in den 4. Ventrikel über. Die Höhle im Rückenmark trägt im vorderen und zum Teil im hinteren Umfang Zylinderepithel. In den seitlichen Abschnitten fehlt dieses. Die Höhle ist von einer schmalen Zone gliösen Gewebes umgeben.

LEYDEN stellt zunächst als sicher fest, daß in beiden Fällen ein angeborener *Hydromyelus* vorliegt. Er zeigt mit der gewöhnlichen Syringomyelie die Übereinstimmung, vorwiegend im hinteren Teil des Rückenmarkes entwickelt zu sein, was sich nur durch entwicklungsgeschichtliche Störungen bei der Reduktion des Zentralkanals erklären lasse. Der Hohlraum ist von einer faserigen Gliamasse umgeben, die stellenweise eine Neigung zum Zerfall zeigt, wie das von SIMON beschrieben worden ist. Wie bei der Syringomyelie ist die umkleidende

Masse bald weich, zellreich, fast geschwulstartig, bald schmal und derb. Durch Abschnürung des Hohlraumes vom Zentralkanal können scheinbar isolierte Höhlenbildungen zustande kommen. Erweiterungen des primären Kanals können durch Zerfall der Gliamassen und Sekretionsdruck im Innern der Cytes entstehen.

LEYDEN will zwar seine Schlußfolgerungen aus diesen zwei Fällen durchaus nicht verallgemeinert wissen, weist aber darauf hin, daß in vielen Punkten die Übereinstimmung zwischen diesen Fällen von Hydromyelie mit solchen von Syringomyelie so eindeutig ist, daß sie zu dem Schluß berechtigt, *„daß beide Formen identisch sind, d. h., daß die bei Erwachsenen gefundenen Syringomyelien Überbleibsel einer angeborenen Hydromyelie wären"*.

Daß die beiden mitgeteilten Beobachtungen Fälle von angeborener Hydromyelie auf dem Boden einer Dysraphie (Rückbildungsstörung des Zentralkanals) sind, ist wohl nicht zu bezweifeln. Auffallend ist die sehr starke Gliawucherung, wichtig das Fehlen des Ependyms auf weite Strecken der Höhlenbildung, während es an anderen Partien erhalten ist. Nicht erörtert wird die Frage, wodurch es zur Gliawucherung kommt, und warum sie zum Zerfall kommt. Es wird allerdings an einer Stelle auf die „Sklerose" der Blutgefäße hingewiesen.

Diese Beobachtung von LEYDEN, die durch eine entwicklungsgeschichtliche Darstellung der Vorgänge bei der Reduktion des Zentralkanals durch WALDEYER ergänzt wird, hat die *Grundlage für jene Ansicht gegeben, daß die Syringomyelie stets auf eine Entwicklungsstörung des Zentralkanals zurückgeführt werden muß.* Der Gedanke war schon von VIRCHOW ausgesprochen, aber nicht näher ausgeführt worden (*I. Theorie* LEYDEN).

Zur Kritik der Arbeit von LEYDEN sei zunächst hervorgehoben, daß es nicht angängig ist, aus zwei Beobachtungen von Hydromyelie bei Kindern (die noch dazu mit weitgehenden Mißbildungen des Gehirns kombiniert waren) allzu weitgehende Schlußfolgerungen über die Entstehung der Syringomyelie zu ziehen. Es kann ja kein Zweifel sein, daß echte Syringomyelien bei Kindern äußerst selten sind. Ebenso ist zu betonen, daß die beschriebenen Fälle zwar eindeutige dysraphische Hydromyelien sind, aber noch nicht als echte Syringomyelien angesprochen werden können. Daß aus ihnen eine Syringomyelie geworden wäre, wenn die Kinder länger gelebt hätten, läßt sich nicht beweisen. Jedenfalls berechtigt die Tatsache, daß die Syringomyelie rein lokalisatorisch im wesentlichen mit der Hydromyelie übereinstimmt, nicht zu dem Schluß, daß hier wesensgleiche Veränderungen vorliegen.

Die *zweite* der hauptsächlichen *Vorstellungen* über die Entstehung der Syringomyelie beruht auf den *Arbeiten von* SIMON und F. SCHULTZE.

Die erste derselben gründet sich auf die Untersuchung von acht eigenen Fällen.

In den ersten vier Fällen scheinen reine Hydromyelien vorzuliegen.

Fall 5 von einem 22jährigen Mädchen, das an Variola gestorben war, zeigt eine umfangreiche Höhlenbildung im Bereich des vorderen Teiles der Hinterstränge. Sie ist mit Glia ausgekleidet und enthält kein Epithel. Nach oben endet die Höhle blind in der Medulla oblongata, nach unten geht sie in eine solide Gliawucherung über.

Mit dem Zentralkanal hat die Höhlenbildung nichts zu tun.

Im 6. Fall besteht der Hauptbefund in einer sehr starken Erweiterung des Zentralkanals, der überall mit Zylinderepithel ausgekleidet ist. Im unteren Brustmark liegt hinter dem Zentralkanal eine Gliawucherung, die aber mit diesem keinen unmittelbaren Zusammenhang hat. An einer Stelle tritt in dieser Gliamasse ein Hohlraum auf, der mit Zylinderepithel ausgekleidet ist.

Im 7. Fall, von einem 21jährigen Mann stammend, zeigt das Lendenmark eine gliöse Wucherung im vorderen Teil der Hinterstränge ohne Zusammenhang mit dem etwas erweiterten, Epithel tragenden Zentralkanal.

Nach oben zu geht die Neubildung in eine die gesamten Hinterstränge einnehmende Gefäßwucherung über, die der Verfasser als teleangiektatisches Gliom bezeichnet. Nach oben treten wiederum an gleicher Stelle, wie oben beschrieben, Höhlen mit gliöser Wand auf, die sich bis nahe an den 4. Ventrikel in der Medulla oblongata erstrecken, aber mit dem Ventrikel selbst nicht in Verbindung stehen. Da Geschwulstbildung und Höhlen sich in ihrer räumlichen Lage durchaus entsprechen, wird die Höhlenbildung als Zerfallserscheinung der Geschwulst angesehen.

Der letzte Fall von einem 20jährigen Mädchen bestätigt die Beobachtung 7, indem auch in ihr sich im Lendenteil eine Geschwulstbildung in den Hintersträngen zeigte, die eine zentrale Höhle aufwies, die nach oben sich in eine schleimige Degeneration verfolgen ließ.

So sieht SIMON in der *Höhlenbildung bei Syringomyelie* das *Produkt einer Geschwulstbildung mit sekundärem Zerfall*. Wodurch die Wucherung selbst zustande kommt, und worauf sich die zentrale Erweichung zurückführen läßt, darüber läßt er sich nicht aus. Auch die eigenartige Lagerung im vorderen Bereich der Hinterstränge ist für ihn keine Veranlassung, die Entstehung der Wucherung mit irgendwelchen entwicklungsgeschichtlichen Tatsachen in Verbindung zu bringen.

Zu einer ähnlichen Ansicht kommt auf Grund von fünf Beobachtungen F. SCHULTZE.

Fall I. 49jähriger Mann mit schweren Rückenmarkserscheinungen, der an einer Lungenentzündung gestorben war.

Im Lenden- und Brustteil hochgradige Wucherung der Ependymzellen, die fast das ganze zentrale Grau einnimmt und sich in das Sept. post. fortsetzt. Zentralkanal obliteriert. In dieser Zell-Gliawucherung zentrale Höhle, die von einer rarifizierten Glia umgeben ist und kein Epithel trägt. Von dieser zentralen zellig-gliösen Masse aus erstreckt sich in beide Hinterhörner eine Gliawucherung mit Spaltbildungen, die teils von Glia, teils von Bindegewebe ausgekleidet werden. Im Bereich der Medulla oblongata steht die Spaltbildung mit dem 4. Ventrikel in offenbarer Verbindung, in der Höhe der Pyramidenkreuzung mit dem (anscheinend offenen) Zentralkanal.

Fall II. 46jährige Frau. Vom Halsteil bis zum untersten Brustteil ausgedehnte Gliawucherung im Bereich des vorderen Teiles der Hinterstränge mit mehrfacher zentraler Rarifikation oder Höhlenbildung; die Gliawucherung greift auf die Hinterhörner über. Nirgends ein Zusammenhang mit dem Zentralkanal.

Fall III. 53jähriger Mann. Sehr unregelmäßige Gestalt des Zentralkanals, der teils obliteriert, teils offen und mit Zylinderepithel ausgekleidet ist, stellenweise verdoppelt, an anderen Stellen in die Breite gezogen, bald nach den

Vorderhörnern, bald nach den Hinterhörnern zu ausstrahlt und so einen abnormen breiten Querspalt durch das Rückenmark bildet.

Fall IV. 37jährige Frau. Sehr ausgedehnte Spalt- und Höhlenbildung vom Lendenmark bis zur Medulla oblongata. Höhle teils von Glia, teils von Bindegewebe ausgekleidet. Zerstörung der Hinterstränge, Hinterhörner und stellenweise der Vorderhörner. Zentralkanal im allgemeinen unbeteiligt, obliteriert. In der Medulla oblongata geht der Spalt vom Zentralkanal aus, der hier noch offen ist.

Fall V. 15jähriger Knabe. Sehr ausgedehnte geschwulstartige Wucherung aus Zellen von Charakter der Ependymzellen mit zahlreichen Spalten und Hohlräumen. Geschwulstzellen vielfach nesterartig zusammenliegend. Zentralkanal teils offen, teils obliteriert, nirgends in Verbindung mit den Spalten.

Schultze betont nach seinen Beobachtungen, daß in diesen, wie auch den früher beschriebenen Fällen (mit Ausnahme derer von Langhans) *stets eine Gliawucherung* bestand. Sie ist allerdings, selbst im einzelnen Fall, von recht verschiedener Ausdehnung. Er bezeichnet sie als *Gliomatose* oder *Gliombildung*. Als *Ausgangsmaterial* der Wucherung sieht er das *Ependym* an, gibt aber zu, daß auch die Glia der Hinterstränge und wahrscheinlich auch die der weißen Substanz sich daran beteiligt. In dieser Gliawucherung treten nun durch *Erweichung Spaltbildungen* auf, die sich keinesfalls auf die Hinterstränge (oder überhaupt die hinteren Anteile des Rückenmarkes) beschränken, sondern auch die Vorderhörner betreffen können. Das läßt sich mit entwicklungsgeschichtlichen Störungen nicht in Einklang bringen. Schultze schreibt deshalb (S. 532): „Die Hauptsache ist die, daß unzweifelhaft ganz normal gebaute Rückenmarke Erwachsener existieren, bei denen irreguläre Spalten außerhalb des Hinterstrangrayons vorkommen, bei denen außerdem die klinischen Symptome erweisen, daß die Destruktionen mindestens zum größten Teil im späteren Leben eintreten, und in denen schließlich direkt der Zerfall ependymärer Gliamassen gesehen und nachgewiesen werden könne. Für diese Fälle ist die Spaltbildung eine sekundäre. Sie sind Beispiele echter Syringomyelie in dem Simonschen Sinne."

Für die Fälle, die der Beschreibung von Leyden entsprechen, schließt er sich dem Gedanken einer angeborenen Hydromyelie an. Er erwägt auch den Gedanken, ob nicht angeborene Anomalien zu späteren Spaltbildungen und Gliomen disponieren, betont aber, daß die gleiche Gliawucherung auch im normal entwickelten Rückenmark vorkommen kann. Er wendet sich also zunächst nur gegen die Ausschließlichkeit der Leydenschen Auffassung, kann aber selbst nicht erklären, warum die Spaltbildungen in der Regel sich in den Hintersträngen entwickeln.

Überblickt man die Fälle von Schultze selbst, so kann man nicht bestreiten, daß bei I, III und IV doch gewisse Beziehungen zwischen den Spaltbildungen und dem präformierten Hohlraum des Rückenmarkes bzw. der Medulla oblongata existieren. Bei III liegt sogar eine sehr unregelmäßige Gestaltung des Zentralkanals vor, die zweifellos nur auf eine Entwicklungsstörung bezogen werden kann. Völlig ungeklärt bleibt die Frage, warum es in dem gliomatösen Gewebe zu Erweichungen kommt, und warum sich diese vorzugsweise, wenn auch nicht ausschließlich, im Hinterfeld des Rückenmarkes entwickeln.

In seiner zweiten Arbeit betont Schultze noch einmal die in der ersten aufgestellten Ableitungen, wobei zu bemerken ist, daß in dem hier beschriebenen

Fall die Spaltbildung in ihrem vorderen Anteil mit Zylinderepithel ausgekleidet ist. Er läßt auch jetzt die LEYDENsche Anschauung für einen Teil der Fälle gelten, macht aber darauf aufmerksam, daß die Entwicklungsstörung an sich auch keine Erklärung dafür gäbe, daß eine solche starke Wucherung der Glia aufträte.

Abschließend hat SCHULTZE sich dann in seinem bekannt gewordenen *Moskauer Vortrag* 1897 über die Frage der Entstehung der Syringomyelie geäußert. Er betont jetzt mehr als früher die *außerordentliche Verschiedenheit der Befunde*, bei der aber die gleichmäßige Lokalisation auf einen gleichartigen Faktor in der Entstehung hindeutet. Die *Höhlenbildung* kann offenbar *etwas Primäres im Sinne von* LEYDEN, oder etwas *Sekundäres nach der Auffassung von* SIMON sein. Die Entscheidung darüber ist deshalb besonders schwer, weil Epithel, das primär in der Höhle vorhanden ist, nachträglich zugrunde gehen, aber wahrscheinlich auch in einer zunächst nichtepithelialen Höhle aus Glia entstehen kann. Ebenso kann eine nachweisbare Verbindung mit dem Zentralkanal sekundär durch Einbruch in diesen entstanden und eine primäre Verbindung mit ihm durch nachträgliche Abschnürung verloren gegangen sein. SCHULTZE hält aber nach wie vor „für eine Reihe von Fällen" an der Annahme des nachträglich eintretenden Zerfalls der gewucherten Glia (bei primärer Gliombildung) fest. Wodurch der Zerfall zustande kommt, kann er auch jetzt nicht sagen. Es können dabei Gefäßveränderungen eine Rolle spielen. Ausschließlich sind sie aber für den Zerfall nicht verantwortlich zu machen (*II. Theorie* SIMON-SCHULTZE).

Mit den Anschauungen von LEYDEN, SIMON und SCHULTZE setzt sich J. HOFFMANN auseinander. Er geht, wie LEYDEN-WALDEYER von der im embryonalen Leben zu beobachtenden partiellen Obliteration des Zentralkanals aus und weist auf die bei Kindern und Erwachsenen so häufig zu beobachtenden Erweiterungen mit Gabelungen oder Divertikelbildungen hin, die als *angeborene Hydromyelie* zu bezeichnen wären, und in der Regel keine Krankheitserscheinungen verursachten.

Bei der *Syringomyelie* müsse man *zwei Formen* unterscheiden.

Die *eine* geht *niemals* mit einer *Vergrößerung, meist sogar mit einer Verkleinerung des Organes einher*. Sie zeigt eine *Höhle* mit *gliösem Mantel* oder nur eine *stiftförmige Gliose*. Sie entsteht aus Nestern embryonalen Keimgewebes hinter dem Zentralkanal, im Bereich der hinteren Schließungslinie. Die *Höhlenbildung* entsteht *durch Zerfall der Gliose*. Tritt sie mit dem Zentralkanal (sekundär) in Verbindung, so kann sie mit Ependym ausgekleidet werden. Da Divertikelbildungen oder abgesprengte Teile des Zentralkanals auch die Ausgangspunkte für die zellig-faserige Wucherung abgeben können, sehen wir sie oft im Bereich der ursprünglichen Schließungslinie entwickelt. Von der Hauptwucherung können zapfenförmige Nebenwucherungen abgehen, die in gleicher Weise zentral erweichen und Höhlen bilden. Diese Formen bezeichnet HOFFMANN als *primäre Gliose*.

In einem gewissen Gegensatz zu ihr steht die *Gliomatose*, eine *echte Geschwulstbildung* im gleichen Bereich, in der sich durch Gewebszerfall Höhlen bilden. Sie geht mit einer *Volumenszunahme des Rückenmarkes* einher, zeigt in der Regel einen *rascher progredienten Verlauf*, ihrer *eigentlichen Tumornatur* entsprechend.

Das *ursächliche Moment* dieser beiden Bildungen ist also der *fehlerhafte Schluß des Zentralkanals* im Sinne von LEYDEN. Daher die konstante Lokalisation und die häufige Kombination mit anderen Mißbildungen in Gehirn und Rückenmark. Falsch ist in der Auffassung LEYDENs, daß der Syringomyelie immer eine Hydromyelie vorausgehen müsse. Mit SIMON und SCHULTZE vertritt HOFFMANN den Standpunkt, daß die *Höhlenbildung durch Gewebezerfall entsteht, beide haben aber die angeborene Anomalie* (die das Zellmaterial für die Wucherung bildet) *nicht genügend betont (III. Theorie HOFFMANN).*

Zu der gleichen Auffassung kommt von den neueren Autoren im wesentlichen CREUTZFELDT. Auch bei ihm ist *die Gliose* eine *Geschwulstbildung*, ihre Entstehung wird aber auf eine *Entwicklungsstörung* zurückgeführt. Am eindeutigsten sagt er das in seiner „Anatomischen Definition": „Die *Syringomyelie* ist eine *echte gliomatöse Neubildung des Rückenmarkes, die auf Anlagestörungen im Bereich des Zentralkanals und insbesondere in der um ihn liegenden Glia (Spongioblastenlager), vorzugsweise ihres dorsalen Teiles, beruht.* Ein grundsätzlicher Unterschied zwischen den zell- und faserreicheren Formen der Tumoren besteht nicht. Die Neigung zur Höhlenbildung findet sich in beiden, und zwar ist sie immer an die faserreichen Bezirke gebunden, in deren Zentrum sie meist beginnt." Also auch bei CREUTZFELDT liegt der Syringomyelie eine *primäre echte Geschwulstbildung* zugrunde, in der *nachträglich durch Zerfall Höhlen* entstehen. Den Ausdruck „zentrale Gliose" lehnt CREUTZFELDT ausdrücklich, als dem Wesen des histopathologischen Prozesses nicht entsprechend, ab.

Die Zurückführung der Syringomyelie in ihrer typischen Form auf *embryonale Entwicklungsstörungen* wird in schärfster Form von BIELSCHOWSKY und UNGER betont. Auch sie beschrieben zunächst einen Einzelfall, in dem sich eine vom unteren Dorsalmark bis zur Medulla oblongata reichende zentrale Gliose fand, die in ihrem Innern einen Hohlraum enthielt. Im oberen Halsmark schiebt sich in diese Gliose von hinten her eine aus mesodermalen und ektodermalen Elementen bestehende Gewebsmasse vor, die aus kompaktem Bindegewebe, Fettgewebe, zahlreichen weiten Blutgefäßen, Haaren und epithelialen Cysten besteht. In gleicher Höhe hat sich eine echte, bösartige Neubildung entwickelt, die BIELSCHOWSKY und UNGER als Endotheliom bezeichnen. In Übereinstimmung mit W. GERLACH (1894), der in seinem Fall ein Teratom (aus regellos angeordnetem Bindegewebe, Sehnen, Knorpel, Muskelfibrillen und Blutgefäßen) fand, schließen BIELSCHOWSKY und UNGER, daß hier eine Keimversprengung und eine Mißbildung aus der Zeit der Zurückbildung des Zentralkanals vorliegt. Fußend auf den Untersuchungen von CAJAL und LESCHKE mit SCHIEFFERDECKER über die Art, wie sich der Zentralkanal im embryonalen Leben zurückbildet, entwickeln BIELSCHOWSKY und UNGER folgende Vorstellung von der Entstehung der Syringomyelie: Während normalerweise der endgültige Zentralkanal dadurch gebildet wird, daß die Seitenwände seines hinteren Endes miteinander verwachsen und der hintere Ependymkeil sich als Schließungslinie (Raphe) von hinten nach vorn vorschiebt, und nun zusammen mit dem vorderen Ependymkeil den endgültigen Zentralkanal entstehen läßt, *bleibt hier die Raphebildung aus.* Die *Spongioblasten*, die normalerweise aus der Wand des Zentralkanals in die Peripherie des Rückenmarkes wandern sollen, um sich hier zu Gliazellen umzuwandeln (und die Plasmabahnen für die Neuroblastenfibrillen zu bilden), *unterliegen einer Hemmung ihrer Entwicklung. Ihre Abwanderung unterbleibt*; sie bleiben an Ort und Stelle liegen und machen eine *metaplastische Umwandlung* durch, die zur Entstehung der *Gliose* führt. Da der hintere Ependymkeil ursprünglich mit der mesodermalen Membrana reuniens in Verbindung steht, ergibt sich die Möglichkeit, daß von hier aus bindegewebige Elemente bei der Störung der Rückbildung in das Innere des Rückenmarkes verlagert werden. Diese Verlagerung führt in der Regel zur *bindegewebigen Auskleidung der Höhlenwand* (die damit nicht eine sekundäre, sondern ein mit der Entwicklungsstörung primär zusammenhängender Prozeß ist), kann aber zu gröberen Gewebsversprengungen und Ausdifferenzierung im Sinne des mesodermalen Mischgewebes führen.

Die durch *Metaplasie des Spongioblastems entstandene Gliose ist kein Tumor.* Sie verhält sich auch ihrem Wachstum nach nicht wie ein Gliom, wächst nicht verdrängend, sondern geht in den Randbezirken fließend in die umgebende Glia über. Die gegenüber der normalen Glia abweichende Struktur der Gliose wird als Zeichen der mangelhaften Differenzierung gedeutet und im gleichen Sinne der Befund der ROSENTHALschen Fasern, in denen er ein Zeichen mangelhafter Ausreifung von Markfasern sieht.

Die *Höhlenbildung* in der gliotischen Masse wird *bald als Rest eines Zentralkanaldivertikels angesehen, bald durch Zerfall der Gliose erklärt.*

So kommen BIELSCHOWSKY und UNGER zu der Auffassung, daß *Syringomyelie* und *Gliose wesensgleiche Prozesse sind*, welche sich nur *auf dem Boden von frühembryonalen Entwicklungsstörungen* ausbilden können. Sie beruhen auf fehlerhaften Schließungsvorgängen des embryonalen Medullarrohres und Entwicklungshemmungen (metaplastischen Vorgängen) in dem Spongioblastem. Das Verhalten des Gefäßapparates spricht entschieden für die Auffassung, daß auch die vasculofibrösen Veränderungen auf frühembryonalen Entwicklungsstörungen beruhen und auf dem Boden mesenchymaler Gewebsverlagerung entstehen. „*Eine im postfetalen Leben erworbene Syringomyelie oder Gliose gibt es nicht.*" Auch die Hydromyelie wird als primäre Rückbildungshemmung des Zentralkanals angesehen.

In weiterer Verfolgung dieser Vorstellung haben HENNEBERG und KOCH die mit der Bildung des Zentralkanals im Rückenmark zusammenhängenden Störungen in zwei Gruppen eingeteilt. Als *Arraphie* bezeichnen sie die *mangelhafte Schließung des primären Medullarrohres.* Sie führt zur *Spina bifida* oder zur *Diastematomyelie*; als *Dysraphie* das *ungenügende Vorrücken des dorsalen Ependymkeils* (also *Störung der Raphebildung*). Sie führt zur *Hydromyelie* oder bei *Entwicklungsstörungen im Seitenwandspongioblastem zur „Spongioblastose",* d. h. zur *Gliose* oder *Syringomyelie* (*IV. Theorie* BIELSCHOWSKY und HENNEBERG).

Diese Theorie von BIELSCHOWSKY und HENNEBERG hat sich in der Auffassung von der Entstehung der Syringomyelie weitgehend durchgesetzt, so daß der Ausdruck Dysraphie für sie und eine Vielzahl anderer, mit ihr wiederholt zusammen beobachteter Vorgänge (Geschwulstbildungen, Mißbildungen) fast zum Schlagwort geworden ist.

Ich glaube aber, schon hier auf einige Schwierigkeiten dieser Vorstellung hinweisen zu müssen:

1. Daß es eine *Dysraphie* im Sinne mangelhafter Rückbildung des Zentralkanals gibt, kann von niemandem bestritten werden. Gerade jene Formen des

Zentralkanals, bei denen sich lang ausgezogene Fortsätze in das hintere Sept. hinein finden, Bilder von Divertikelbildungen und weiten Ausziehungen in die Hinterhörner hinein, weisen darauf hin, daß das ursprünglich angelegte Medullarrohr hier unvollständig zurückgebildet ist. Alle diese Vorgänge spielen sich vorwiegend im hinteren Bereich des Rückenmarkes (im zentralen Grau, in den Hintersträngen und Hinterhörnern) ab. Der vordere Teil des Zentralkanals, die vordere Commissur, die Vorderhörner bleiben zunächst von Störungen frei. Diese Auswüchse und Fortsätze des Zentralkanals sind nun keinesfalls immer, ja man kann ruhig sagen, in den seltensten Fällen, von einer echten Gliose umgeben. Sie werden zwar von einem Gliamantel umgeben, wie eben auch der richtig rückgebildete Zentralkanal eine gliöse Hülle trägt. Dieser Gliamantel unterscheidet sich von einem normal entwickelten in keiner Form. Daß die Gliabildung um den Zentralkanal aus den Wandelementen des Kanals entsteht, ist ja zweifellos. Also werden auch die Nebengänge des Zentralkanals, die ja aus der gleichen embryonalen Zeit stammen, von einer solchen gliösen Hülle umgeben. Keinesfalls entsteht aber in der Mehrzahl der Fälle aus dieser Dysraphie eine Gliose oder eine Syringomyelie. *Die Dysraphie führt also nicht zwangsläufig zur Syringomyelie*, sondern *es muß offenbar noch irgendein Faktor hinzutreten*, um die Höhlenbildung oder die Wucherung der Glia eintreten zu lassen.

2. Die *Gliose* und *Höhlenbildung* ist zwar in vielen Fällen auf die Gegend der hinteren Rückenmarksabschnitte beschränkt, aber wir sehen doch nicht selten auch Fälle (sie sind in der Literatur mehrfach beschrieben und finden sich auch in den eigenen kasuistischen Beiträgen), in denen die *Vorderhörner* und die *vordere Commissur* nicht unbedeutend mit ergriffen sind. Da nun die Dysraphie angeblich nur in dem mangelhaften Vorrücken des hinteren Ependymkeils besteht und hier deshalb die Spongioblasten ihre Entwicklungsstörungen erfahren, ist nicht zu erklären, warum die vorderen Rückenmarksanteile mitbefallen sein sollen. Es ist also offenbar *nicht allein die Dysraphie*, die zur *Gliawucherung und Höhlenbildung führt*.

3. Wenn die Dysraphie die Entwicklung der Spongioblasten hemmt und ihre Abwanderung in das Rückenmark verhindert, sollte man eigentlich, nach den Vorstellungen von HELD, auf die sich BIELSCHOWSKY ja mit beruft, annehmen, daß das *primäre Neurencytium* und damit die reguläre Ausbildung der Faserbildungen im Rückenmark Schaden erlitte. Gewiß kann gelegentlich einmal die Syringomyelie mit einer Mikromyelie verbunden sein, wie BIELSCHOWSKY betont, aber *in der Regel* sehen wir doch mit Ausnahme der gliotischen Wucherungen und der Höhlenbildungen eine *durchaus normale Entwicklung des Organs*, die sich mit einer solchen Störung der Spongioblasten schlecht vereinigen läßt.

4. Die *Spongioblastose* wird nicht als Neoplasma, sondern als *Metaplasma* aufgefaßt. *Das* erklärt zwar (dem Ausdruck nach) eine stationäre Mißbildung oder Unterentwicklung der gliösen Elemente, *erklärt aber nicht den durchaus progredienten Charakter der gliotischen Wucherung*. Es ist doch durchaus keine Seltenheit, daß man nicht nur Zeichen einer primär mangelhaften Entwicklung, sondern Zeichen des Unterganges spezifischer Rückenmarkselemente im Bereich der Grenzzone der Gliawucherung oder in den Gebieten um die Höhlenbildung findet, d. h. also Anhaltspunkte dafür, daß hier ein *Zerstörungsprozeß* mit *fortschreitender Tendenz* vorliegt, der sich von einem Zentrum aus in die Peripherie

vorschiebt, wenn auch nicht in Form eines expansiven Wachstums, so doch eines Übergreifens auf weitere, zunächst noch freie Bezirke.

5. Die *Dysraphie* im Sinne von BIELSCHOWSKY ist eine *frühembryonale Störung.* Wie früh sie auftreten muß, ist ja daraus zu erkennen, daß sie imstande sein soll, bindegewebige Anteile von der Membrana reuniens ins Innere des Rückenmarkes zu verlagern. Wie kommt es, daß in den meisten Fällen die *Syringomyelie erst in den späteren Lebensjahren in Erscheinung* tritt? Soll der Prozeß, der sich dann doch ganz eindeutig als progredient erweist, in der Regel 20 Jahre ruhen, bis er endlich die Neigung zeigt, einen Bestandteil des Rückenmarkes nach dem anderen zu zerstören? Man braucht ja nur die Fälle von Syringomyelie im Kindesalter zusammenzustellen und sie mit denen im Erwachsenenalter zu vergleichen, um zu sehen, eine wie seltene Erkrankung sie im Kindesalter ist. Demgegenüber gibt es in der Literatur eine sehr große Zahl von Veröffentlichungen, die sich mit der Hydromyelie im Kindesalter beschäftigen oder Veränderungen beschreiben, die nach der Auffassung von BIELSCHOWSKY und HENNEBERG als Dysraphie zu bezeichnen sind. Gewiß kommen auch im Kindesalter, ja gelegentlich schon bei Feten, Syringomyelien vor; aber man kann im großen doch sagen: Die *charakteristische dysraphische Erkrankung des Kindes ist die Hydromyelie*, die *des Erwachsenen die Syringomyelie.* Das läßt doch daran denken, daß sich *aus der Hydromyelie des Kindes durch eine spätere, sekundäre hinzutretende Ursache eine Syringomyelie oder Gliose entwickelt.*

6. TANNENBERG (vgl. später) hat schon darauf aufmerksam gemacht, daß die *Kombination eines Teratoms mit einer Syringomyelie sich mit dem dysontogenetischen Terminationspunkt sehr schwer in Einklang bringen läßt.* Die Teratombildung setzt eine Mißbildung im Blastomerenstadium, die Syringomyelie eine solche in einem viel späteren Stadium voraus. Man kann sich nun schwer vorstellen, wie sich bei dem gleichen Menschen zu so verschiedenen Zeiten zwei offenbar voneinander ganz unabhängige Störungen eingestellt haben (es sei denn, daß die Bildung des Teratoms seinerseits die Ursache für eine mangelhafte Raphebildung abgegeben hätte).

7. Und die anatomische Begründung: Haben BIELSCHOWSKY und HENNEBERG den Beweis dafür erbracht, daß die Gliose wirklich eine „*Spongioblastose*" ist? In den meisten Fällen zeigt sie sich als eine recht typische faserreiche *Gliawucherung* mit *voll ausgebildeten,* manchmal auffallend großen, aber meist einwandfreien *Astrocyten.* Daß die ROSENTHALschen Fasern im Sinne einer mangelhaften Markscheidenentwicklung durch Störung des Neurencytiums zu deuten sind, ist völlig unbewiesen. Sie werden von anderen als zugrunde gehende Achsenzylinder mit Verkalkungen angesehen.

8. Wenn man weiterhin die Ausbreitung und lokale Anordnung der Gliosen und der syringomyelischen Höhlen übersieht, und gerade die Anfangsstadien dieser Bildungen verfolgt, dann fällt einem immer wieder auf, wie häufig neben typischen Spalt- und Höhlenbildungen oder Gliawucherungen in den Hintersträngen, dem Sept. post. und seiner nächsten Umgebung oder in den Hinterhörnern auch ganz *unsymmetrische Herde* auftreten, die scheinbar keinerlei Zusammenhang mit irgendwelchen präformierten Zustandsbildern des embryonalen Rückenmarkes aufweisen und sich sehr schwer in ein solches Schema der einfachen Dysraphie einreihen lassen. Ich möchte dabei auch darauf hin-

weisen, daß es trotz der gegenteiligen Ansicht von Bieslchowsky nicht leicht ist, sich die sehr häufigen *einseitigen Syringomyelien* zu erklären. Warum soll bei Ausbleiben der Raphebildung die eine Seite des Spongioblastems sich normal entwickeln, während die andere die Hemmung und Umbildung im Sinne von Bielschowsky erfährt?

9. Und ein letztes: In welchem inneren Zusammenhang sollen wir die mangelhafte Raphebildung mit der Abwanderungsstörung der Spongioblasten sehen? Was führt zu der Schlußfolgerung: *Dysraphie also Spongioblastose?* Henneberg sagt in seiner Arbeit mit Koch zusammen sogar, daß bei der Syringomyelie zwar das Neuralrohr noch geschlossen wird, indem trotz Hemmung des dorsalen Ependymkeils die Seitenwandspongioblasten verschmelzen und der ventrale Ependymkeil für sich allein den endgültigen Zentralkanal bildet. Trotzdem soll die Abwanderung der Spongioblasten gehemmt sein, und sie gelangen später zur Wucherung. Ja, woran soll ich dann noch die Dysraphie erkennen, wenn der Zentralkanal richtig geschlossen ist? Wie soll bewiesen werden, daß der vordere Ependymkeil allein den Zentralkanal gebildet hat, und daß der hintere Ependymkeil liegen geblieben ist? Er ist doch bisher nicht bei der Syringomyelie in einer solchen Lage am hinteren Umfang des Rückenmarkes gesehen worden.

So sehen wir, daß man doch eine ganze Reihe *von Bedenken gegen die Theorie von* Bielschowsky *und* Henneberg haben muß. So einfach und bestechend sie auf den ersten Blick sein mag; sie enthält soviel Hypothetisches und wenig Bewiesenes, daß sie keinesfalls als die Lösung der Syringomyeliefrage angesehen werden darf.

Den besprochenen Vorstellungen von der Entstehung der Syringomyelie, bei denen, wenn auch in verschiedener Form, entwicklungsgeschichtliche Störungen eine beträchtliche Rolle spielen, steht die von Langhans gegenüber, der in vier von ihm beschriebenen Fällen eine *Blutstauung* als Ursache der Höhlenbildung ansieht. Es handelte sich in drei Fällen um Geschwulstbildungen im Bereich der hinteren Schädelgrube (im Fall 1 um eine Sarkommetastase am Boden des 4. Ventrikels, bei 2 um ein Sarkom des Wurmes, bei 3 um ein Sarkom des Plexus chorioideus), im 4. Fall war die Ursache des Druckes nicht einwandfrei festzustellen. Die Höhlenbildungen betrafen den Hals- und Brustteil des Rückenmarkes. Da eine Abflußbehinderung des Liquors nun kaum für die Entstehung der Höhle verantwortlich gemacht werden kann, da ja auch bei Obliteration des Zentralkanals im Halsmark in der Regel keine Höhlenbildung im Rückenmark auftritt, außerdem nicht bewiesen ist, daß der Liquor ausschließlich vom Rückenmark nach dem Schädel hin strömt, hält Langhans eine Blutstauung für den entscheidenden Faktor. Er geht dabei von der Hypothese aus, „daß das Blut, wenigstens aus dem Hals- und oberen Brustteil des Rückenmarkes, seinen Abfluß vorzugsweise nach oben finde". Für besonders wichtig hält er den Druck auf die venösen Sinus auf der oberen Fläche des Os basilare (*V. Theorie* Langhans).

Zur Arbeit von Langhans ist zunächst zu betonen, daß die Vorstellung von der Bedeutung der Blutstauung nicht bewiesen, sondern nur aus dem (wie Langhans meint, nicht nur zufälligen) Zusammentreffen der beiden Veränderungen geschlossen wird.

Wenn man sich nach Beschreibung und Zeichnungen ein Bild von der Art und Form der Höhlenbildungen macht, so sieht man, daß sie (außer im Fall IV, bei dem keine klare Rekonstruktion zustande kam) alle mit dem Zentralkanal zusammenhingen, sich zum Teil als Divertikel abschnürten und sich vorzugsweise nach hinten in den Bereich der Hinterhörner und Hinterstränge entwickelten. Für diese Lagerung macht LANGHANS nun nicht, wie LEYDEN, entwicklungsgeschichtliche Störungen verantwortlich, sondern führt sie auf Konsistenzunterschiede in der Rückenmarkssubstanz zurück. Durch den verschieden starken Widerstand der Umgebung meint er auch, erklären zu können, warum es nicht einfach zu Erweiterungen des Zentralkanals, sondern zu sackförmigen Ausstülpungen und Divertikeln kommt. Soweit die Höhlen Epithel tragen, sind sie auf den Zentralkanal zurückzuführen, wo ihnen das Epithel fehlt, ist eine Entscheidung nicht zu fällen, ob sie vom Zentralkanal herstammen oder auf andere Weise entstanden sind.

Als Beginn der Höhlenbildung sieht er ein Ödem an: „Die Höhlenbildung beruht in der Ablagerung einer homogenen, gallertähnlichen Masse zwischen die vorhandenen Elemente. Letztere werden nur auseinandergedrängt und gehen zugrunde" (S. 12). Er nennt das Ödem auch ein „homogene Gallerte" und findet es in gleicher Art im Innern des Zentralkanals, in den Höhlen und in den perivasculären Lymphscheiden. Von einer Verflüssigung eines neugebildeten Gewebes sei dabei keine Rede. Man sieht vielmehr erst eine Erweiterung der Gewebsspalten, dann eine allmählich zunehmende Höhlenbildung, die schließlich auch sekundär mit dem Zentralkanal in Verbindung treten kann.

Diese „*Stauungstheorie*" von LANGHANS ist in der späteren Literatur fast allgemein abgelehnt worden. Zweifellos kann sie nicht, wie das auch LANGHANS ausdrücklich betont, den Anspruch darauf erheben, eine Erklärung für alle Fälle von Syringomyelie abzugeben. Die Frage ist, ob sie überhaupt weiter diskutiert werden soll. Nach den Bildern von LANGHANS kann, glaube ich, daran kein Zweifel sein, daß die Divertikelbildungen des Zentralkanals wenigstens teilweise embryonaler Natur sind. Das erscheint doch gerade nach den Untersuchungen von PICK, ZAPPERT und den anderen, früher erwähnten Autoren, sehr viel verständlicher als der Gedanke, daß eine Drucksteigerung im Innern des Zentralkanals so eigentümliche, vielfach verzweigte Kanalbildungen soll hervorbringen können, wie sie von LANGHANS abgebildet werden. Vor allem erscheint aber in seiner Ableitung schwer verständlich, wie die Blutstauung mit dem Gewebsödem gleichzeitig zu einer Erweiterung des Zentralkanals oder auch nur zu einer Drucksteigerung in diesem führen soll. Man könnte sich fast eher vorstellen, daß durch ein Ödem des Gewebes der Zentralkanal komprimiert, als daß er erweitert wird.

Es soll also zwar zunächst unbestritten bleiben, daß ein Ödem zu Spaltbildungen in der Rückenmarkssubstanz führen kann, aus denen sich auch syringomyelische Höhlen entwickeln. Es erscheint aber unwahrscheinlich, die Bildungen, die LANGHANS selbst abbildet, allein auf solche Stauungsvorgänge zurückzuführen. Außerdem muß als absolut unbewiesen angesehen werden, daß die Zirkulationsverhältnisse im Rückenmark so gelagert sind, daß eine Blutstauung im Bereich der hinteren Schädelgrube zu dem erforderlichen Stauungszustand Veranlassung gibt. Zirkulationsstörungen, die eine gewisse Ähnlichkeit mit den Befunden von LANGHANS aufweisen, hat neuerdings SCHEINKER beschrieben, sie aber eindeutig von der echten Syringomyelie abgetrennt.

Im Zusammenhang damit müssen aber Vorstellungen besprochen werden, die in jüngerer Zeit durch Arbeiten von TANNENBERG und KIRCH wieder mehr in den Vordergrund gerückt sind, und sich zum Teil an die Gedanken von LANGHANS anschließen.

TANNENBERG geht von der häufigen *Kombination* zwischen *Syringomyelie und Tumorbildung* im Rückenmark aus. Er beschreibt zunächst das Rückenmark einer 34jährigen Frau, die an Syringomyelie gelitten hat und an einer Lungengangrän gestorben ist. Die Sektion ergab eine Cystenpankreas, eine Angiomatosis der Leber und mehrere Capillarhämangiome in Medulla oblongata, Rückenmark und Pia, verbunden mit Spaltbildungen und umschriebenen gliotischen Prozessen im Rückenmark selbst. In der Medulla oblongata hat sich die Höhlenbildung mit gliotischer Wand unmittelbar im Bereich der Geschwulstbildung entwickelt; etwa 1 cm tiefer findet sich ein Hämangiom der Pia mit Kompression des Markes. Die Höhlenbildung in der einen und die solide Gliose in der anderen Seite des Rückenmarkes setzt aber erst mehrere Zentimeter tiefer ein. Im Bereich des Kleinhirns und des Lendenmarkes weitere Hämangiome ohne Gliose oder Höhlenbildung.

Höhlenbildungen und Gliosen sind, wie üblich, im hinteren Teil des Rückenmarkes lokalisiert, sie zeigen keinerlei Beziehungen zu dem obliterierten Zentralkanal und tragen nirgends Epithel, sind auch frei von bindegewebigen Auskleidungen. Im 2. Fall von einer 45jährigen Frau findet sich ein Hämangiom des Lendenmarkes, verbunden mit einer hochgradigen Höhlenbildung im ganzen Rückenmark bis herauf zur Medulla oblongata und herab zum Conus terminalis. Die Höhle (die sich stellenweise verdoppelt) ist überall von einer Gliose ausgekleidet, zeigt die typische Lagerung in den hinteren Abschnitten des Rückenmarkes und besitzt keinen Zusammenhang mit dem obliterierten Zentralkanal. Außerdem ist das Gebiet der GOLLschen Stränge gliotisch verändert, was als Folge aufsteigender Degeneration angesehen wird. An einer Stelle geht diese Gliose der GOLLschen Stränge in die Gliose der Höhlenbildung über.

In beiden Fällen sieht TANNENBERG die *Gliose als ein Narbengewebe* an (nicht echtes Tumorgewebe), worauf der allmähliche Übergang in die umgebende Glia und in die Gliose der GOLLschen Stränge und der Befund von Markscheiden- und Achsenzylinderresten und Fettkörnchenzellen hinweist. Er kommt daher zu der Ansicht, daß alle syringomyelischen Höhlen einheitlicher Natur sind: *„Alle haben zur Voraussetzung eine Schädigung der nervösen Substanz, die einmal zur schnellen Erweichung und Einschmelzung mit mehr oder weniger reaktiver Wucherung der Glia in den Randpartien, also zur Höhlenbildung, das andere Mal zu einem langsameren Zugrundegehen lediglich der nervösen Substanz und Wucherung der Glia desselben Bezirkes und somit zur soliden Gliose führt."* Auch den Fall von LEUPOLD, bei dem eine Gliose des Rückenmarkes nach oben hin in ein echtes Gliom überging, will er so deuten, daß hier die Geschwulstbildung das Primäre war, das die nach abwärts gerichtete Gliose durch eine sekundäre Degeneration des Rückenmarkes erklärt.

Die Zurückführung der Syringomyelie auf entwicklungsgeschichtliche Störungen hält TANNENBERG für unbewiesen. Leichte Anomalien des Zentralkanals seien nach den Untersuchungen von ZAPPERT, SCHLESINGER, MARBURG so häufig, daß man bei ihrem Vorhandensein bei Syringomyelie auf die Entstehung der letzteren Erkrankung keine Rückschlüsse ziehen dürfe. Ja, er möchte in diesen Formunregelmäßigkeiten des Zentralkanals weniger die Folge entwicklungsgeschichtlicher Störungen als die von Schädigungen durch ein Geburtstrauma sehen. Noch schärfer lehnt er die Beweiskraft der bindegewebigen Auskleidungen der Höhlen im Sinne einer kongenital-mesenchymalen Gewebsversprengung ab.

Bei der Kombination von Syringomyelie mit Rückenmarksgeschwülsten werden nach TANNENBERG (und hierin liegt die Annäherung an die Theorie von LANGHANS) in erster Linie *Zirkulationsstörungen,* vielleicht im Sinne der *Staselehre von* RICKER, verantwortlich zu machen sein. Dabei lehnt er nicht ab, daß auch sekundär in Gliosen Erweichungen und Höhlenbildungen im Sinne der Homogenisierung von SCHLESINGER auftreten können, die er als eine ödematöse Durchtränkung des Gewebes ansieht. Aber auch Traumen könnte nach den Untersuchungen von SCHIEFFERDECKER, STROEBE, SPATZ eine Bedeutung zukommen.

Die *Syringomyelie* entsteht also durch *mannigfache, kausal ganz verschiedene Schädigungen der Rückenmarkssubstanz mit narbig-gliöser Reaktion.* Unter den Schädigungen scheint den *Zirkulationsstörungen* eine bestimmte Rolle zuzukommen. Die *Syringomyelie* ist also *keine angeborene,* auf Mißbildung beruhende Krankheit, *sondern eine* im Laufe des Lebens *erworbene Veränderung.*

Während hier also versucht wird, eine einheitliche Erklärung aller Fälle von Syringomyelie herauszuarbeiten, beschränkt sich die Arbeit von KIRCH darauf, *jene Fälle* zu erklären, *die mit Geschwulstbildung im Rückenmark selbst einhergehen.* Hier ist zu unterscheiden, ob die Höhlenbildung im Innern der Tumoren auftritt (im ersten Fall in einem echten Gliom, im zweiten in einer Krebsmetastase). Solche Fälle nennt KIRCH *„intrablastomatöse Syringomyelie",* oder ob sie in dem an die Geschwulst angrenzenden Rückenmarksgewebe sich entwickelt durch Zirkulationsstörungen mit Ödembildung und seröser Transsudation, wie das im Gehirn bei LINDAU in der Nachbarschaft von Hämangiomen bekannt ist. Da die Ausbreitung dieser Ödemflüssigkeit oft eine sehr beträchtliche sein kann und sich sowohl nach oben wie nach unten entwickelt, können sehr ausgebreitete sekundäre Veränderungen des Rückenmarkes entstehen. Die Höhlenbildung entsteht durch Absackung der Flüssigkeit, die Gliose ist sekundär, reaktiv und kann einen mehr soliden Charakter haben, wenn die Gewebsdurchsetzung mit dem serösen Transsudat mehr diffus vor sich geht (*„extrablastomatöse Syringomyelie").*

Versuchen wir, kurz zu den Arbeiten von TANNENBERG und KIRCH Stellung zu nehmen, so ist gegen die intrablastomatöse Syringomyelie von KIRCH zunächst nur der Einwand zu machen, daß es etwas gezwungen ist, solche Hohlraumbildungen in Geschwülsten als Syringomyelie zu bezeichnen. Jedenfalls kommt man dann mit der Definition der Syringomyelie in starke Schwierigkeiten. Keinesfalls entsprechen diese Beobachtungen dem, was man gewöhnlich als typische Syringomyelie bezeichnet. Das gleiche ist von der extrablastomatösen Form zu sagen. Daß ihre Entstehung auf dem Wege zustande kommt, wie ihn KIRCH darstellt, möchte ich durchaus für wahrscheinlich halten. Und es erscheint mir deshalb von Bedeutung, weil es uns zeigt, daß ein reines Transsudat offenbar imstande ist, zu weitgehender Schädigung des Rückenmarksgewebes zu führen, dieses in einer nur für diese Art der Schädigung charakteristischen Weise zur Auflösung zu bringen und eine gliöse Reaktion hervorzurufen. Nur ist eben hervorzuheben, daß wir es auch hier mit *Sonderfällen* aus dem Gebiet der Syringomyelie zu tun haben. Und die meisten Fälle von Syringomyelie gehen doch nun einmal ohne Geschwulstbildungen einher. Sie zu klären, ist sehr viel schwieriger, und dafür bietet uns die KIRCHsche Deutung keine Handhabe.

Gegen die Bedeutung der Zirkulationsstörung im Sinne von TANNENBERG hat schon SCHUBACK darauf hingewiesen, daß einmal die Gefäßanordnung im Rückenmark so weitgehende Schlüsse nicht rechtfertigt, und daß zweitens bei extramedullärer *Kompression des Rückenmarkes infolge* von Erkrankungen der Wirbel *keinesfalls syringomyelische Prozesse zustande* kommen. Das gilt auch für die extramedullär und extradural entwickelten Tumoren im Bereich des Rückenmarkes, die ja sehr viel häufiger sind als intramedulläre (vgl. die Zusammenstellung von SPURLING und MAYFIELD). Daß bei Meningeomen, Knochentumoren usw. in irgendwie häufigerer Zahl Syringomyelien vorkommen, ist auch mir aus der Literatur nicht bekannt.

Während also die Untersuchungen von LEYDEN, SIMON-SCHULTZE, HOFFMANN, BIELSCHOWSKY versuchen, für die große Mehrzahl der unkomplizierten Fälle von Syringomyelie eine Erklärung zu bringen, gehen TANNENBERG, KIRCH, LANGHANS von gewissen Sonderfällen aus. Sie machen es wahrscheinlich, daß eine Flüssigkeitsdurchtränkung des Rückenmarksgewebes zu einer schweren Schädigung desselben und gelegentlich bis zur Höhlenbildung führen kann, und daß die Gliawucherung reaktiver Art ist und sich erst sekundär an die Zerstörung des Markgewebes selbst anschließt, sie geben uns aber keine Erklärung für die Mehrzahl der sog. gliösen Syringomyelien. Denn wenn auch TANNENBERG ganz allgemein die Schädigung des Gewebes der Gliose und Höhlenbildung vorangehen läßt, so gibt er uns für die meisten Fälle eben doch keine Erklärung in die Hand, wodurch diese Schädigung zustande kommt.

Die angeschnittene Frage von der *Kombination zwischen Syringomyelie* und *echter Geschwulstbildung* hat aber noch eine andere Erklärung gefunden. Wenn man zunächst einmal rein statistisch an die Frage der Häufigkeit dieser Kombination herantritt, so kann man, ohne daß ich imstande wäre, dafür nun exakte Unterlagen zu geben, wohl sicher sagen, daß ein solches *Zusammentreffen häufiger ist, als dem reinen Zufall entspricht.*

SCHUBACK hat im Jahre 1927 neben der Beschreibung eines eigenen Falles 15 Fälle von *Angiombildungen* des Rückenmarkes zusammengestellt, von denen vier mit Syringomyelie und einer mit Hydromyelie verbunden waren. Auffällig war, daß es sich dabei meistens um Capillarhämangiome, nicht um kavernöse Formen handelte. Bei der Seltenheit der Hämangiome des Rückenmarkes kann ein so häufiges Zusammentreffen mit Syringomyelie keinesfalls auf einem Zufall beruhen. Unter 42 Fällen von Neubildungen des Rückenmarkes, von denen 39 mikroskopisch untersucht wurden, konnten SPURLING und MAYFIELD nur eine Hämangiom feststellen.

Ähnliche Fälle wie die von SCHUBACK liegen auch in der neueren Literatur vor. RUSSEL beschreibt ein Capillarhämangiom des Halsmarkes mit Syringomyelie im gleichen Bereich. Bei WIESE lagen zahlreiche Capillarhämangiome des ganzen Rückenmarkes vor. Außerdem fand sich ein entsprechender Tumor in der linken Kleinhirnhalbkugel. Im Fall von FRACASSI, RINZ und GARCIN ist die Lokalisation insofern von Bedeutung, als die Geschwulstbildung sich im

Lendenteil befindet, während die Syringomyelie bis zum Bulbärgebiet hinauf-
geht. Bei GAUPP ist die Syringomyelie mit drei Geschwulstbildungen der Cauda
equina kombiniert (zwei Neurofibromen und einem kavernösen Hämangiom).
Eine örtliche Beziehung zwischen den Tumoren und der Syringomyelie bestand
nicht. Ähnlich liegt der Fall von SILBERMANN und STENZEL, in dem das Hämangiom im Marklager des Großhirns seinen Sitz hatte. Daß nicht alle Fälle von
Hämangiomen des Rückenmarkes mit Syringomyelie verbunden sind, zeigen
aus der neueren Literatur die Fälle von ROMAN und PAPE.

In einer Anzahl von Mitteilungen wird ferner erwähnt, daß außer den
Hämangiomen *andere Fehlbildungen oder geschwulstartige Wucherungen* im Körper
vorlagen. Dazu gehört der Fall von TANNENBERG und eine Beobachtung von
HARBITZ. Bei letzterer fand sich als Komplikation Cystenbildung im Pankreas
und in den Nieren, ein Hypernephrom der Niere, ein Fibromyom des Uterus
und ein Adenom des Magens.

Eine zweite Gruppe von Fehl- oder Geschwulstbildungen, die gelegentlich
mit Syringomyelie kombiniert sind, ist *teratoider Natur*. Ich nenne die Veröffentlichungen von BIELSCHOWSKY und UNGER, den älteren Fall von GERLACH,
der allerdings gelegentlich in seiner Diagnose angezweifelt wird, und einen
neuerdings beschriebenen Fall von VOSS, bei dem sich neben der Syringomyelie
ein Teratom der Dura mater am Übergang zur Cauda equina fand. HENNEBERG
erwähnt außerdem noch die Fälle von WESTENHÖFER und PICK. Noch häufiger
ist das Zusammentreffen von Höhlenbildung im Rückenmark mit echten *Ge-*
schwulstbildungen, die sich aus der Reihe des Ependyms (mit Übergang zum Gliom)
herleiten. Entsprechend der Veröffentlichung von ROSENTHAL, der die Geschwulstbildung als Neuroepithelioma gliomatosum mikrocysticum bezeichnet,
sind eine ganze Anzahl ähnlicher Beobachtungen mitgeteilt worden, die ich
im einzelnen nicht aufführen will, da sie sich in den Arbeiten von KIRCH und
SLACZKA zusammengestellt finden. Von den neueren nenne ich nur BICKEL,
HIRSCH (unreifes Neuroblastom vom Plexusepithel), BAYREUTHER (Geschwulst
aus Ependym, Glia und neurinomatösen Anteilen), PETTE und KÖRNYEY,
MARBURG, OSTERTAG, MAKAY und PAVILL. Auch gewöhnliche *Gliome* werden
nicht selten gefunden, wobei es manchmal schwer zu entscheiden ist, in welchem
Verhältnis sie zu der die Syringomyeliehöhle umgebenden Gliose stehen (s.
LEUPOLD). Auch diese Fälle finden sich bei KIRCH aufgezeichnet, sind aber
auch später noch mehrfach beschrieben worden (z. B. bei COX, BURDET und
MEYES u. a.). Auch bei diesen Geschwulstbildungen kann man, wie bei den
Hämangiomen, sagen, daß ein Teil von ihnen in unmittelbarem Zusammenhang
mit der Syringomyelie steht, während andere keine örtlichen Beziehungen zur
Höhlenbildung aufweisen, so daß es unmöglich erscheint, die Höhlen etwa
einfach auf eine Kompression des Rückenmarkes durch den Tumor zurückzuführen. Gerade das Neuroepithelioma mikrocysticum, das ja unzweifelhaft den
Charakter einer in der Entwicklung bedingten, mit der Rückbildung des Zentralkanals zusammenhängenden Wucherung in sich trägt, hat immer wieder den
Gedanken erweckt, daß *Geschwulstbildung* und *Höhlenbildung Parallelerschei-*
nungen sind, die beide auf irgendwelche Fehlentwicklungen zurückgeführt werden
müssen. Für einen Teil dieser Geschwülste, die nur in der Lokalisation, nicht
aber in ihrer Art Gemeinsamkeiten aufweisen, hat HENNEBERG den Namen:
Geschwülste der hinteren Schließungslinie des Rückenmarkes geprägt.

So sehen wir, daß zwar ein Teil dieser mit Syringomyelie kombinierten Geschwulstbildungen den Gedanken erweckt, daß bei der Entstehung der Höhlen seröse Transsudationen eine Rolle spielen (so besonders diejenigen, die sich entsprechend den Hirncysten von LINDAU verhalten), daß aber bei anderen solche örtlichen Zirkulationsstörungen keine Bedeutung haben können, während die Art der Geschwulst darauf hindeutet, daß für sie wie für die Höhlenbildung entwicklungsgeschichtliche Störungen maßgebend sind.

Schließlich muß noch die Rolle äußerer Faktoren für die Syringomyelie berücksichtigt werden. Es wird besonders von klinischer Seite immer wieder die Frage der *traumatischen Bedingtheit der Erkrankung* erwogen. SCHLESINGER hat in seiner Monographie die wichtigsten bis zu seiner Zeit bekannten Arbeiten darüber zusammengestellt. Nach seiner Auffassung, die besonders durch die Arbeiten seines Schülers KIENBÖCK gestützt wird, ist die *Entstehung der Syringomyelie durch Traumen* mit akuten schweren Folgeerscheinungen wenigstens für den Erwachsenen *„als äußerst seltener, bisher nicht ganz sicher gestellter Modus zu bezeichnen"*.

Etwas häufiger scheint es zu sein, daß sich nach einem Trauma, meist einige Zeit später langsam die Zeichen einer progredienten Syringomyelie entwickeln. Zu einem sehr kritischen Standpunkt gelangt auch MARBURG auf Grund sehr ausgedehnter Untersuchungen von Rückenmarken Kriegsverletzter (über 500 Fälle), und GEELVINK in seinem Beitrag im Handbuch der ärztlichen Begutachtung. Wenn trotzdem immer neue Beobachtungen von traumatisch entstandener Syringomyelie beschrieben werden, so läßt sich gegen sie immer wieder der Einwand erheben, daß es sich allenfalls um *traumatisch bedingte Verschlimmerungen* eines schon im Gang befindlichen Prozesses handelt, durch die ein in seiner Qualität herabgesetztes Gewebe infolge von Blutungen zum rascheren Zerfall gebracht wird.

Ein Beispiel für ein zufälliges Zusammentreffen von *Syringomyelie und Trauma* zeigt Fall 25 (vgl. Klin. Wschr. **1941**, S. 1257).

Ein 23jähriger Mann, der bis dahin völlig gesund gewesen war und vollen soldatischen Dienst bei einer aktiven Formation geleistet hatte, verunglückt dadurch, daß er bei einem *Kopfsprung* in ein seichtes Wasser mit dem *Scheitel auf den Grund* aufschlägt. Sofort bei seiner Bergung wird eine vollständige *Lähmung* der unteren Körperhälfte festgestellt, die sehr bald auch auf die Arme übergreift. Nach Einlieferung in das Krankenhaus zeigt das Röntgenbild eine *Luxation der Wirbelsäule* zwischen dem 4. und 5. Halswirbel. Am Tag nach dem Unfall Reposition in Narkose mit gutem Erfolg. 7 Stunden später, d. h. etwa 30 Stunden nach dem Unfall plötzlicher Tod.

Die Sektion bestätigt die *Luxation* mit Zerreißung der Zwischenwirbelscheibe *zwischen dem 4. und 5. Halswirbel.* Bei Herausnahme des Rückenmarkes fällt zunächst auf, daß das Halsmark nach oben von der Luxation auf eine Strecke von ungefähr 2 cm, nach unten auf eine Strecke von 6 cm stark verbreitert ist. Etwa in der Höhe des 6. Halswirbels geht die Verbreiterung ziemlich rasch in einen normalen Umfang des Markes über, auch das oberste Halsmark erscheint unverändert. Die verbreiterte Strecke fühlt sich weich an und wird zunächst als Bezirk der traumatischen Zerquetschung angesehen.

Auf Querschnitten sieht man in der Höhe der Luxation eine traumatische Erweichung, besonders im Bereich der grauen Substanz mit ausgedehnten

Blutungen, die nach oben und unten etwas unscharf begrenzt aussehen. Querschnitte unterhalb der Quetschstelle ergeben eine Höhlenbildung im Mark, die mit klarer, wäßriger Flüssigkeit gefüllt und von einer glatten, nicht derben Wand ausgekleidet ist. Die Höhle enthält kein Blut. Man hat nach ihrer Lage zunächst den Eindruck, daß es sich um eine *Hydromyelie* handelt. Im Bereich der Quetschstelle selbst ist diese Höhle nicht mit Sicherheit zu erkennen. Das Gewebe ist hier sehr weich und quillt auf der Schnittfläche vor.

Die mikroskopische Untersuchung zeigt nun das typische Bild einer echten Syringomyelie.

Im Bereich des unteren Halsmarkes, d. h. unterhalb des Zertrümmerungsherdes zeigt das Rückenmark eine quergestellte spaltförmige Höhle in der zentralen grauen Substanz, die sich beiderseits in die Hinterhörner hinein erstreckt und etwa in halber Höhe der Hinterstränge endet. Sie ist von einem Gliamantel umgeben, der zwei deutlich voneinander abgesetzte Schichten zeigt, eine innere, aufgelockerte, aus einem feinen Faserwerk mit spärlichen Kernen und zahlreichen großen Lücken zwischen den Fasern, die dem ganzen einen wabigen Charakter geben, und einer äußeren, dichtfaserigen, kernarmen Schicht, die sich scharf gegen das übrige Rückenmarksgewebe absetzt. An der Grenze zwischen beiden Schichten vielfach eine Ansammlung von Kernen in palisadenförmiger Anordnung. Innen ist der Hohlraum auf kurze Strecken hin mit einem hohen Zylinderepithel ausgekleidet, das nach außen in sehr deutliche Ependymfasern übergeht und innen Auflagerungen von körnigem Sekret trägt. Stellenweise Andeutungen von Cilien, die aber nirgends in ganz typischer Form ausgebildet sind. Von einem Zentralkanal ist sonst in diesem ersten Bezirk des Rückenmarkes nichts zu sehen.

Etwas tiefer tritt vor der Höhle ein Rest des Zentralkanals auf, der aus einer Ependymzellmasse besteht, die noch einen Rest eines Lumens erkennen lassen. Aber auch hier trägt die Höhle auf kurze Strecken der Vorder- und der Hinterwand ein hohes Zylinderepithel. In einem kurzen Stück der Vorderwand ist der Gliamantel von einem schmalen Band von Bindegewebe überzogen, das in welligem Verlauf die lockere Glia von dem Hohlraum abgrenzt. Diese Bindegewebstapete hört aber in der nächsten Stufe auf und macht der reinen gliösen Wandauskleidung Platz. Am Übergang in das Brustmark verschwindet die Höhle ganz. Der Zentralkanal ist hier obliteriert, wenn auch in seiner groben Kontur noch deutlich zu erkennen.

Unmittelbar unterhalb des Zertrümmerungsherdes zeigt die Höhlenwand insofern einen etwas anderen Charakter, als hier die Bindegewebsauskleidung große Teile der Wand umzieht. Sie steht stellenweise in sehr deutlicher Verbindung mit der Adventitia der in die Glia eingebetteten Blutgefäße. Die Glia verliert in diesem Teil vollständig ihre innere Auflockerung, besteht vielmehr nur aus einem dichten Faserfilzwerk. In dieser Höhe treten auch in der Lichtung der Höhle die früher beschriebenen Strang- und Balkenbildungen auf, die im Zentrum ein Blutgefäß enthalten und bald von einer bindegewebigen Membran, bald von Ependym überzogen sind, eindeutige Zeichen dafür, daß die Höhle durch myelolytische Prozesse entstanden ist, die nur die widerstandsfähigeren Blutgefäßwände verschont haben.

Im Quetschungsbezirk selbst ist nun die Wand der Höhle in ausgedehntem Grade zerrissen. Unregelmäßige Fetzen des Rückenmarksgewebes oder der von diesem noch deutlich abgrenzbaren gliösen Wand hängen in das Lumen hinein, Balken aus Blutgefäßen mit Glia und Bindegewebe scheinen von der Wand losgerissen und liegen frei in der Lichtung. Unregelmäßige Spalträume, von der Höhle ausgehend, ziehen allerseits in das Rückenmarksgewebe hinein. Ausgedehnte Blutungen durchsetzen die Höhlenwand und das umgebende Gewebe der grauen Substanz, greifen aber auch auf die weißen Stränge über. Nur die äußeren Teile des Rückenmarkes scheinen im ganzen gut erhalten, während die ganzen inneren Anteile in eine zerrissene Gewebsmasse umgewandelt sind.

In den nächsthöheren Anteilen nimmt die Masse der Blutungen und der Zerreißungen des eigentlichen Rückenmarksgewebes ab. Die Zerreißung beschränkt sich auf die Wand der syringomyelischen Höhle, die noch an Resten des Ependyms und der Gliose zu erkennen ist.

Weiter nach oben macht die Veränderung bald einem normalen Querschnitt Platz.

Es handelt sich also ohne Zweifel um eine ältere latente Syringomyelie, die keinerlei krankhafte Erscheinungen gemacht hat, aber eindeutig im Fortschreiten begriffen war. Dafür spricht die Auflockerung der Glia an der unmittelbaren Begrenzung der Höhle, die auf eine weitere myelolytische Einwirkung des Liquors zurückzuführen ist.

Dieses Rückenmark hat nun ein schweres Trauma erfahren, das im Zentrum der Einwirkung (in der Höhe des 4. und 5. Halswirbels) zu einer weitgehenden Zerquetschung geführt hat. Schon hier ist die Schädigung besonders im Bereich der Höhlenwand zu erkennen, erstreckt sich aber mit unregelmäßigen spaltförmigen Rissen radiär in die äußeren Schichten des Querschnittes hinein, hat hier zu zahlreichen Blutungen geführt und verschont nur die äußeren Anteile der weißen Substanz. Ich möchte annehmen, daß bei der Lokalisation der Zertrümmerung hydrodynamische Einwirkungen von der Flüssigkeitssäule in der allseits abgeschlossenen syringomyelischen Höhle eine Rolle gespielt haben. Im nächst höheren Segment ist das Rückenmark selbst kaum noch verändert. Die Zerreißungen beschränken sich auf die Höhlenwand. Diese stellt also ohne Zweifel einen gewissen Locus minoris resistentiae gegenüber mechanischen Einwirkungen dar.

Weitere Folgeerscheinungen sind im vorliegenden Falle deshalb nicht entstanden, weil der Prozeß einen zu schnellen tödlichen Verlauf genommen hat. Man könnte sich aber sehr wohl vorstellen, daß bei einem geringeren Trauma nur eine Einreißung der Höhlenwand entstanden wäre. Der von dem erhaltenen Ependym weiterhin produzierte Liquor würde dann in verstärkter Weise auf das Rückenmarksgewebe eingewirkt haben, da der Schutz des Gliawalles jetzt fehlte. So könnte sich im Anschluß an das Trauma ein rascheres Fortschreiten der Myelolyse entwickeln und damit die Syringomyelie in ein klinisch erkennbares, fortschreitendes Stadium hineinkommen. Für den Kliniker wäre dann der Begriff der traumatisch entstandenen Syringomyelie gegeben, und der Gutachter müßte den Zusammenhang zwischen Unfall und Syringomyelie anerkennen.

In Wirklichkeit liegen die Verhältnisse wohl so, wie sie von kundiger Seite (vgl. SCHLESINGER, KIENBÖCK, GAGEL u. a.) immer wieder, wenn auch meist ohne anatomische Befunde, angenommen wurden, daß nämlich zum Zustandekommen der Syringomyelie auf dem Boden eines Traumas noch eine besondere Disposition gehört. Und diese möchte ich nach dem beschriebenen Beispiel darin sehen, daß vor dem Trauma entweder eine latente Syringomyelie schon in der Entwicklung begriffen war oder daß mindestens eine Dysraphie bestand, bei der es nun unter Wandschädigung des offenen Zentralkanals mit sezernierendem Epithel zu einem Eindringen des Liquors in das Gewebe des Rückenmarkes und damit zu der die Syringomyelie herbeiführenden Myelolyse kam.

Daß in Syringomyelien *sekundär Blutungen* auftreten können, ist mehrfach nachgewiesen worden (z. B. von HENNEBERG und KOCH). Daß aber *aus einer primären Hämatomyelie* sich *später eine echte Syringomyelie entwickelt, entbehrt zunächst noch des anatomischen Nachweises.* Die meisten der älteren und neueren Arbeiten über den Zusammenhang zwischen Syringomyelie und Trauma sind auch rein klinischer Art: Wo anatomische Untersuchungen vorliegen, hat sich stets herausgestellt, daß wohl umschriebene Erweichungen und Cystenbildungen, aber nicht typische Syringomyelie mit Gliose nachzuweisen war (SCHMAUS, MARBURG, FAUTH). Eines geht aber aus den Arbeiten über Hämatomyelie (s. besonders MARBURG, MINOR u. a.) hervor, daß sich im Anschluß an ein schweres Trauma *Röhrenblutungen im Rückenmark* entwickeln können, die sich sowohl aufwärts wie abwärts von der Stelle der groben Zertrümmerung finden und eine *ähnliche Lokalisation mit Bevorzugung der hinteren Rückenmarksabschnitte haben wie die syringomyelischen Prozesse.* Es muß also in der Tat (etwa entsprechend der Theorie von LANGHANS) eine gewisse Disposition dieser Anteile des Rückenmarkes zur Leitung und Ausbreitung von Flüssigkeiten anerkannt werden.

Auch *experimentell* ist versucht worden, der Frage näherzutreten. Am bekanntesten sind die Versuche von SCHMAUS. Nach *stumpfen Verletzungen* des Rückens (ohne gröbere Veränderungen der Wirbelsäule und ohne makroskopische Veränderungen des Rückenmarkes) sah er Lähmungen auftreten, denen anatomisch drei verschiedene Formen von Veränderungen zugrunde lagen: a) Strangdegeneration mit Zunahme des Zwischengewebes, b) gröbere Erweichungen des ganzen Querschnittes oder einzelne Höhlenbildungen, c) Gliosen mit Höhlenbildungen, wobei SCHMAUS die letzteren durch Zerfall der Glia erklärt. Der einzige eindeutige Fall einer solchen Höhlenbildung mit Gliose wurde 12 Tage nach dem Trauma festgestellt. Geringer waren die Ergebnisse in den kurz dauernden Versuchen von CAREY, der durch Schläge auf den Hinterkopf und die Medulla von Kaninchen an den verschiedensten Stellen des Rückenmarkes kleine wabige Umwandlungen in den Strängen entstehen sah. Gröbere Höhlenbildungen kamen nicht zustande. Bei neugeborenen Tieren entstehen nach Durchquetschung (EICHHORST und NAUNYN) oder Durchschneidung (SPATZ) des Rückenmarkes an den Stumpfenden Cystenbildungen, die auf Einschmelzungsprozesse in den Trümmerzonen zurückzuführen sind. SPATZ nennt diese Herde „*Porus*" und vergleicht sie mit der Porencephalie nach Geburtsschädigungen des Gehirns. Er lehnt es ausdrücklich ab, Bilder erhalten zu haben, die mit echter gliöser Syringomyelie zu vergleichen sind. Eine gewisse Entfaltung des Zentralkanals mit Läsionen des Epithels und subependymaler Auflockerung der Glia erzielte SUWA durch elektrische Verletzungen der Rückenmarkssubstanz. Eine Progredienz der Erkrankung konnte aber auch SUWA nicht feststellen, zumal seine Versuche sich nur über eine sehr kurze Zeit erstreckten.

Daß endlich eine periphere Verletzung auf dem Wege über eine „*aufsteigende Neuritis*" zur Syringomyelie führen soll, ist eine völlig unbewiesene Behauptung.

Ich möchte auf Einzelarbeiten nicht näher eingehen. Auch CURSCHMANN, der sich für eine solche Schädigung einsetzt, nimmt an, daß Traumen wohl nur bei einer besonderen Disposition durch kongenitale Anlagen wirksam werden können.

Man kann also von der *Bedeutung des Traumas* wohl sagen, daß es imstande ist, durch Blutungen oder leichte Zirkulationsstörungen, die wohl in das Gebiet der Stase oder Peristase hineingehören, gröbere oder feinere Schädigungen im Rückenmark anzurichten, daß gerade die Blutungen die Neigung zeigen, sich in ähnlicher Form auszubreiten wie die syringomyelischen Prozesse, daß aber die Entstehung einer echten Syringomyelie auf dem Boden eines Traumas bisher nicht bewiesen ist. Keinesfalls sind Traumen oder Zirkulationsstörungen allein imstande, die Entstehung der gewöhnlichen (gliösen) Syringomyelie zu erklären.

Bei dem Versuch, das *eigene Material* unter einheitlichen Gesichtspunkten zu betrachten, muß zunächst davon ausgegangen werden, daß sich mein Untersuchungsgut grundsätzlich von dem früherer Autoren dadurch unterscheidet, daß es sich ausschließlich aus sog. *Zufallsbefunden* zusammensetzt. In keinem einzigen der untersuchten Fälle war die Diagnose auf Hydromyelie, Syringomyelie oder Gliose während des Lebens gestellt worden. Weitaus die meisten Fälle hatten überhaupt *keine klinischen Erscheinungen* geboten. Wo solche vorhanden waren, waren sie durch eine begleitende Meningocele, Meningitis oder Myelose (bei perniziöser Anämie) bedingt. Dabei ist natürlich zuzugeben, daß klinische Symptome bei einer Anzahl der Fälle hätten aufgedeckt werden können, wenn überhaupt darauf geachtet worden wäre. Die Hauptkrankheit beherrschte aber so weitgehend das klinische Bild, stand so im Vordergrund des therapeutischen Handelns, daß feinere Untersuchungen im besonderen über die Sensibilität bei den meisten Fällen gar nicht angestellt worden sind. Ich muß also von vornherein bei der Beurteilung der Einzelfälle vom klinischen Bild absehen.

Das *Material* ist aber auch insofern *unausgelesen*, als nicht nur solche Rückenmarke zur Untersuchung kamen, bei denen schon bei der Herausnahme des Organs Höhlenbildungen oder gliöse Verhärtungen ins Auge fielen, sondern die Sammlung des Untersuchungsgutes kam, wie oben schon erwähnt, einfach dadurch zustande, daß im *laufenden Sektionsmaterial ausnahmslos* (soweit es äußere Verhältnisse zuließen) das *Rückenmark mit herausgenommen* und zur *mikroskopischen Untersuchung zurückgelegt wurde.* Daß die klinisch erkannten oder verdächtig erscheinenden Fälle dabei fehlen, hängt mit der Abmachung zusammen, daß in der Regel das Zentralnervensystem von Kranken der Nervenklinik dieser selbst zur Untersuchung überlassen wurde. Das Material ist also geradezu unter Zurückstellung klinisch verdächtiger oder erkrankter Fälle ausgesucht. Das heißt, die in ihm vorkommenden Fälle von Syringomyelie stellen sicherlich nicht die Gesamtzahl der im gleichen Zeitraum im gesamten Sektionsmaterial vorhandenen Fälle dar.

Die Voruntersuchung aller so herausgenommenen Rückenmarke geschah im Durchschnitt in vier aus verschiedenen Höhen entnommenen Blöcken, die in Gelatine eingebettet und mit je etwa 6 Schnitten mit Sudan III, mit Hämatoxylin und nach SPIELMEYER gefärbt wurden. Nur diejenigen Rückenmarke wurden zunächst weiter untersucht, bei denen in diesen Probeschnitten irgendwelche verdächtige Partien gefunden wurden. Bei Anfangsstadien der Syringomyelie wäre es nun durchaus denkbar, daß die Veränderungen auf einen so schmalen Höhenbereich beschränkt waren, daß dieser zwischen zwei untersuchte Blöcke fiel, damit also der Untersuchung entging. So muß damit gerechnet werden, daß sich noch eine kleine Anzahl weiterer Fälle in dem Material gefunden hätte, wenn die erste Untersuchung ausgedehnter hätte vorgenommen werden können.

In dem *Gesamtmaterial* von *1175 Rückenmarken* wurden *24 Fälle gefunden*, die in unser Krankheitsgebiet hineingehören. Nicht eingerechnet sind die reiner Dysraphie, die im ersten Teil der Arbeit beschrieben worden sind. Von den 24 müssen nach Weglassung von 8 Fällen reiner Hydromyelie 16 *in die Gruppe der Syringomyelie (+ Gliose)* eingereiht werden, wobei allerdings bei Fall 9 die Frage auftauchen kann, ob sich aus dem gefundenen Bild wirklich eine echte Syringomyelie entwickelt hätte. Gehen wir von der Definition von Spatz aus, daß man von Syringomyelie (im Gegensatz zur reinen Hydromyelie) dann sprechen muß, „sobald Rückenmarksteile in der Höhle aufgegangen sind", so bleiben *15 positive Fälle* übrig. *Das bedeutet 1,3% des untersuchten Rückenmarksmaterials.* Männer verhalten sich zu Frauen im Gesamtmaterial wie 53:47%. Unter den Syringomyeliefällen waren *9 Männer, 6 Frauen*. Es bestätigt sich also auch in diesem Material die Erfahrung, daß die Syringomyelie bei Männern häufiger ist als bei Frauen. Denn in Prozente umgerechnet, kam in unserem Material die Syringomyelie in 1,4% bei Männern, in 1,1% bei Frauen vor. Allerdings scheint sich das Zahlenverhältnis der beiden Geschlechter nach neueren Untersuchungen mehr nach der Seite der Frau zu verschieben. Gagel berechnet, daß etwa auf 10 Frauen 14 Männer kämen. Das würde also ein Verhältnis sein, daß dem unsrigen ungefähr entspricht.

Vergleicht man unsere Zahl mit den sonst in der Literatur angegebenen, so entstehen deshalb Schwierigkeiten, weil kein ähnliches, fast auslesefreies und anatomisch untersuchtes Material zum Vergleich zur Verfügung steht. Daß die Syringomyelie eine häufige Erkrankung ist, wird schon von Schlesinger betont; nach ihm steht sie vor der multiplen Sklerose und kommt gleich hinter der Tabes, den luischen und Kompressionserkrankungen des Rückenmarkes. Gagel betont das gleiche, ohne Zahlen anzugeben. Während die relative Häufigkeit in Süddeutschland bei Männern mit ungefähr 0,8% angegeben wird, ist nach Bodechtel die Erkrankung in Norddeutschland anscheinend wesentlich seltener. Es ist klar, daß alle diese Zählungen, die an einem klinischen Ausgangsmaterial gewonnen sind, zu wesentlich geringeren Ergebnissen kommen müssen, als eine Untersuchung, die auch klinisch symptomlose Anfangsfälle berücksichtigt. Rechnet man für Breslau diejenigen Momente hinzu, die unsere Zahl abnorm niedrig ausfallen lassen, so wird man sagen können, daß die Syringomyelie an einem auslesefreien Material hier in wenigstens 1,5% aller Obduzierter (einschließlich der Kinder) nachzuweisen ist.

Damit soll keineswegs gesagt werden, daß hier in Breslau oder Schlesien die Syringomyelie etwa häufiger sei als in anderen Gegenden Deutschlands. Es würde sich mit großer Wahrscheinlichkeit eine gleiche oder ähnliche Zahl finden, wenn die Untersuchung an anderen Orten in gleicher Art durchgeführt würde.

Das einzige, was man daraus schließen kann, ist: Die *Syringomyelie ist als verdecktes, völlig symptomloses Leiden offenbar viel häufiger als gewöhnlich angenommen wird.*

Auffallend ist in meinem Material die Altersverteilung. Von den 15 Fällen fielen auf die ersten 3 Jahrzehnte 1 einziger, 31—50 Jahren: 6, über 50 Jahre: 8.

Das *höhere Alter* ist also in ausgesprochener Weise *bevorzugt*. In klinischen Abhandlungen finden wir im allgemeinen nur Angaben über das *Alter des Krankheitsbeginnes*. Es fällt nach SCHLESINGER (an 260 Fällen geprüft) mit 70% in die ersten 3 Dezennien, am häufigsten in das 3. Der Beginn im 2. und 3. Dezennium macht $^2/_3$ aller Fälle aus. Ähnlich sind die Angaben von GIZE und OSIANSKAJA (zitiert nach GAGEL). Diese Unterschiede in der Altersverteilung sind natürlich zum großen Teil dadurch bedingt, daß die Syringomyelie ein eminent chronisches Leiden ist, das in der Regel von den ersten Anfängen bis zum Tode mehrere Jahrzehnte dauert. SCHLESINGER betont das vor allem für die nicht durch Tumoren komplizierten Fälle, bei denen sich nicht selten die klinischen Symptome 30—40 Jahre zurückverfolgen lassen. GAGEL gibt die durchschnittliche Dauer mit 20—30 Jahren an. Er betont auch, daß der Tod in der Regel durch interkurrente Krankheiten bedingt sei, unter denen solche des Harnapparates an erster Stelle stehen.

Die Altersvergleichung ist aber geeignet, uns vor einem Schluß zu bewahren, der allzu leicht aus einem solchen Material gezogen werden kann: Nämlich dem, daß wir es nun durchweg mit beginnenden Fällen, Anfangsstadien der Syringomyelie zu tun haben. Es ist durchaus denkbar, daß auch ein beträchtlicher Teil meiner Beobachtungen schon ein sehr langes Entwicklungsstadium hinter sich hat, wobei die Progredienz aber besonders langsam und symptomlos vor sich geht. Gerade bei einer so schleichenden und in ihrem Formkreis wechselnden Krankheit müssen wir damit rechnen, daß das Tempo der Entwicklung ein sehr verschiedenes ist. Und *neben Frühfällen* werden in meinem Material *sicher in größerer Zahl solche vorliegen, die zu diesen ganz besonders langsam progredienten Fällen gehören*.

Trotzdem glaube ich, daß es möglich ist, aus einer so großen Zahl anatomisch durchuntersuchter Fälle gewisse Grundformen der Entstehung der Syringomyelie ableiten zu können. Denn wenn wir es auch nicht durchweg mit Frühstadien zu tun haben, so werden auch die langsam progredienten Fälle uns eher einen Einblick in den Werdegang des Prozesses gewähren als jene, die eine schnelle Zerstörung des Rückenmarkes herbeiführen und mit allen möglichen sekundären Komplikationen verbunden sind.

Die Fragen, die nach der vorangegangenen Auseinandersetzung mit der Literatur zu beantworten sind, scheinen mir folgende zu sein:

1. Liegen anatomische Gründe dafür vor, die *Syringomyelie* oder *ihre Vorstadien* mit *Entwicklungsstörungen des Rückenmarkes, im besonderen des Zentralkanals, in Verbindung zu bringen?* Lassen sich im besonderen bei den frischen Fällen *Zeichen einer Dysraphie* nachweisen?

2. *Wie entsteht aus der Dysraphie die eigentliche Syringomyelie?* d. h. wodurch kommt es bei Dysraphie zur gröberen Zerstörung des Rückenmarksgewebes und zu der mit der Syringomyelie gewöhnlich verbundenen Höhlenbildung und zur Wucherung der Glia?

3. Ist das erste, was wir bei Dysraphie beobachten können, die Zerstörung des Nervengewebes mit Höhlenbildung? Oder ist das erste die Gliose? *Geht die Gliose der Höhlenbildung voraus, oder ist sie erst eine Folge derselben?*

4. *Ist die reine Gliose, der Gliastift, als eine der Höhlenbildung gleichwertige oder doch wenigstens parallele Erkrankung anzusehen?* Oder sind beide ganz

verschiedene Bildungen, die wohl auch auf verschiedene Ursachen zurückgeführt werden müssen?

a) Die Dysraphie und Hydromyelie.

Unter *Dysraphie* im strengen Sinne verstehen wir die Störungen in der
Rückbildung des Zentralkanals. Der Zentralkanal wird ursprünglich als schmaler,
dorsoventral angeordneter Spalt angelegt, der mit einem hohen, vielschichtigen
Epithel umgeben ist. Seine Lichtung ist auf dem Durchschnitt nicht kreisförmig,
sondern spaltförmig. Die Rückbildung erfolgt in erster Linie von hinten nach
vorn zu. Es werden also als *dysraphische Störungen* vor allem solche angesehen
werden müssen, bei denen sich ein *Teil des Zentralkanals* in den *hinteren Abschnitten des Rückenmarkes* erhalten hat. Wir werden aber auch solche Zentralkanäle als mangelhaft zurückgebildet anzusehen haben, bei denen sich *Ausläufer
des Zentralkanals weit in die seitlichen* oder *hinteren-seitlichen Anteile des Rückenmarkes*, im besonderen die *Hinterhörner, vorschieben*. Wir können annehmen,
daß in diesen Fällen der Wachstumsdruck der Hinterstränge zu einer solchen
Formveränderung des Zentralkanals geführt hat, daß er gleichsam von hinten
nach vorn spaltförmig zusammengedrückt ist und so eine nach den Seiten in
die Hinterhörner hinein ausladende Form angenommen hat.

Finden wir also Spaltbildungen im Rückenmark, die diese Formen aufweisen und mit Ependym ausgekleidet sind, so werden wir sie als Zeichen einer
Dysraphie zu deuten haben.

Die Erfahrungen an embryonalen und frühkindlichen Rückenmarken (PICK,
ZAPPERT u. a.) haben ferner gezeigt, daß weitaus *unregelmäßigere, verzweigte
Formen des Zentralkanals gar keine Seltenheit* sind. Wir sehen Divertikel- und
Sproßbildungen, die recht wechselnde Formen haben und oft nur an kleiner
Stelle eine offene Verbindung mit dem eigentlichen Zentralkanal aufweisen.
Auch diese Bildungen sind ohne Zweifel auf Rückbildungsstörungen lokaler
Art zurückzuführen und mit unter die *Dysraphie* zu rechnen.

Nun gibt es zwar eine große Zahl von Höhlenbildungen im Rückenmark, die
rein nach ihrer Lage den Bedingungen entsprechen, die wir an die Diagnose
einer Hydromyelie stellen. Ihre Wandauskleidung entspricht aber nicht der
des Zentralkanals, im besonderen weil sie frei von Epithel ist. Welche Bedeutung
können wir dem *Epithelbefunde* zusprechen?

Daß das Ependym sekundär im Zentralkanal zugrunde gehen kann, darüber
besteht gar kein Zweifel. Es spricht also ein epithelloser Hohlraum nicht von
vornherein dagegen, daß er ursprünglich ein Teil des Zentralkanals gewesen ist.
Da aber nach den Angaben der Literatur auch Höhlenbildungen sekundär im
gliotischen Gewebe entstehen sollen, die nichts mit dem Zentralkanal zu tun
haben (und wir vorläufig das Gegenteil nicht beweisen können), so kann ein
völlig epithelloser Hohlraum, auch wenn er in der Lage einem Zentralkanal
entspricht, nicht mit Sicherheit als ein solcher angesehen werden.

Was aber, wenn nur ein Teil des Hohlraumes ein Epithel trägt? Kann auch,
wie es im Schrifttum wiederholt behauptet wird, eine sekundäre Epithelisierung
der Spaltbildung erfolgen? Wenn das Epithel alle Eigenschaften des Ependyms
trägt, im besonderen mit Cilien und Epithelfasern versehen ist, möchte ich
seine Entstehung durch Umwandlung von Gliazellen oder durch Überwachsen
aus dem eigentlichen Zentralkanal für unwahrscheinlich halten. *Entspricht also*

ein Hohlraum im Rückenmark der Lage nach einem Zentralkanal oder einem der Ausläufer, wie man sie häufig in unkomplizierten Fällen bei einfacher Dysraphie sieht, *und ist er mit einem echten Ependym ausgekleidet*, so ist *dieser Hohlraum als Teil des Zentralkanals anzusehen*.

Gehen wir von dieser Voraussetzung aus, so liegen weitaus in *den meisten Fällen unseres Materials Zeichen echter Dysraphie* im Rückenmark vor. Eine Ausnahme machen vielleicht die ersten beiden Fälle von einfacher Hydromyelie, bei denen der Zentralkanal zwar weit, auf dem Durchschnitt kreisförmig ist, aber keine Zeichen mangelhafter Rückbildung zeigt. Hier könnte man durchaus daran denken, daß eine reine passive, durch Inhaltsstauung bedingte Erweiterung vorliegt.

Von den stärker ausgeprägten Fällen zeigen die drei letzten, mit einer fast reinen Gliose, ebenfalls keine sicheren Zeichen einer Dysraphie, wenn man nicht die in sehr weitem Umfang verstreuten Ependymzellen, die sich im Zentrum der Gliose wenigstens in gewissen Segmenten finden, als Beweise einer Dysraphie mit nachträglicher Obliteration des Zentralkanals ansehen will.

Wir können also zunächst einmal sagen, daß die *typischen Fälle von Syringomyelie* sämtlich Veränderungen des Zentralkanals erkennen lassen, aus denen wir den Schluß ziehen müssen, daß hier *ursprünglich eine Dysraphie* vorgelegen hat. *Die Entstehung der Syringomyelie hängt also offenbar auf das engste mit der Dysraphie zusammen.* Dabei wird man sich bei den Fällen von Gliose vor Augen halten müssen, daß durch die Gliawucherung, die ja auch anderes Gewebe zu erdrücken und zerstören imstande ist, so starke sekundäre Veränderungen im Zentralkanal hervorgerufen werden können, daß die Zeichen der Dysraphie dadurch verwischt werden.

Die Dysraphie äußert sich in den typischen Fällen von Syringomyelie in Hohlraumbildungen in die Hinterstränge, die Hinterhörner, in weit ausladenden Ausläufern des Zentralkanals nach den Seiten, in Verdoppelungen und Divertikelbildungen, entspricht also vollkommen dem, was wir im ersten Abschnitt auch ohne Syringomyelie als reine Dysraphie gesehen haben. Ich kann also GAGEL zustimmen, wenn er schreibt: „So konnten wir bei serienweiser Untersuchung unserer Syringomyeliefälle bei keinem den Nachweis erbringen, daß die Gegend des Zentralkanals in jeder Höhe des Rückenmarkes vollkommen frei von krankhaften Veränderungen war."

Fragen wir aber anschließend, *ob die Dysraphie zwangsweise zur Syringomyelie oder auch nur zur Hydromyelie führt, so ist das mit Sicherheit abzulehnen.* Das beweisen gerade die im ersten Teil der Arbeit mitgeteilten Fälle, die einen Einblick in die Vielheit der Formen des Zentralkanals geben, ohne daß mit den unregelmäßigsten Verzweigungen und Bildungen von Ausläufern und Divertikeln irgendwelche sonstigen Störungen einhergingen.

Selbst im sekundären Obliterationsprozeß des Zentralkanals, wie er im Laufe des extrauterinen Lebens auftritt, brauchen bei der Dysraphie keine Störungen aufzutreten. So entstehen dann (man sieht das besonders häufig im Lendenmark) an Stelle des Zentralkanals große Ansammlungen von unregelmäßig zusammenliegenden Ependymzellen und Gliafasern, von denen wir mit Sicherheit sagen können, daß sie in der Jugend des Trägers das typische Bild einer dysraphischen Rückbildungsstörung des Zentralkanals geboten haben. Und wenn wir die Arbeiten von ZAPPERT und MARBURG durchsehen, erkennen wir, wie häufig solche Anomalien des Zentralkanals sind (MARBURG gibt bei Erwachsenen 12% an!), sehr viel häufiger als selbst in unserem Material sich Zeichen von Syringomyelie finden. Die meisten Fälle von Dysraphie führen also offenbar zu keinerlei weiteren Störungen, und sie gehen mit einer völlig normalen Ausbildung des Rückenmarkes einher und haben keinerlei Tendenz, in eine Höhlenbildung oder Gliose überzugehen.

Die *einfachste Folgeerscheinung der Dysraphie ist nun offenbar die Hydromyelie.* Sie unterscheidet sich von ihr dadurch, daß der Zentralkanal nicht mehr spaltförmig ist, sondern auf dem Durchschnitt eine kreisförmige Gestalt zeigt. Die Ursache dieser Formveränderung ist eine verstärkte Ansammlung von Liquor. Diese ist keinesfalls zwangsläufig mit der Dysraphie verbunden. Die meisten Fälle von Dysraphie zeigen diese passive Ausweitung des Zentralkanals nicht, sondern behalten durchaus ihren spaltförmigen Charakter. Die *Hydromyelie beruht auch durchaus nicht immer auf einer Dysraphie*, kann sich vielmehr auch aus einem normal rückgebildeten Zentralkanal bei verstärkter Ansammlung von Liquor entwickeln. Wir müssen also eine einfache Hydromyelie von einer dysraphischen Hydromyelie unterscheiden. Bei der *Hydromyelie* müssen wir die *offene* (bei der der Zentralkanal nirgends obliteriert ist und der erweiterte Rückenmarkskanal in offener Verbindung mit den Hirnhöhlen, d. h. im besondern in Verbindung mit den Plexus chorioidei steht) und eine *in sich abgeschlossene* unterscheiden. Von der letzteren sprechen wir dann, wenn kraniale Teile des Zentralkanals verschlossen sind, der mit Flüssigkeit gefüllte Hohlraum also keine Verbindung mit dem Gehirn hat. Jede Hydromyelie entsteht aus dem Mißverhältnis zwischen Bildung und Resorption bzw. Abfluß des Liquors. Bei der abgeschlossenen Hydromyelie müssen wir also annehmen, daß der Liquor in dem abgeschlossenen Zentralkanalgebiet gebildet wird und nicht genügend Möglichkeit zur Resorption oder zum Abfluß hat. Das führt zwangsmäßig zur Frage der *Entstehung des Liquors im Zentralkanal.* Daß er bei abgeschlossener Hydromyelie nicht von dem Plexus chorioideus gebildet werden kann, ist sicher, denn jede Verbindung nach ihm ist durch die Verödung der Lichtung oberhalb des Abschlusses unterbunden. Der Liquor kann also nur in dem abgeschlossenen Raum selbst entstehen. Er muß entweder vom umliegenden Gewebe gebildet und durch das Ependym in den Hohlraum ausgeschieden werden, oder das Ependym selbst kommt als Produzent des Liquors in Frage. Mir scheint das letztere das wahrscheinlichste aus Gründen, die ich früher auseinandergesetzt habe. Nehmen wir an, daß die Produktion von Liquor zu den normalen Aufgaben des Ependyms im Zentralkanal gehört, so geht seine Fähigkeit offenbar zum allergrößten Teil bei der Obliteration des Zentralkanals verloren. Denn in der Regel finden wir beim erwachsenen Menschen an Stelle des Zentralkanals nur einen ziemlich ungeordneten Haufen von Ependymzellen, die keinerlei Sekretionserscheinungen aufweisen und keinen drüsenähnlichen Hohlraum umschließen. Bleiben nach der Obliteration des Zentralkanals noch Gruppen von Ependymzellen als Rosetten oder drüsenartige Bildungen bestehen, so muß man annehmen, daß diese Zellen sich ihre Fähigkeit zur Liquorbildung erhalten haben. Das heißt also: In der Regel geht mit der Obliteration des Zentralkanals eine Rückbildung der Funktion der Ependymzellen einher. Sie stellen ihre Sekretion ein. Einzelne Zellgruppen können die Absonderungsfähigkeit behalten und bilden dann kleine drüsenähnliche Formationen. Dieses Aufhören der sekretorischen Funktion kann sogar wohl als die Hauptbedingung für die Obliteration des Zentralkanals angesehen werden. Bleibt die sekretorische Funktion erhalten, so bleibt der Zentralkanal offen. Wenn also mit der Dysraphie verhältnismäßig häufig eine Hydromyelie verbunden ist, so ist das darauf zurückzuführen, daß mit dem *Mangel an Rückbildung des Zentralkanals ein Erhaltenbleiben der Funktion dieser Zellen einhergeht.* Man könnte das vielleicht als eine *funktionelle Dysraphie* bezeichnen. Sie ist nicht an die morphologische Dysraphie gebunden. Es gibt Zentralkanäle mit normaler Raphebildung, die das ganze Leben über ihre sekretorische Funktion behalten, und es gibt Dysraphien, bei denen die sekundäre Obliteration richtig zustande kommt. Aber es erscheint doch verhältnismäßig häufig mit einer dysraphischen Störung diese funktionelle Aktivität das ganze Leben über erhalten zu bleiben.

Warum es nun beim Erhaltenbleiben der Sekretion zur Hydromyelie kommt, d. h. zur passiven Ausweitung des Zentralkanals, ist nicht sicher zu sagen, weil wir über die Art der Resorption und des Abflusses des Liquors aus dem Zentralkanal kaum etwas wissen. So häufig diese Frage bei dem Gehirn (allerdings auch mit sehr wechselndem Ergebnis) behandelt worden ist, so schwierig ist sie im Bereich des Zentralkanals anzufassen. Deshalb ist über den Flüssigkeitswechsel im Zentralkanal des Rückenmarkes praktisch noch nichts bekannt.

Jedenfalls können wir sagen, daß die *Hydromyelie eine der häufigsten Folgen der Dysraphie ist.*

Und wie steht es mit der *Gliabildung?* Der normale Zentralkanal ist im offenen oder im obliterierten Zustand von einem Mantel faseriger Glia umgeben. WEIGERT hat bei seinen grundlegenden Untersuchungen über die Glia des Zentralnervensystems darauf hingewiesen, daß kein Ort so reichliche Gliafasern enthält wie die Umgebung des Zentralkanals. Die Gliabildung ist im embryonalen Leben eine Funktion der aus dem Gebiete des Neuralrohres abwandernden Zellen, die sich zu Astrocyten umdifferenzieren. So ist es wohl zu erklären, daß die unmittelbare Umgebung des Zentralkanals den größten Gehalt an Astrocyten und Gliafasern besitzt. Die Fasern legen sich im allgemeinen in zirkulärer Anordnung um den Zentralkanal, sie bilden eine Art von Mantel um ihn herum. Bleibt nun die Rückbildung des Zentralkanals eine ungenügende, so umgibt dieser Mantel alle Fortsätze, Divertikel und Ausläufer des Zentralkanals etwa in gleicher Stärke wie sonst den rückgebildeten Zentralkanal. Nur wird sich dieser Gliamantel stärker von der Umgebung abheben, weil er z. B. im Bereich der Hinterstränge unmittelbar an die Strangbildungen angrenzt und sich von ihnen stärker abhebt, als das in der Subst. gelatinosa centralis der Fall ist. Als Gliose würde man diese Anordnung nur dann bezeichnen können, wenn die Gliawucherung über das für die unmittelbare Umgebung des Zentralkanals normale Maß wesentlich hinausginge. Etwas anders liegen die Verhältnisse bei der eigentlichen Hydromyelie. Hier sollte man erwarten, daß die durch die Erweiterung des Zentralkanals bedingte passive Dehnung des Gliamantels zu einer Verschmälerung desselben führt. Das ist in der Regel nicht der Fall. Die Glia behält ihre normale Dicke, d. h. sie nimmt, absolut gesehen, an Masse zu. Es ist mit Wahrscheinlichkeit anzunehmen, daß diese *Zunahme der Glia als Folge der Druckwirkung vom Innern des Zentralkanals* her entsteht. Dabei ändert die Glia ihren Aufbau nicht. Sie behält ihre zirkuläre Anordnung, besteht in der Hauptsache aus Fasern, enthält in gewöhnlicher oder vielleicht sogar herabgesetzter Zahl Zellen. Es entsteht also ein *einfacher hyperplastischer Prozeß*, wie wir ihn auch vom Bindegewebe unter der Wirkung eines gesteigerten Innendruckes in Hohlräumen, Cysten usw. kennen.

Auch im übrigen Aufbau des Rückenmarkes braucht bei der einfachen Hydromyelie keine Störung einzutreten, jedenfalls keine, von der man sagen kann, sie ist auf irgendeine Hemmung in der embryonalen Entwicklung zurückzuführen. Der Prozeß der Gliabildung aus dem Ependym, der Bildung des Neurencytiums mit Aussprossung der Neuroblastenfasern, der Entwicklung von Achsenzylindern und Markscheiden geht vor sich wie unter normalen Verhältnissen. Höchstens sehen wir, jedenfalls bei stärkerem Grade der Hydromyelie, Folgen von Druckwirkungen auf die Umgebung. Die Hinterstränge werden durch Spornbildungen in das Sept. post. nach den Seiten auseinandergedrängt, die CLARKEschen Säulen können bei stärkeren seitlichen Ausbuchtungen des Zentralkanals eine Schädigung erfahren, die zu einer Verminderung der Zahl ihrer Zellen und Fasern führt. Diese Atrophie der CLARKEschen Säulen ist vielleicht die häufigste Folge der einfachen Hydromyelie. Sie scheint sich aber sonst auf das Rückenmark wenig auszuwirken.

Wie verhält sich nun das *Ependym?* In der Regel macht sich in diesem eine gewisse *Auflockerung* bemerkbar. Während im normalen noch offenen, besonders kindlichen Zentralkanal die Ependymzellen dicht gedrängt stehen und eine Mehrreihigkeit ihrer Kerne erkennen lassen, sehen wir sie bei der Hydromyelie oft auseinandergezogen. Sie bilden einen einfachen Zylinderepithelsaum, der wohl noch die typischen Epithelfasern, Cilien, Blepharoblasten erkennen läßt, aber nicht mehr die typische mehrreihige Anordnung zeigt wie beim nicht erweiterten Zentralkanal. Gelegentlich läßt sich schon jetzt eine gewisse Auflockerung der subepithelialen Glia feststellen. Die Zellen erscheinen von der Unterlage etwas abgehoben, ihre Epithelfasern treten dadurch besonders deutlich hervor, die Glia der unmittelbaren Umgebung des Ependyms ist von Flüssigkeit durchtränkt. Das ließ sich schon bei den einfachen Hydromyelien unserer ersten Fälle erkennen, ist allerdings nicht im ganzen Umfang gleichmäßig stark, sondern kann in seiner Ausprägung recht wechseln. Man kann sich des Eindrucks nicht erwehren, daß hier Liquor durch die feinsten Lücken zwischen den Ependymzellen in die umgebende Glia eingepreßt wurde und diese zur Aufquellung gebracht oder auseinander gedrängt hat.

Die ersten gröberen Veränderungen treten bei der Hydromyelie im Bereich von *Ependymdefekten* auf. Sie sind in unseren drei ersten Fällen nirgends zu sehen, scheinen sich also in der Regel erst in den späteren Lebensjahren (etwa vom 3. Jahrzehnt an) zu entwickeln. Sie bestehen zunächst in *pfropfartigen Vorbuckelungen der Glia* in die Lichtung des Zentralkanals hinein. Die Glia ist in diesem Pfropf in hohem Grade aufgelockert, die Fasern sind auseinandergedrängt, gelegentlich auch etwas aufgequollen, die Anordnung der Fasern ist eine viel unruhigere, indem sie von ihrer zirkulären Ausrichtung abweichen und in wirrem Durcheinander in das Lumen vortreten. Eine Zellvermehrung findet dabei nicht statt. Auch die Fasern erscheinen nicht vermehrt, sondern nur auseinandergedrängt und aus der normalen Ordnung gebracht. 2 Momente spielen offenbar bei dieser Pfropfbildung eine Rolle: einmal die *Druckentlastung* durch den Defekt des Epithels und zweitens eine *Durchtränkung mit Flüssigkeit*. Im ganzen handelt es sich also wohl zunächst um einen rein *passiven Vorgang*.

Übrigens sehen wir diese Veränderungen der Glia nicht über jedem Epitheldefekt, sondern nur dort, wo tatsächlich die faserige Glia unmittelbar an den Defekt angrenzt. Schiebt sich eine Lage abgewanderter Ependymzellen dazwischen, die den Defekt gleichsam nach innen abdeckt, so bleibt die Gliaquellung aus. Es kann wohl kein Zweifel darüber bestehen, daß wir es hier mit den Folgen einer *Einwirkung des Liquors* auf die vom Epithel entblößte Glia zu tun haben. Dabei zeigt der Liquor, soweit man das morphologisch fassen kann, keine krankhaften Beimengungen. Er ist frei von Zellen, scheint auch nicht in vermehrter Menge Eiweiß zu enthalten. Jedenfalls sind irgendwelche abnormen körnigen Gerinnungen im Innern des Zentralkanals nicht festzustellen. Der Liquor scheint also, jedenfalls wenn er (bei der Hydromyelie) unter einer gewissen Druckerhöhung steht, eine *aufquellende Fähigkeit auf die Glia* auszuüben, sobald diese nicht durch das Ependym oder abgewanderte Zellen geschützt ist. Da wir ähnliche Bilder ja auch schon im ersten Teil der Arbeit bei normalem, offenem oder dysraphischem Zentralkanal gesehen haben, in allen möglichen Fällen, in denen das Rückenmark sonst keinerlei krankhafte Veränderungen zeigte, scheint hierin eine normale Eigenschaft des Liquors vorzuliegen. Die Veränderungen entsprechen ziemlich weitgehend denen, die von JAHN an der Auskleidung der Hirnkammern festgestellt worden sind. Allerdings denkt JAHN in erster Linie daran, daß es sich um einen Liquor mit abnormer Zusammensetzung handelt. Dafür haben wir in unserem Material keinen Anhaltspunkt. Der Gedanke, daß der Liquor eine gewebsauflösende Fähigkeit besitzt, ist auch nach experimentellen Untersuchungen geäußert worden. SPERANSKY hat sowohl im Tierkörper als auch im Reagensglas festgestellt, daß Hirngewebe sich im Liquor anders verhält als in physiologischer Kochsalzlösung. Während es in der letzteren innerhalb von 36 Stunden im Brutschrank kaum eine Veränderung zeigte, ließ sich im Liquor ein deutlicher Abbau der Hirnsubstanz feststellen. Die Versuche konnten von GOZZANO und RIZZO nicht bestätigt werden, während GRECO und GALKIN zu den gleichen Ergebnissen wie SPERANSKY kamen. In Übereinstimmung mit den histologischen Bildern von JAHN am Menschen und den Resultaten der Versuche der genannten russischen Autoren werden wir also die eigenartige Quellung der Glia in der Umgebung der Ependymdefekte als Folge einer Einwirkung des Liquors anzusehen haben. Solange das Ependym erhalten ist und eine gewisse „filternde" Wirkung auf den Liquor ausübt, kommt diese Quellung offenbar nicht zustande.

Aber die Hydromyelie zeigt, daß der Prozeß bei dieser Gewebsauflockerung nicht stehen bleibt: *In der nächsten Umgebung des Quellungsherdes machen sich Wucherungserscheinungen der Glia* bemerkbar. Ihre Zellen nehmen zahlenmäßig zu, ohne daß man je eine Mitose feststellen kann, sie legen sich vielfach nach außen palisadenartig um den gequollenen Bezirk herum und grenzen ihn gegen die normale Glia der Umgebung ab. Dabei kann man sehen, daß sich der Quellungspfropf nicht nur nach innen in das Lumen des Zentralkanals vorschiebt, sondern auch eine gewisse Vorwölbung nach außen zeigt. Dieser ganze Quellungsherd ist dann nach außen von einer Schicht gewucherter Gliazellen abgegrenzt. Über die Glia greift die Gewebsquellung zunächst nicht hinaus. Gelegentlich kann es nun bei solchen einfachen Hydromyelien zu gröberen Gliawucherungen kommen. Ein Beispiel ist Fall 8 (Abb. 78). Hier ist der erweiterte Zentralkanal zeltartig nach hinten zwischen die Hinterstränge ausgezogen. Das

Ependym fehlt in einem größeren Bezirk. Dieser wird gedeckt von einer breiten
Zone zellig-faseriger Glia, die die hintere Commissur stark spitzbogenförmig
verdrängt, sie aber nirgends durchbricht. Die Abbildung zeigt, wie ich glaube,
eindeutig, daß diese *örtlich umschriebene Gliose* scharf da absetzt, wo das Ependym
erhalten ist. Die Aufquellung der inneren Schichten ist hier relativ gering, der
Zellgehalt im Innern der Gliose wechselnd. Neben gewöhnlichen Astrocyten
sind zahlreiche kleine, mehr stäbchenförmige und in kleinen Gruppen zusammenliegend, größere Zellkerne zu sehen, die mehr an abgewanderte Ependymzellen
denken lassen. Größere Gruppen eindeutiger abgewanderter Ependymzellen,
die noch ihren ursprünglichen Charakter erhalten haben, fehlen hier in diesem
Bezirk, während sie sonst in der Umgebung des Zentralkanals in reichlicher
Menge vorhanden sind. Das legt den Gedanken nahe, daß die Zellen der beschriebenen Gliose wohl wenigstens zum Teil als Abkömmlinge der abgewanderten
Ependymzellen anzusehen sind. Sind die Bezirke der Ependymunterbrechung
ausgedehnter, so kann sich eine mehr *diffuse Gliose* entwickeln. Das zeigt der
Fall 5, in dem im Bereich des hinteren Umfanges des Zentralkanals der ganze
Gliamantel die früher beschriebene Zweischichtigkeit aufweist, mit einer inneren
kernarmen, aufgelockerten und einer äußeren zellreichen Schicht.

Wir müssen also sagen: *Unterbrechungen des Ependyms im erweiterten Zentralkanal führen zu Umwandlungen der umliegenden Glia.* Die inneren Schichten
quellen auf und wölben sich oft pfropf- oder polsterartig nach innen vor. Sie
sind kernarm, die Fasern sind auseinandergedrängt und in ihrer Anordnung
sehr viel unregelmäßiger als im übrigen Gliamantel. Nach außen davon entsteht,
anscheinend als sekundäre Folge und nicht an allen Stellen nachzuweisen, eine
Gliawucherung mit deutlicher Zellvermehrung, die sich anscheinend auf Kosten
der abgewanderten Ependymzellen entwickelt und so breit werden kann, daß
man von einer örtlichen Gliose sprechen muß.

Nach den räumlichen Beziehungen verdanken diese Gliaumwandlungen der
Einwirkung des Liquors ihre Entstehung. Entzündliche Reaktionen des umgebenden Gewebes fehlen stets, Abräumzellen finden sich nicht. In dem gliotischen Gewebe sind gelegentlich Reste von Markscheiden nachzuweisen, die
dafür sprechen, daß es auch schon zum Untergang von Fasern gekommen ist.
Zunächst würde es sich dabei um solche Markfasern handeln, die sich im höheren
Alter sehr häufig im Bereich des aus Glia und Ependym bestehenden, obliterierten Zentralkanals finden.

b) Die Myelolyse.

Eine verstärkte *Gewebsauflösung*, die über den Gliamantel hinausgreift, und
die eigentliche Rückenmarkssubstanz ergreift, nennen wir *Myelolyse*. Über-
gangsbilder sehen wir zunächst in einem etwas kompliziert liegenden Fall bei
Nr. 9 (RM 361). Er ist dadurch kompliziert, daß sich im Zusammenhang mit
einer Meningocele eine eitrige Meningitis gebildet hat, die auch auf den Zentral-
kanal übergreift und zu einer Exsudatbildung in ihm führte. Die polsterartigen
Vorwölbungen der Glia in der Umgebung der Ependymdefekte sind in der
Abb. 79 besonders deutlich. Sie werden von einem palisadenartig angeordneten
Saum gewucherter Gliazellen umgeben. Wir haben es hier also nicht mit der
Wirkung eines normalen, sondern eines krankhaft veränderten Liquors zu tun,

wenn nicht überhaupt diese Gliaknoten, die durchaus dem Bild der sog. Ependymitis granularis entsprechen, hier im Sinne von HASENJÄGER und STROESCU auf die gliöse Organisation eines dem Ependym aufliegenden Exsudates zurückzuführen sind. Anders liegen aber die Verhältnisse in der einen seitlichen Ausbuchtung des Zentralkanals (Abb. 80). Hier schließt sich an den Epitheldefekt eine unregelmäßig gestaltete Riß- und Spaltbildung an, die nicht mehr als präformiertes Ende des Zentralkanals anzusehen ist, sondern offenbar durch Gewebsschädigung entstanden ist. Der Spalt ist zum Teil ausgefüllt mit einem körnig zerfallenen Gewebe, einem Detritus, der nur einige Kernreste enthält. Und wenn man die obere Wand des Spaltes ansieht, so kann man hier den gleichen Gewebszerfall feststellen. Ganz ähnlich liegen die Verhältnisse in der Umgebung des nach hinten gerichteten, spornartigen Fortsatzes des Zentralkanals, der sich weit in das Sept. post. vorschiebt. Auch an sein von Ependym entblößtes Ende schließen sich unregelmäßige Spaltbildungen im Gewebe an, die mit ihren letzten Ausläufern bis fast an die Pia heranreichen. Wiederum sind sie von zerfallenem Gewebe umgeben, das sich von dem oben beschriebenen nur dadurch unterscheidet, daß die Gliazellen der Umgebung sich offenbar in einem Wucherungsprozeß befinden. So kommt eine Art Abwehrzone zustande, die zunächst rein zelliger Natur ist, von der man sich aber vorstellen kann, daß sie später in ein gliöses Narbengewebe übergeht. Auch in diesem Bezirk sind die Spaltbildungen offenbar nicht präformierte Hohlräume, auf Ausläufer des Zentralkanals zurückzuführen, sondern sie sind Folgen von Auflösungsprozessen im Gewebe. Auch hier hat man den Eindruck, als wenn eine Flüssigkeit vom Zentralkanal aus sich in das Gewebe vorgewühlt und dadurch diesen Spaltraum geschaffen habe. Dabei sei ausdrücklich darauf hingewiesen, daß kein myelitischer Prozeß vorliegt. Es handelt sich keinesfalls um ein Übergreifen der Meningitis über den Zentralkanal auf das Rückenmarksgewebe, sondern offenbar um einen rein histolytischen Vorgang. Ganz eindeutig ist in diesem Fall 9, daß diese Auflösungsprozesse örtlich scharf an die Ependymdefekte gebunden sind. Es liegt also nahe anzunehmen, daß bei ihrer Entstehung das Eindringen von Liquor (wenn auch von verändertem) in das Rückenmarksgewebe eine Rolle spielt.

Diese *Myelolyse* sehen wir nun in den späteren Fällen weitaus höhere Grade annehmen und das *Gebiet der Glia überschreiten*. Fall 10 kann dafür als erstes Beispiel dienen. Im Halsmark besteht nur eine geringe Erweiterung des Zentralkanals. Das Epithel ist in einem Teil des Umfanges erhalten. Hier ist auch die Umgebung des Zentralkanals normal. Wo das Epithel fehlt (besonders in einem spornartigen Auswuchs zwischen den Hintersträngen), macht sich eine Gewebsauflösung bemerkbar. Auffällig ist zunächst, daß diese Ausbuchtung des Zentralkanals nur von einem schmalen Gliamantel umgeben ist. Ein Teil der Glia ist offenbar schon zugrunde gegangen. Der Zentralkanal ist von einer Gewebsmasse umgeben, in der weder ein dichter Gliafilz, noch Gliazellen, noch Markscheiden in normaler Zahl vorhanden sind. Das ganze *Gewebe* ist fast *bis zur Verflüssigung in Auflösung begriffen*, die Markscheiden sind schlecht oder gar nicht färbbar, viele hochgradig aufgequollen. Nur die Blutgefäße haben sich erhalten und zeigen eine oft in ihren äußeren Schichten verdickte, fibrös veränderte Wand. Daß ein Teil der unmittelbaren Umgebung des Zentralkanals vollständig aufgelöst, verschwunden ist, ist daran zu erkennen, daß stellenweise die verdickten

Blutgefäße fast unmittelbar an den Hohlraum des Zentralkanals heranreichen. Die Auflösung hält sich an kein bestimmtes Gebiet der Umgebung des Zentralkanals, sondern greift auf die vorderen Anteile ebenso über wie auf die hinteren. Die vordere Commissur ist stellenweise fast völlig zugrunde gegangen und besteht nur noch aus wenigen markhaltigen Fasern. Abb. 83 zeigt, eine wie breite Zone sich in diesem Auflösungszustand befindet. Irgendwelche Wucherungserscheinungen fehlen in diesem Fall völlig. Man sieht weder eine Vermehrung der Gliazellen noch eine Zunahme der Fasern. Die Rückenmarkssubstanz scheint sich rein passiv zu verhalten. Es sei noch bemerkt, daß an den *Blutgefäßen* mit Ausnahme der Fibrose *nichts Krankhaftes* festzustellen ist. Vor allem werden Einengungen der Lichtung völlig vermißt. Es ist also absolut undenkbar, das Zugrundegehen der Fasern und der Glia auf Ernährungsstörungen von seiten der Blutgefäße zurückzuführen. Man kann in diesem Fall die Frage stellen, ob man die beschriebene Veränderung schon als Syringomyelie bezeichnen soll. Wenn man von der Definition von SPATZ ausgeht, daß die Einbeziehung von Rückenmarksgewebe in den Höhlenbildungsprozeß dafür ausschlaggebend ist, so könnte man schon von einer *beginnenden Syringomyelie* reden. Nur ist es eben noch nicht zur echten Höhlenbildung gekommen. Ausdrücklich zu betonen ist, daß im Lendenmark, wo der Zentralkanal obliteriert ist, jede entsprechende Veränderung vollständig fehlt. Sie ist also offenbar an den offenen, von Epithel entblößten Zentralkanal gebunden.

Fall 11 zeigt ganz ähnliche Veränderungen, die auf ein ziemlich eng begrenztes Gebiet im Lendenmark beschränkt sind. Ein gewisser Zustand der Dysraphie ist auch in diesem Mark in der Spornbildung nach hinten und den weit ausladenden seitlichen Fortsätzen des Zentralkanals zu erkennen. Umgebung ohne Veränderung, soweit das Epithel erhalten ist. Großer Auflösungsherd in der Umgebung einer Ependymlücke, der sich durch das Grau der Basis des Hinterhornes bis zum Seitenstrang hinzieht. Markscheidenfärbung fast völlig aufgehoben, einzelne gequollene und schlecht färbbare Markscheiden noch nachzuweisen. Auch die anliegende CLARKESche Säule ist mit in den Untergang einbezogen, wenn auch nicht so stark in Auflösung begriffen. Auch hier keinerlei zellig entzündliche Reaktion, nichts von Abräumzellen, aber auch keine Gliafaserwucherung.

Man könnte sich nun vorstellen, daß dieser Herd weitere Veränderungen durchmacht. Entweder die Verflüssigung wird eine vollständige; dann entsteht ein Hohlraum, der keinerlei Gewebselemente mehr enthält. Er würde, wenigstens zunächst, unmittelbar an die erhaltenen Reste des Rückenmarksgewebes angrenzen, und mit dem Zentralkanal in offener Verbindung stehen, allerdings durch eine relativ kleine Kommunikation. Würde sich diese schließen, so wäre die Beziehung des Zentralkanals zum Hohlraum nicht mehr festzustellen. Oder aber wir bekämen eine gliöse Reaktion der Umgebung. Der Hohlraum könnte sich mit einem Wall faseriger Glia umgeben, der von außen nach innen fortschreitet. Dann hätte man zu einer gewissen Zeit das Bild, daß die Gliawand außen aus gut erhaltenen, straff geordneten Gliafasern bestünde, während sich im Inneren noch Reste der Gewebsauflösung erhielten. Es könnte also die Vorstellung erweckt werden, als wenn die Gliose das Primäre, die Gewebsauflösung ein sekundärer Vorgang wäre, während im jetzigen Zustand daran kein Zweifel sein kann, daß die Verflüssigung das Primäre ist und nicht auf eine Gliose folgt.

Eigenartig und zunächst nicht zu verstehen ist ein streifenförmiger Herd in einem anderen Segment des Lendenmarkes (Abb. 86). Er zieht sich als zellarme Gliawucherung von der Gegend des zentralen Graus etwa parallel zum Sept. post. in den einen Hinterstrang hinein, enthält einzelne Reste von Markscheiden, zeigt aber keine zentrale Verflüssigung. In dem Zentralkanal ist an den entsprechenden Höhenabschnitten keine Epithelunterbrechung nachzuweisen. Versuchen wir, die Veränderung mit der ersten in Einklang zu bringen, so müßte man annehmen, daß auch hier eine ähnliche Gewebsauflösung stattgefunden hat. Sie ist aber nach sekundärer Verschließung des Zentralkanals in eine solide Gliose umgewandelt worden.

Im Fall 12 sehen wir zunächst eine gewöhnliche Hydromyelie im Lendenmark, bei der im Bereich von Epitheldefekten eine propfähnliche Vorwölbung der gequollenen Glia zu sehen ist, wie wir sie im ersten Abschnitt beschrieben haben. Im Brustmark ist der Ependymdefekt umfangreicher. Abb. 88 zeigt einen Ausschnitt aus der Begrenzung des Zentralkanals: Innen hochgradig aufgelockerte, in Verflüssigung begriffene Glia mit spärlichen Kernen, außen ein festerer, faseriger Mantel, der Gliazellen in etwas größerer Zahl enthält. Das heißt: Innen Verflüssigung, außen reaktive Gliose, wenn auch noch geringen Grades. Im oberen Brustmark tritt nun wieder ein Verflüssigungsprozeß ein, der schon allein durch seine Lokalisation von Interesse ist: Er zieht von der Gegend des Zentralkanals schräg nach hinten seitwärts in den einen Hinterstrang hinein und schneidet den vordersten Abschnitt des Hinterstranges als Kuppe ab. Diese ausgesprochene Asymmetrie macht es ganz unwahrscheinlich, daß wir es hier mit einem Divertikel des Zentralkanals zu tun haben. In Abb. 90 scheint eine reine Gliose vorzuliegen. Die Markfasern sind in den Streifen völlig zugrunde gegangen. Das Ganze macht den Eindruck einer narbigen Gliawucherung mit wenig zahlreichen Kernen. Der Zentralkanal ist offen, aber in seinem ganzen Umfang von Epithel ausgekleidet. Es würde also schwer sein, sich diese streifenförmige Gliose zu erklären und sie mit Veränderungen des Zentralkanals in Verbindung zu bringen. Bei der Serienuntersuchung findet sich aber im Zentrum dieser Gliose ein Verflüssigungsherd, der mit dem offenen und hinten seines Epithels entblößten Zentralkanal in offener Verbindung steht. Die erst beschriebene Gliose ist nur der Gliamantel, der sich um diesen Hohlraum gebildet hat. Der Vorgang ist also ebenso aufzufassen, wie der im vorigen Fall. Die Verflüssigung ist vom Zentralkanal ausgegangen, die Höhle bleibt mit ihm in offener Verbindung. Sie ist aber offenbar älterer Natur und hat zu einer Gliawucherung der Wand geführt. So entstand eine „Gliose" mit „zentraler Verflüssigung".

Ganz entsprechend liegen die Verhältnisse in Fall 13. Dysraphie mit Hydromyelie, weit in die Hinterstränge vorgebuchtet. Vom Haupthohlraum gehen zwei seitliche Flügel ab, von denen der eine sich durch seine Ependymreste als seitliches Divertikel des Zentralkanals erweist, der andere nur eine zentrale Höhle ohne Epithel enthält, die aber mit dem Haupthohlraum in Verbindung steht. Ob auch diese Höhle früher Ependym enthalten hat, läßt sich nicht mehr feststellen. Die Glia ist auf beiden Flügeln anscheinend sekundär entstanden.

Fassen wir die Ergebnisse zusammen, so sehen wir in der Umgebung eines meist dysraphischen, oft hydromyelischen Zentralkanals *Verflüssigungsvorgänge* eintreten. Sie stimmen darin alle überein, daß sie an *Epitheldefekte des Zentral-kanals* gebunden sind und sich unmittelbar von solchen ableiten lassen. *Entweder es kommt unmittelbar in dem gliösen Mantel des primären Hohlraumes zu einer Auflösung der Glia*, so daß der Hohlraum sich durch exzentrische Colliquation vergrößert. Dabei kann die *Zerstörung über den Gliamantel auf das umgebende Gewebe des Rückenmarkes übergreifen* und die Markscheiden und Achsenzylinder mit zur Auflösung bringen. Es bleiben nur die Blutgefäße erhalten, die nun in unmittelbare Nähe des Hohlraumes rücken. Die Hydromyelie wird so allmählich immer größer, ihre Kontur unregelmäßiger. In der Regel bleibt dabei im vorderen Bereich, entsprechend der vorderen Commissur, der Ependymbelag erhalten. Daher unterbleibt hier der Auflösungsprozeß, und die Hohlraumbildung spielt sich vorwiegend in den seitlichen und hinteren Teilen des ehemaligen Zentralkanals ab. Sie kann auch von umschriebenen Divertikeln des Zentralkanals ausgehen und dadurch sehr unregelmäßige Bilder entstehen lassen. *Oder aber die Verflüssigung geht von einem umschriebenen Defekt des Ependyms aus und schiebt sich als Kanal ohne Rücksicht auf Stranganordnung oder sonstige präformierte Strukturen irgendwie in die Substanz des Rückenmarkes vor.* Dann entstehen ganz *unsymmetrische Höhlenbildungen*, wie wir sie im Fall 12 gesehen haben. Die Höhlen sind zunächst nur von in Auflösung begriffenem Gewebe begrenzt und zeigen keine durch Neubildung entstandene Wand. Die Wandbildung erfolgt sekundär. Sie beginnt mit einer Wucherung der Gliazellen und setzt sich in einer Gliafaserwucherung fort. Diese Wucherung geht offenbar von den äußeren, von der Verflüssigung nicht unmittelbar betroffenen Schichten der Umgebung des Hohlraumes aus, scheint sich aber allmählich nach innen vorschieben zu können. Dadurch kann eine konzentrische, gliöse Einengung der Höhle zustande kommen.

In diesem Prozeß, wie er hier aus einer Reihe von fortlaufenden Bildern abgelesen werden konnte, ist also zweifellos die *Gewebszerstörung und Höhlenbildung das Primäre*, die *Gliose* ist als *sekundäre Reaktion* auf diese Gewebsauflösung aufzufassen. Da sich die Höhlenbildung immer an den in seiner Lichtung offenen Zentralkanal anschließt und stets in unmittelbarer Beziehung zum Defekt des Ependyms beginnt, ist mit Sicherheit zu sagen, daß hier *irgendeine Einwirkung des Liquors* auf das Gewebe eine Rolle spielen muß. Ob der Liquor dabei normal oder in seiner Zusammensetzung irgendwie verändert ist, läßt sich nicht sagen. Wir haben aber im allgemeinen keinen Anhaltspunkt für das letztere. In allen beobachteten Fällen lagen eindeutige Rückbildungsstörungen des Zentralkanals vor. Die *Dysraphie scheint also* nicht nur bei der Vergrößerung und Divertikelbildung des Zentralkanals eine Rolle zu spielen, sondern scheint auch *diese Gewebsauflösung zu begünstigen.* Ein solcher begünstigender Faktor besteht ja ohne Zweifel schon darin, daß der *Zentralkanal* bei *der Dysraphie* in der Regel (wenn auch nicht immer) *nicht zur Obliteration* kommt. Der zweite Faktor kann darin gesucht werden, daß das Ependym wahrscheinlich seine *sekretorischen Fähigkeiten* aus dem embryonalen Leben oder dem jugendlichen Alter bewahrt hat. So entsteht, auch im abgeschlossenen hydromyelischen Mark, derjenige *Flüssigkeitsstrom*, vielleicht sogar ein *abnormer Sekretionsdruck*, der zur Einpressung des Liquors in das Gewebe führt. Und man könnte vielleicht auch daran denken, daß der Liquor eine andere Zusammensetzung hat als ein normaler, obwohl sich bisher dafür keine Anhaltspunkte finden.

Im Anschluß an das vorher Auseinandergesetzte muß kurz zusammenfassend die Frage erörtert werden, wie der Inhalt der Hohlräume bei Hydromyelie und Syringomyelie zustande kommt.

Daß in einem kranial abgeschlossenen Teil des normal weiten oder erweiterten Zentralkanals die Flüssigkeit nur in diesem Teil selbst gebildet werden kann, habe ich schon mehrfach betont. Die histologischen Befunde beim Menschen und bei Tieren legen den Gedanken nahe, daß sie durch einen Sekretionsprozeß der Ependymzellen entsteht.

Auch bei offenem Zentralkanal, der noch eine freie Kommunikation nach den Hirnhöhlen besitzt, scheint der Liquorstrom nicht von den Hirnhöhlen nach abwärts zu gehen. Darauf deuten die negativen Befunde bei Meningitis tbc. hin. Also wird wohl auch im normalen, durchweg offenen Zentralkanal der Liquor in diesem selbst von den Ependymzellen gebildet und nimmt seinen Abfluß entweder nach oben in die Hirnhöhlen oder wird durch die Wand des Zentralkanals in irgendeiner Form resorbiert. Da der nach oben abgeschlossene, offene Teil des Zentralkanals in der Regel keine Erweiterung zeigt, also bei Abschluß nach oben keine Stauungserscheinungen im Zentralkanal auftreten, kann der Liquor in seinem Abfluß nicht allein auf die Hirnventrikel angewiesen sein, sondern hat offenbar die Möglichkeit des Durchtritts durch das Ependym.

Das Ependym des Zentralkanals hat also offenbar eine sezernierende und eine resorbierende Funktion.

Bei der *Hydromyelie* muß irgendein *Mißverhältnis zwischen Sekretion und Resorption* (oder Abfluß) vorliegen, so wie wir das auch für viele Fälle von Hydrocephalus annehmen müssen, auch dann, wenn wir irgendwelche gröberen Störungen der Sekretion oder des Abflusses nicht nachweisen können.

Geht nun bei Dysraphie oder Hydromyelie das Ependym teilweise verloren, so kann der erhaltene Rest die weitere Bildung von Liquor übernehmen. Es ist aber auch damit zu rechnen, daß die von Epithel entblößten Wandstellen sich durch eine Transsudation an der Bildung der Flüssigkeit beteiligen. Daß der Austritt der Flüssigkeit aus dem Hohlraum in das umgebende Gewebe offenbar durch solche Epithellücken vor sich geht, darauf deuten die mehrfach beschriebenen Quellungszustände der umgebenden Glia hin.

Eine epitheliale Sekretion des Inhaltes kommt aber dann nicht mehr in Frage, wenn die Wand der Höhle, wie das in älteren Fällen von Syringomyelie nicht selten der Fall ist, und auch bei uns gelegentlich in allseitig abgeschlossenen Höhlen der Hinterhörner nachgewiesen werden konnte, überhaupt kein Epithel mehr trägt. In diesen Fällen müssen wir den Inhalt der Höhle als eine seröse Transsudation aus der Wand auffassen, wie wir das ja auch an anderen Stellen des Körpers bei Cysten sehen, in denen das ursprünglich vorhandene Epithel nachträglich verloren geht. Die Höhle kann durch den breiten Gliawall offenbar zu starrwandig sein, um nach Aufhören der epithelialen Sekretion zusammenzufallen, und gibt dadurch Veranlassung zu einem Austritt von Flüssigkeit aus der Wand in das Lumen.

Leider liegen bisher gar keine Untersuchungen über den Inhalt der Syringomyeliehöhlen vor. Es wäre von ganz besonderer Wichtigkeit zu wissen, ob die chemische Zusammensetzung der Flüssigkeit im Laufe der Zeit irgendwelche Änderung erfährt, insbesondere ob sich die Flüssigkeit der von Epithel ausgekleideten Hohlräume irgendwie von der unterscheidet, die nach Verlust des

Epithels in den Höhlen gefunden wird. Überhaupt besitzen wir ja, wie schon erwähnt, über die Zusammensetzung des Liquors im Zentralkanal (gerade im Vergleich zu dem der Hirnhöhlen und des Subarachnoidealraumes) keinerlei Untersuchungen.

Warum tritt nun die Verflüssigung erst im späteren Leben auf, obwohl doch der Zustand der Dysraphie aus der embryonalen Zeit her besteht? Das hängt mit großer Wahrscheinlichkeit mit dem *Epitheluntergang* zusammen. Die ersten Symptome der Syringomyelie finden sich. am häufigsten, wie früher erwähnt, im 3. Lebensjahrzehnt. Das ist die Zeit, wo auch der Zentralkanal in der Regel obliteriert. In dieser zweiten Phase der Rückbildung des Zentralkanals besteht eine Hinfälligkeit des Epithels, die sich hier nun, auch bei offenem Kanal, in dem Auftreten von Ependymlücken äußert. Und diese geben dann die Veranlassung zur Durchtränkung und Auflösung der umgebenden Substanz. Nun sehen wir allerdings nicht so selten auch Defekte im Ependym, die die erwähnte Gewebsauflösung nicht zur Folge haben. Ob hierbei eine besondere Struktur des den Zentralkanal umgebenden Gliamantels eine Rolle spielt, oder ob die Stärke des Flüssigkeitsdruckes von Bedeutung ist, ist nicht zu entscheiden.

Bei diesem *partiellen Untergang von Ependymzellen,* der ja schließlich für die Progredienz verantwortlich ist, können nun möglicherweise auch *interkurrente Vorgänge* mitwirken. Zum Beispiel wäre es nicht ausgeschlossen, daß *Traumen* und *Infektionen* hierbei von einer gewissen Bedeutung sind. Das wäre imstande, uns den verschlimmernden oder auslösenden Faktor solcher Vorgänge zu erklären. Auch *Kompressionszustände* des Rückenmarkes würden nicht gleichgültig sein, weil sie imstande sind, den Druck in einem abgeschlossenen Teil des offengebliebenen Zentralkanals zu erhöhen und dadurch das Eindringen von Liquor in das Gewebe zu begünstigen. So kommen wir also zu einer vielfach vertretenen Ansicht, daß Traumen, Infektionen und Kompressionen nur dann zur Syringomyelie führen, wenn das Rückenmark eine durch entwicklungsgeschichtliche Störungen (nämlich die Dysraphie, das Offenbleiben und das Erhaltenbleiben des sezernierenden Ependyms) bedingte Disposition zeigt.

Sind nun diese myelolytischen Prozesse schon früher beschrieben worden?

SCHLESINGER bespricht einen Vorgang, den er als *Homogenisierung* bezeichnet. Er betont, daß dieser Vorgang sowohl in gewucherter Glia als auch in nicht gewuchertem Gewebe vorkommt und in beiden identisch ist. Er beschreibt den Untergang des spezifischen Gewebes ähnlich, wie wir ihn gesehen haben, betont aber ausdrücklich, daß alle Zwischenräume zwischen den nervösen Bestandteilen und der Glia „völlig gleichmäßig von einer glasigen Substanz ausgefüllt seien", von der er ausdrücklich feststellt, daß es sich nicht um Flüssigkeit, sondern um eine Art Gallerte (MARCHAND) handelt. Von einer solchen Masse haben wir in den bisher beschriebenen Fällen weder im Paraffin- noch im Gelatineschnitt etwas gesehen. Der Vorgang muß also ein grundsätzlich anderer sein. Und doch hat SCHLESINGR anscheinend auch die einfache Form der Myelolyse gesehen. Er beschreibt die Übergangsform von der Hydromyelie zur Syringomyelie, spricht davon, wie stellenweise das Ependym zugrunde geht und fährt dann fort: „An wieder anderen Stellen breitet sich peripher vom Ependym oder in den von Ependym freien Abschnitten der Höhlenwand ein Prozeß vor, der im wesentlichen dem entspricht, was wir als Homogenisierung bezeichnet haben. Nicht selten entwickelt er sich gleichzeitig an mehreren Stellen näher zur Höhle und weiter weg von derselben. An wieder anderen Stellen tritt ohne Homogenisierung ein Rarifizierungsprozeß auf: Nerven wie Gliagewebe schwinden zum Teil, es entstehen grob gefügte Gewebsmassen, in welchen die einzelnen Bestandteile wohl erkannt werden können. Durch Zerfall, vielleicht Resorption der homogenen Massen kommt es dann zur Bildung kleinerer oder größerer Lücken im Gewebe abseits vom großen zentralen Hohlraum. Diese Lücken sind von zerfallendem, zum Teil homogenisiertem Gewebe begrenzt, zum Teil von Gewebe, welches die normale unveränderte Struktur aufweist."

„Wir haben bei der Schilderung dieses Prozesses ausdrücklich jene Fälle beschreiben wollen, in welchen eine Erweiterung der Hohlräume durch primäre Homogenisierung oder Rarifizierung ohne vorausgegangene Gliawucherung erfolgt, die an manchen Stellen vorhandene Gliavermehrung ist zumeist sekundärer Natur, durch einen reaktiven Prozeß veranlaßt. Man kann so häufig die Veränderungen von den allerersten Anfängen an verfolgen, daß die Möglichkeit einer primären Gliose an den homogenisierten oder rarifizierten Stellen nicht besteht (Schlesinger)."

Auch Gagel erwähnt kurz, allerdings ohne nähere Begründung, einen solchen Vorgang, wenn er sagt: „Auf Grund eigener Beobachtungen kommen wir zu dem Schluß, daß den syringomyelischen Höhlenbildungen im Rückenmarksgrau nicht notwendig eine Gliose mit sekundärem Zerfall vorausgehen muß. Vielmehr ist die Möglichkeit zu erwägen, daß die Gliose eine Reaktion auf den Gewebszerfall darstellt, eine Auffassung, die besonders auch von Tannenberg vertreten wird" (S. 370). Solche primären „Nekrosen" ohne Gliose werden auch im anatomischen Teil von Gagel beschrieben.

Es soll hier zunächst nicht erörtert werden, ob alle Zerfallsherde bei der echten Syringomyelie so zu erklären sind; daß aber dieser Prozeß in den ersten Stadien der Syringomyelie eine große Rolle spielt, scheint mir schon aus diesen Untersuchungen hervorzugehen.

c) Syringomyelie.

Es ist unmöglich, eine scharfe *Grenze zwischen* der *Myelolyse* und der *echten Syringomyelie* zu ziehen. Höchstens werden wir mit besserem Recht von der letzteren sprechen, wenn die Verflüssigung über das Stadium der Aufquellung zu dem der abgegrenzten Höhlenbildung fortgeschritten ist. Die nächsten Fälle zeigen nun diesen Übergang. Sie zeigen aber eindeutig, daß auch bei ihnen die Hydromyelie das Primäre ist. In Fall 14 liegt zur Zeit keine echte Erweiterung des Zentralkanals, aber doch eine deutliche Raphestörung vor. Hier ist der Prozeß der Myelolyse in besonders eindrucksvoller Weise im Gang. Er findet sich eigentlich, wenn auch in sehr wechselnder Stärke, in allen Höhen des Organs. Die Veränderung unterscheidet sich aber doch schon in einer Anzahl von Punkten von den bisher beschriebenen. Erstens ist der Zentralkanal als geschlossener Hohlraum nur in kleinen Bezirken erhalten, hier allerdings mit hoch zylindrischem Ependym ausgekleidet, das von breiten Lücken durchsetzt ist. An anderen Stellen ist er weitgehend im Zusammenbruch, seine Epithelzellen liegen vielfach ungeordnet in kleinen Gruppen zusammen. Zweitens enthält der Kanal eine homogene, offenbar eiweißhaltige Masse, die ihn selbst ausfüllt und sich vielfach durch die Epithellücken in das umgebende Gewebe hinein verfolgen läßt. Hier entspricht also das Bild etwa mehr dem der Homogenisierung von Schlesinger.

In unmittelbarer Umgebung der Lücken oder der zusammengebrochenen Teile des Zentralkanals Verflüssigungsbezirke, die aber nicht zur Hohlraumbildung geführt haben. Drittens sehen wir hier eine sehr viel stärkere Neigung zur gliösen Reaktion, die als ein breiter Mantel mit zwei deutlichen Schichten den Zentralkanal umgibt: Innen zellarm, lockerfaserig, gequollen, außen zellreich, aus straffen Fasern zusammengesetzt. Es ist also offenbar in diesem Fall der Auflösungsprozeß zurückgetreten, der Vorgang der gliösen Wucherung steht weitaus im Vordergrund. Nur in dem einen Hinterhorn ist es zu einer richtigen Höhlenbildung gekommen, die sich in nichts von den gewöhnlichen Höhlen bei Syringomyelie unterscheidet. Sie trägt kein Epithel, zeigt aber in ihrer sonstigen Wand volle Übereinstimmung mit der gliösen Mantelbildung um den Hauptkanal. Viertens sehen wir hier zum ersten Mal eine bindegewebige Auskleidung der Wand des Hauptkanals in einem umschriebenen Bereich, der von Ependym entblößt ist. Gerade diese Bindegewebstapete, die man ja bei weiter fortgeschrittenen Syringomyelien oft als zusammenhängende Membran den ganzen Hohlraum auskleiden sieht, hat viel zur Debatte über ihre Entstehung geführt. Sie wurde vielfach auch als Zeichen entwicklungsgeschichtlicher Störungen aufgefaßt. In unserem Fall kann kein Zweifel darüber bestehen, daß sie eine sekundäre Bildung ist, die sich an einer Stelle entwickelt hat, wo der sich durch Gewebsverflüssigung vergrößernde zentrale Hohlraum mit mesenchymalem Gewebe der Umgebung in Berührung kommt. Gerade daß diese Anfänge einer bindegewebigen Auskleidung sich im Bereich der Vorderwand des Zentralkanals finden, d. h. in einem Bezirk, der zur Dysraphie keinerlei Beziehungen hat, spricht dafür, daß die Bindegewebswucherung eine der reaktiven Erscheinungen und damit der Gliose nahe verwandt ist. Und das fünfte sind die Veränderungen der Blutgefäße, die besonders in Abb. 95 deutlich in Erscheinung treten. Sie liegen in auffälliger Häufung im äußeren Gliaring und zeigen hier überall eine deutliche Wandfibrose, die aber das Lumen unverändert läßt und nur zu einer Verdickung der Adventitia geführt hat. Wir haben also, wie in den früheren Fällen, Dysraphie, Myelolyse, Gliose und dazu an einer Stelle eine typische syringomyelische Höhle. Wenn diese in den durchuntersuchten Schnitten auch nicht mit dem Zentralkanal in offener Verbindung steht, so ist sie doch mit großer Wahrscheinlichkeit auf einen Zusammenhang mit diesem zurückzuführen, sei es, daß sie einen seitlichen Ausläufer des Zentralkanals mit sekundärer Wandveränderung darstellt, sei es, daß sie durch einen breiten Einbruch des Liquors in das Gewebe des Hinterhornes entstanden ist.

Der Fall schließt sich also vollständig an die vorigen an. Noch deutlicher sind die Beziehungen zwischen Hydromyelie und Syringomyelie bei Fall 15 von einem 6jährigen Mädchen. Hier haben wir im Halsmark eine reine Hydromyelie, im Brustmark ist die Wand des erweiterten Zentralkanals weitgehend zur Einschmelzung gekommen. Der ursprüngliche Gliawall ist aufgelöst, die Verflüssigung hat auf die angrenzenden Rückenmarksteile übergegriffen, von denen sich nur einzelne Balken mit zentralen Gefäßen und gewissen Bündeln von Markscheiden und Glia erhalten haben. Etwas weiter unten zieht sich ein schmaler, epithelloser Spalt durch das eine Hinterhorn bis fast zur Pia hin. Ihn wird man mit einer gewissen Wahrscheinlichkeit als Einbruchsstraße des Liquors aufzufassen haben, der Haupthohlraum ist weiter nichts anderes als ein erweiterter Zentralkanal.

Wenn schon im Fall 14 die homogene, eiweißhaltige Masse im Zentralkanal und seiner Umgebung auffielen, die hier eine Art Homogenisierung herbeigeführt hatte, so sehen wir diesen Vorgang noch deutlicher bei 16. Auch bei ihm ist wiederum kein Zweifel daran, daß zunächst eine Erweiterung des Zentralkanals vorliegt. Er enthält eine feinfädig, homogen-feinkörnige Masse, die nur als ein in seiner Zusammensetzung abnormer Liquor angesehen werden kann. Abb. 108 zeigt, wie er sich durch breite Lücken der Wand in das umgebende Gewebe hinein ergießt, dieses auseinander drängt, durchtränkt und allmählich zur Aufquellung und Verflüssigung bringt.

Diese *eigenartige Zusammensetzung des Höhleninhaltes* habe ich bei einer ganzen Reihe von Syringomyeliefällen angetroffen, auch dort, wo der Hohlraum zweifelsfrei als erweiterter Zentralkanal mit zum Teil erhaltenem Epithel imponierte. Es ist manchmal auffallend, wie stark die geronnene Inhaltsmasse an den Liquor im Zentralkanal des Neugeborenen oder kleinen Kindes erinnert. Auch das Epithel zeigt dabei oft, soweit erhalten, die gleichen Bilder wie beim Neugeborenen. Es trägt zum Teil Cilien, ist vielfach von einer feinen, granulären Masse bedeckt, die sich nicht immer eindeutig von den Zellen unterscheiden läßt, hängt zipfelförmig mit dem Inhalt zusammen, so daß es schwer ist zu entscheiden, ob Sekret oder Cilienbildung, zeigt also jene Erscheinungen, die wir beim Neugeborenen als Zeichen der Sekretion gedeutet haben, und die im späteren Alter in der Regel nicht mehr nachzuweisen sind. Vielleicht sprechen diese Befunde dafür, daß auch die Sekretion der Ependymzellen, die wir ja mit Sicherheit als noch erhalten annehmen müssen, eine qualitativ abnorme ist, indem ein eiweißreicherer (und vielleicht chemisch aktiverer) Liquor sezerniert wird.

Natürlich kann man auch daran denken, daß der Inhalt des zum Teil seines Epithels entblößten Zentralkanals wenigstens teilweise Folge einer Exsudation aus dem gliösen Gewebe der Umgebung ist. Das läßt sich vorläufig nicht mit Bestimmtheit entscheiden.

Sehr schön ist hier zu erkennen, wie sich der Hohlraum im Hinterhorn, der ursprünglich mit dem erweiterten syringomyelischen Zentralkanal in offener Verbindung steht, von diesem abschnürt, so daß er in einem Teil des Halsmarkes als selbständige Höhle mit gliöser Wand ohne Epithel imponiert. Auch der eigentliche Zentralkanal hat sich von der großen Höhle abgeschnürt. Die letztere zeigt aber noch in ihrer Vorderwand eine Ependymauskleidung und beweist damit, daß sie als Teil des Zentralkanals angesehen werden muß. Das geht ja ohne weiteres auch aus der Verfolgung der Serie hervor, in der sie (wie Abb. 105 beweist) unmittelbar zum Zentralkanal gehört. So sehen wir in dem Fall alle Stufen von der Dysraphie über die Myelolyse zur ausgeprägten Form der Syringomyelie. Ja sogar eine ziemlich umschriebene Gliose ist zu sehen. Sie schiebt sich von der Gegend des Zentralkanals in das Sept. post. vor, entspricht also in ihrer Anordnung einem gewöhnlichen dysraphischen Sporn, enthält aber weder Hohlraum noch Epithel. Hier ist offenbar die gliöse Wucherung so stark gewesen, daß sie die ganze Spornbildung ersetzt hat und nun als solider Gliaherd imponiert. Auch in diesem Fall haben wir nirgends Veranlassung, eine primäre Gliose mit sekundärer Einschmelzung anzunehmen, sondern können die Gliawucherung als Reaktion auffassen.

Die nächsten Fälle werden nun etwas unübersichtlicher, offenbar weil es sich um ältere, mehr abgeschlossene Veränderungen handelt. Im Fall 17 ist der Zusammenhang der Höhlenbildung mit dem Zentralkanal im Halsmark noch eindeutig, weiter unten schnüren sich aber die Höhlen mehr und mehr vom Zentralkanal ab. Die bindegewebige Auskleidung hat einen großen Umfang angenommen. Frische Stadien der Myelolyse sind im allgemeinen nicht mehr zu sehen. Die bindegewebige Auskleidung schützt offenbar das umgebende Gewebe vor weiterer Zerstörung. Nur dort, wo sie fehlt, im mittleren Brustmark, geht der Hohlraum in den Hintersträngen in eine solide Gliose über, die jetzt in ihrem innersten Teil eine Gewebsauflockerung erkennen läßt, die, für sich allein gesehen, als ein sekundärer Zerfall der Glia angesehen werden könnte. Sie zeigt lediglich an, daß hier der vom Lumen auf die Wand fortschreitende Auflösungsprozeß noch nicht zur Ruhe gekommen ist, sondern noch in der Zone der Glia weitergeht. Man muß sich dabei immer vor Augen halten, daß zwei Prozesse gegeneinander in Wettbewerb stehen, von denen einer das Bestreben hat, die Umgebung des Hohlraumes weiter zu verflüssigen, der andere, von außen nach innen fortschreitend, zur narbig-gliösen Abgrenzung führt.

Auch die drei letzten Fälle von Syringomyelie sind im Grunde ebenso zu beurteilen. Fall 18 zeigt vielleicht am deutlichsten, wie weitgehend die Zerstörung des Rückenmarkes, auch in den primär nicht von der Hydromyelie betroffenen Abschnitten sein kann. Hier ist besonders das eine Vorderhorn mit Vorder- und Vorder-Seitenstrang weitgehend reduziert. Von einer gröberen Gliose kann hier keine Rede sein. Der Fall zeigt aber weiterhin, daß auch die bindegewebige Auskleidung der Höhle ihrem Fortschreiten nicht absolut hinderlich ist. Der Auflösungsprozeß schreitet hier, wie Abb. 119 zeigt, über die Höhlengrenze auf den benachbarten Seitenstrang weiter. Von einem Zerfall einer primären Gliose kann keine Rede sein.

Das gleiche sehen wir in sehr ausgeprägtem Grade in Fall 19 (Abb. 121), wo von der Basis des Vorderhornes in der Umgebung der Höhlenbildung kaum noch etwas erhalten ist. Einzelne Markscheiden, hier und da eine Ganglienzelle, Blutgefäße, spärliche Gliafasern zeigen an, daß hier einmal Rückenmarksgewebe bestanden hat. Der Prozeß ist als Myelolyse oder mit SCHLESINGER als Rarifizierung des Gewebes zu bezeichnen und kann, wie Abb. 126 zeigt, tatsächlich bis zur völligen Einschmelzung und Höhlenbildung weitergehen. Der Fall 20 endlich bringt eine stärkere gliöse Wucherung, besonders an den Stellen, wo die bindegewebige Auskleidung fehlt.

So ist also auch bei den beschriebenen 7 Fällen von weiter fortgeschrittener Syringomyelie der Vorgang nicht anders zu deuten als bei den früher beschriebenen Anfangsstadien der Myelolyse. *In allen Fällen stellt der Hohlraum wenigstens in einem gewissen Bereich nichts anderes dar als einen erweiterten Zentralkanal. Alle Höhlenbildungen stehen mit ihm in offener Verbindung.* Überall ist, wenigstens in einem Teil der Höhlen, das Ependym in typischer Ausbildung erhalten. Überall sehen wir mehr oder weniger deutlich den Fortschritt des Auflösungsprozesses im Rückenmarksgewebe. *Überall geht diese Gewebsauflösung der Gliawucherung und der bindegewebigen Auskleidung des Hohlraumes voraus.* Beides, Gliose und bindegewebige Wucherung, sind aber nicht immer imstande, den Zerstörungsprozeß vollständig aufzuhalten. Die Glia verfällt selbst der Auflösung. Eine dünne bindegewebige Membran gestattet offenbar dem Liquor, durch sie hindurch in das Gewebe vorzudringen. In ihr selbst sind Auflösungsprozesse nicht zu erkennen. Niemals nimmt die Gewebsauflösung den Charakter einer gröberen Erweichung an. Nirgends sehen wir reaktive Abbau- oder Entzündungsprozesse. Die hier beobachteten Vorgänge sind mit den früher beschriebenen ganz zwanglos in eine Reihe unterzubringen. Von einer Verflüssigung einer primären Gliose ist in den bisher mitgeteilten 20 Fällen nirgends etwas zu sehen.

d) Gliose.

In den letzten 4 Fällen ist die Beurteilung der Entstehungswege sehr viel schwieriger. Fall 20 zeigt eine *zentrale Gliose* mit Übergang auf die Hinterstränge und das eine Hinterhorn. Im Bereich des letzteren ist sie von einer Höhlenbildung begleitet, die die Gliawucherung gleichsam als dicker Mantel umgibt. Von Ependym ist nichts zu sehen, der Zentralkanal ist, soweit überhaupt noch erkennbar, obliteriert. In der Umgebung der Höhle fehlen alle Zeichen einer noch fortschreitenden Gewebsverflüssigung. Der umgebende Gliamantel unterscheidet sich nicht von den Wucherungen, die wir in den früheren Fällen nach außen von den Höhlen gesehen haben. Eine bindegewebige Auskleidung fehlt. Der Prozeß ist also offenbar vollständig zum Stillstand gekommen. Es wäre grundsätzlich möglich, daß hier eine primäre Gliose nachträglich in ihrem Inneren verflüssigt worden ist, es ist aber genau so gut möglich, daß hier eine primäre Verflüssigung nachträglich von gliösen Wucherungen abgekapselt oder (im zentralen Grau) vollständig ersetzt worden ist. Da der erste Werdegang in den Fällen 9—20 sichergestellt werden konnte, liegt keine Veranlassung vor, hier einen anderen Prozeß anzunehmen, zumal die Lokalisation weitgehend mit der der früheren Fälle übereinstimmt und irgendwelche Zeichen sekundärer, nachträglicher Verflüssigungsprozesse fehlen.

In den Fällen 22 und 23 wird das Bild von der zentralen Gliose beherrscht. Die Gliawucherungen sind dabei im großen gut abgegrenzt, zeigen aber bei genauerer Durchsicht zwei wesentliche Eigenschaften: Erstens gehen in der Peripherie ihre gliösen Massen ohne scharfe Abgrenzung in die Glia des umgebenden Rückenmarkes über, so daß ihr Wachstum also nicht dem verdrängendexpansiven eines eigentlichen Tumors, sondern dem der umschriebenen, narbigen Hyperplasie entspricht; und zweitens enthalten sie in ihrem Inneren Reste von Markscheiden, die darauf hindeuten, daß hier Teile der Rückenmarksfasern zugrunde gegangen sind. Beides haben sie mit den früher besprochenen reaktiven Gliawucherungen gemeinsam. Beide Gliosen enthalten im Inneren Hohlräume. Während bei 22 der Rand der Höhle nur wenig deutliche Verflüssigungsprozesse erkennen läßt, sind diese bei 23 deutlicher. Hier ist die innerste Schicht der Höhlenwand in feinfaseriger Auflösung. Durch Flüssigkeit auseinander gedrängt, hängen die Gliafasern wirr in die Lichtung der Höhle hinein, um nach außen allmählich in einen mehr festen Filz überzugehen. Hier haben wir also in der Tat ein Bild vor uns, aus dem man eine sekundäre Verflüssigung einer Gliose ablesen könnte.

Wenn man nun aber das Zentrum der Gliawucherung genauer untersucht, so finden sich in beiden Fällen Reste eines offenen Zentralkanals mit funktionierendem Ependym. Das Lumen dieser Kanäle steht jetzt zwar nirgends mit dem Hohlraum in offener Verbindung (wenn es ihm auch an manchen Stellen nahe anliegt), aber wir können nicht bestreiten, daß auch hier einmal eine solche Verbindung bestanden hat, die durch Abschnürung und spätere Gliawucherung verloren gegangen ist. Wenn man bedenkt, wie eng oft die Verbindung zwischen dem eigentlichen Zentralkanal und dem Seitenkanal ist, wie es oft nur in lückenlosen Serien möglich ist, sie zu finden, wie leicht sich solche Gänge durch Verlust ihres Epithels und nachträgliche gliöse Wucherung verschließen können, so liegt es nahe, auch hier Abschnürungen vom eigentlichen Zentralkanal anzunehmen und auch in diesen beiden Fällen die Hohlraumbildungen entweder als ursprünglich präformierte Nebenzweige des Zentralkanals oder als Sickerbahnen des ausgetretenen Liquors mit Gewebsauflösungen aufzufassen. Dann wären die innersten aufgelockerten Schichten der Wand des Hohlraumes als Restzustände des myelolytischen Prozesses anzusehen, die noch nicht zur festen Glianarbe geworden sind und aus irgendwelchen Gründen keine Bindegewebsauskleidung erhalten haben.

Im letzten Fall endlich nehme ich keinen Anstand, von einem echten Tumor, einem faserreichen, kernarmen Gliom zu sprechen. Der knollige Aufbau, das verdrängend-expansive Wachstum zur Umgebung gibt dieser Wucherung einen anderen Charakter. Und doch glaube ich, daß man seine Entstehungsweise deshalb nicht anders aufzufassen braucht als die der bisherigen Wucherungen.

Wenn man sich in Abb. 144 die Ependymreste ansieht, die hier noch ungefähr die Form des ehemaligen Zentralkanals nachahmen, wenn auch die Lichtung verschwunden oder scheinbar durch eine zentrale Gliawucherung ersetzt ist, so wird man unwillkürlich an Fall 14 erinnert. Hier war der Zentralkanal auch zum größten Teil in Zusammenbruch, die Zellen lagen in kleinen Gruppen zusammen und waren durch Streifen und Züge von Gliafasern voneinander getrennt. Fall 14 ließ uns nun ohne weiteres die verschiedenen Phasen der Entstehungsweise der Gliose erkennen, von der eben beginnenden Gewebsdurchtränkung und Verflüssigung bis zur fast rein gliösen Wucherung. Nehmen wir ein Teilstück aus der letzten Phase und denken uns die Veränderung des ganzen Rückenmarkes in diesem Zustand, so haben wir das Bild des Falles 24. Hier mag die Durchtränkung des Gewebes und die Zerstörung der eigentlichen Rückenmarkssubstanz so langsam erfolgt sein, daß die Gliawucherung mit ihr Schritt hielt und sich so eine an Dichte immer mehr zunehmende Gliose entwickelt hat. Und aus dieser ursprünglich hyperplastisch-reaktiven Wucherung der Glia ist schließlich eine echte Geschwulstbildung entstanden. Ist es denn überhaupt an irgendeiner Stelle im pathologisch-anatomischen Geschehen möglich, eine strenge Grenze zu ziehen zwischen diffusen Hyperplasien — knotenförmigen Hyperplasien und gutartigen Geschwulstbildungen? Führt nicht allenthalben der ständige Wucherungsanreiz schließlich zu Bildungen, bei denen die Grenze zwischen Hyperplasie und Tumor verloren geht? Ich erinnere nur an die endokrinen Drüsen, an die Prostata, die Mamma, ich erinnere an den Übergang von Callusbildung in Sarkome, an Exostosen und Chondrome. Wir brauchen uns gar nicht dagegen zu sträuben, daß wir es mit einem echten Tumor zu tun haben. Hier ist eben (an einem von 24 oder wenigstens 16 Fällen) ein solcher Übergang erfolgt.

So glaube ich, daß es ohne Zwang möglich ist, alle bei der Syringomyelie auftretenden Bildungen, sowohl die Verflüssigungen als auch die Wucherungen, auf einen *einheitlichen Faktor*, nämlich den der *Gewebsdurchtränkung mit Gewebsuntergang und reaktiver Gliawucherung* zurückzuführen.

Liest man dazu die Stellungnahme von SCHLESINGER, so scheint sie zu dieser Auffassung kaum in Widerspruch zu stehen, er schreibt auf S. 305: „In wieder anderen Fällen überwiegen von allem Anfang an im Gliagewebe hypertrophische Vorgänge, welche zur echten Geschwulstbildung den Übergang bilden. In die hydromyelitische Höhle hinein buchten sich Gewebszapfen mit oder ohne Blutgefäße vor, welche mit Ependym bekleidet sind, oder es kommt an epithelfreien Stellen zur Bildung warzenförmiger Gliawucherungen der Wand. In der Umgebung der Höhle sieht man an vielen Orten eine mächtige Gliaproliferation mit reichlichen Kernen, die in Nestern beisammen liegen und mit scharfen Grenzen gegen die weiße und graue Substanz verlaufen.“

Allerdings schreibt er dann von der Höhlenbildung: „Auch in diesem Gliagewebe tritt oft akuter Zerfall bzw. Homogenisierung oder Rarifizierung auf, es entwickeln sich wie im vorher gesunden Gewebe Hohlräume, welche dann mit der Hydromyelie auf kürzere oder längere Strecken hin in Verbindung treten.“ Ich glaube nach dem Vorhergesagten nicht, daß in der Gliawucherung selbst Höhlen gebildet werden, die nicht wenigstens irgendwo ursprünglich mit dem Zentralkanal, einer seiner Ausbuchtungen oder mit dem Pfad ausgetretenen Liquors in Verbindung stehen. Ich glaube vor allem nicht, daß dieser letztgenannte Weg der sekundären Gliaverflüssigung, wie SCHLESINGER später angibt, der häufigere ist.

Es will mir überhaupt recht schwierig erscheinen, Ursachen für einen solchen Zerfall der Glia zu finden. Am häufigsten werden *Gefäßveränderungen* als mutmaßliche Ursache dafür angegeben. Daß solche Gefäßveränderungen im Sinne einer *Fibrose* in den Gliawucherungen sehr häufig sind, braucht nicht besonders betont zu werden. Die Fibrose betrifft aber vorwiegend die äußeren Wandschichten, führt hier eine Aufquellung und Verdickung herbei, läßt aber die Lichtung unverändert. Ich habe allerdings auch Bilder gesehen, die eine beträchtliche *Verengerung der Lichtung* erkennen ließen. Trotzdem will es mir nicht recht glaublich erscheinen, daß hierdurch der Zerfall einer zellarmen, an Fasern sehr reichen gliösen Wucherung erklärt werden könnte. Wenn man sich in SPIELMEYERS Histopathologie des Nervensystems das große Kapitel der vasculär bedingten Degenerationsprozesse durchsieht, so wäre nicht ein Beispiel zu nennen, das mit dem Zerfallsprozeß, wie wir ihn vor uns sehen, übereinstimmte. Das Bild entspricht durchaus nicht dem einer Erweichung, es fehlt völlig das tote Material, das gleichsam als Fremdkörper, von der Umgebung sequestriert, im Innern der Gliose liegt, es fehlt jede zellig-infiltrative „entzündliche“ Reaktion, wie sie doch im ganzen Körper, soweit er überhaupt reaktionsfähig ist, als Folge der Nekrose auftritt. Und es bliebe der Zerfall der Gliawucherung aus Gründen der Unterernährung auch im Gehirn selbst ohne Parallele. Ich kann daher verstehen, daß WEIGERT von der „*Fabel*“ *von der erweichten Glia* spricht, und den Gedanken ablehnt, daß eine typisch aufgebaute Gliawucherung erweichen oder Hohlräume bilden sollte.

Nun ist es allerdings eine bekannte Erscheinung, daß in echten Gliomen, d. h. in zellreichen und faserarmen Gliazelltumoren, häufig Nekrosen und Erweichungen auftreten. Diese Eigenschaft haben die Gliome mit allen zellreichen Geschwulstbildungen gemeinsam. Natürlich kann auch einmal im Rückenmark ein solches Gliom von stiftförmiger Ausbreitung zum Zerfall kommen. Es entsteht dann eine Höhle mit Gliomrand, wie sie besonders KIRCH beschrieben und als intrablastomatöse Syringomyelie bezeichnet hat. Gegen die Deutung dieses Vorganges ist nichts zu sagen. Nur ist die Frage, ob man sie als Syringomyelie bezeichnen soll. Und wenn man das um der Höhle willen tun will, so ist es eben eine Syringomyelie von so besonderer Art, daß sie mit der typischen Syringomyelie nicht verglichen werden kann.

Man könnte aber daran denken, daß eine Glia, die einen ähnlichen Grad von Unreife hat wie die im Gliom, leichter zum Zerfall neigt. Wenn also die Gliose in der Tat eine „Spongioblastose" im Sinne von BIELSCHOWSKY und HENNEBERG wäre, so läge ein solcher Gedanke schon etwas näher. Was sagen uns denn nun die *Spezialfärbungen über den Aufbau der Glia* in *der Reaktionszone um die Höhle und in soliden Gliosen?* Es ist zuzugeben, daß die Glia nicht der ganz gewöhnlichen Art entspricht. Wir sehen z. B. nicht selten die auch von mir beschriebenen „Monstregliazellen". Wenn man CAJAL (Globus-) Färbungen vornimmt, wie ich das regelmäßig getan habe, so läßt sich feststellen, daß sich die Gliazellen durch die geringere Zahl von Zellfortsätzen von den Gliazellen unterscheiden, die man sonst in der Umgebung des Zentralkanals oder gar in den Strängen des Rückenmarkes findet. Dabei ist die Faserbildung eine sehr starke. HOLZER- und *Azan*-Präparate lassen zwischen den spärlichen Kernen ein oft geradezu ungeheuerliches Gewirr von Gliafasern mit typischer Färbbarkeit erkennen, ein Gewirr, wie man es in Spongioblastenwucherungen nicht zu sehen bekommt. Es besteht also vielleicht ein gewisser *Mangel an Ausreifung in den Gliazellen* selbst, die Faserbildung ist aber durchaus die, wie wir sie sonst bei sonstigen gliösfaserigen Reaktionen zu sehen bekommen. *Der Ausdruck „Spongioblastose" ist deshalb nicht begründet*, und es wäre falsch, mit diesem Namen die leichte Zerfallsbereitschaft der Gliose zu erklären. Solange wir an dem Gedanken festhalten, daß die Gliawucherung unserer Fälle ein reaktiver, gleichsam zur Vernarbung führender Prozeß ist, wie ihn auch TANNENBERG ausdrücklich vertreten hat, solange können wir eine solche sekundäre Erweichung durch Ernährungsstörungen nicht zugeben. Warum sehen wir denn dieselben Erweichungen niemals in der multiplen oder diffusen Sklerose, in der Gliawucherung bei Tabes dorsalis oder in ähnlichen Bildungen?

Ich meine, daß die Art, wie das Nervengewebe selbst und die Glia in Auflösung geraten, etwas so Besonderes und Charakteristisches an sich haben, daß wir auch besondere Gründe für den Verlauf des Prozesses annehmen müssen. Und die Ursache möchte ich ganz allgemein in einer *Einwirkung des Liquors* auf das Gewebe sehen, eines Liquors, der wahrscheinlich von Ependymzellen gebildet wird, aber ohne „Filtration" durch das gleiche Ependym unmittelbar auf das Gewebe einwirkt.

Deshalb kann ich mich auch nicht dazu entschließen, die Syringomyelie als einen *Sammelbegriff* anzusehen, in dem sich zahlreiche, ursächlich nicht zusammenhängende Vorgänge mit dem gemeinsamen Endausgang in Höhlenbildung vereinigen lassen. Der Gedanke ist besonders von SAXER vertreten worden. Unter *echter Syringomyelie sollte man vielmehr nur diejenige Erkrankung des Rückenmarkes verstehen, die auf einer primären Dysraphie beruht und durch eine Auflösung des Rückenmarksgewebes durch den Liquor (Myelolyse) mit nachfolgender Gliawucherung gekennzeichnet ist.* Ich möchte es nach den Untersuchungen von KIRCH, TANNENBERG allerdings für möglich halten, daß auch eine Flüssigkeitstranssudation aus den Gefäßen, besonders in der Umgebung eines Tumors, zu einem ähnlichen Verflüssigungsprozeß führen kann, und daß sich an diese Verflüssigung ganz ähnliche Gliawucherungen anschließen. Vielleicht würde man also besser sagen: *Die Syringomyelie ist die Folge einer schleichenden Auflösung des Rückenmarkgewebes durch Liquor oder Blutplasma mit nachfolgender Gliawucherung. Sie entsteht meist auf dem Boden einer Dysraphie mit Erhaltung der sekretorischen Funktion des Ependyms.*

Mit einem kurzen Wort muß noch auf die Frage der *entzündlichen Entstehung* der Syringomyelie eingegangen werden, einer Theorie, die von HALLOPEAU begründet und von JOFFROY und ACHARD weiter ausgebaut und mit dem Namen „Myélite cavitaire" belegt wurde. Eine kleine Anzahl von Autoren hat sich dieser Auffassung angeschlossen (LASAREW, PETRÉN, GREY). Die meisten stehen ihr, besonders nach den neueren Untersuchungen, durchaus ablehnend gegenüber. Die Grundlagen, auf denen die französischen Autoren ihre Vorstellung von der entzündlichen Natur der Erkrankung aufbauen, liegen im wesentlichen in den Wucherungen der Blutgefäße und des Bindegewebes, die ja häufig im Bereich der Auskleidung der Höhle oder in ihrer nächsten Nähe gefunden werden. Sie machen vielfach einen sklerotischen Eindruck und haben PETRÉN veranlaßt, vom sklerotischen Typ der Syringomyelie zu sprechen. Ich glaube, daß man ganz allgemein sagen kann, daß die Bedeutung von entzündlichen Prozessen bei der Entstehung bindegewebiger Wucherungen früher sehr stark überschätzt worden ist, und daß man auch hier die Wucherungen nur dann als entzündlich bedingt ansehen könnte, wenn gerade in den Frühstadien sich auch stärkere exsudative Entzündungszeichen nachweisen ließen. Und gerade diese werden, wie aus den Beschreibungen und Schlußfolgerungen hervorging und immer wieder betont worden ist, vollständig vermißt: Man mag zum Begriff der chronischen Myelitis stehen, wie man will, wenn man von anatomischen Untersuchungen ausgeht, und nicht einfach jeden langsam fortschreitenden Zerstörungsprozeß des Rückenmarkes als Myelitis bezeichnet, fehlen bei der echten Syringomyelie sämtliche Anzeichen einer solchen Histogenese. Damit soll allerdings nicht gesagt werden, daß nicht gelegentlich einmal im Bereich der „auslösenden Faktoren" auch eine Entzündung des Rückenmarkes eine Rolle spielen könnte. Wie Kompressionen und Traumen unter Umständen imstande sein können, das Eindringen von Liquor in die Rückenmarkssubstanz zu begünstigen und jene Lücken im Zentralkanalepithel zu schaffen, die als Eintrittspforte des Liquors anzusehen sind, so könnte auch einmal ein entzündlicher Prozeß dazu führen. Im eigenen Material habe ich aber, mit Ausnahme des Falles 9, *keine Veranlassung gehabt, der Entzündung eine Bedeutung beizumessen.*

Auch der Gedanke, daß eine *Virusinfektion* bei der Syringomyelie eine Rolle spielt, wie das von LEVADITI und LÉPINE vertreten wird, kann keinerlei Anspruch auf allgemeine Gültigkeit geltend machen. Wenn auch in dem einen seiner Versuche beim Fuchs ein Hohlraum in einem Seitenstrang auftrat, so ist doch nach den Beschreibungen hier eine Veränderung erzeugt worden, die mit der menschlichen Syringomyelie keine innere Verwandtschaft hat.

Es gibt also ohne Zweifel gewisse Höhlenbildungen im Rückenmark, die auf äußere Schädlichkeiten zurückgeführt werden können, zu denen auch Traumen mit Blutungen, Gefäßveränderungen mit anämischen Nekrosen, chronischen Entzündungen des Rückenmarkes selbst und seiner Häute zu rechnen sind; aber alle diese Erkrankungen führen entweder zu einem von der echten Syringomyelie grundsätzlich zu unterscheidenden Prozeß oder können nur als zusätzliche Schädigungen angesehen werden, durch die vielleicht einmal eine ruhende Syringomyelie progredient werden oder eine Dysraphie in Myelolyse übergeführt werden kann.

Wenn daher SCHLESINGER sagt, „daß die anatomische Ätiologie der Syringomyelie nicht einheitlich ist" (S. 432), und GAGEL, „daß wir nicht einmal von einheitliche Genese der Syringomyelie im engeren Sinne sprechen können", so kann ich insofern zustimmen, als die letzten Faktoren, die das Eindringen des Liquors aus dem dysraphischen Zentralkanal in die Rückenmarkssubstanz hervorrufen, verschieden sein können, das Entscheidende scheint mir aber zu sein, daß es überhaupt die gewebsauflösende Wirkung des Liquors ist, die zu dem Gesamtkomplex der Verflüssigung und Gliawucherung führt. Dieser Gedanke von der Wichtigkeit der Durchtränkung des Rückenmarkgewebes mit Liquor ist schon früher von MIURA ausgesprochen worden, wenn er schreibt, daß die hinteren Anteile des primär mißbildeten Rückenmarkes „durch die unter einem vermehrten Druck stehende Flüssigkeit im erweiterten Zentralkanal durchbrochen und durchwühlt werden".

Syringomyelie und Vererbung.

Der von VIRCHOW (LEYDEN) zuerst vertretene Gedanke, daß bei der Entstehung der Syringomyelie eine Entwicklungsstörung eine Rolle spielt, wurde dadurch gestützt, daß sich mit ihr zusammen nicht selten andere Mißbildungen des Zentralnervensystems selbst und des übrigen Körpers finden. Diese Mißbildungen des Rückenmarkes selbst, wie Diplomyelie, Diastematomyelie, Spina bifida, Störungen im feineren Aufbau des Organs, Versprengung von Ganglienzellen (PICK) oder des Gehirns (Anencephalie, Hypoplasie des Kleinhirns, Hydrocephalus internus) oder geschwulstartige Bildungen, die mit Wahrscheinlichkeit auf Entwicklungsstörungen zurückzuführen sind (RECKLINGHAUSENsche Krankheit, Teratome, Gliome, Hämangiome), sind bald mit Syringomyelie, bald mit Hydromyelie verbunden, wobei die Hydromyelie besonders bei den embryonalen oder frühkindlichen Fällen beobachtet wird, während die Syringomyelie wieder mehr die Fälle bei Erwachsenen betrifft (ZAPPERT, FISCHEL, ROLLY, LUNDSGAARD, BIELSCHOWSKY und UNGER, HENNEBERG und KOCH, BREMER, OSTERTAG, WALTHARD, KATZENSTEIN, KRAUSE und TER BRAAK, WEIL und MATTHEWS, SCHNEIDERLING).

Es lag daher nahe anzunehmen, daß der Syringomyelie ähnlich wie diesen Mißbildungen eine erbliche Anlage zugrunde liegt. Es ist aber auffallend, wie *selten* bisher ein *familiäres Vorkommen echter Syringomyelie* nachgewiesen werden konnte. GOLDBLADT stellt 1910 die bis dahin bekannten 6 Fälle der Literatur zusammen, wobei es noch durchaus fraglich ist, ob sie alle als einwandfrei angesehen werden dürfen. Im Handbuchartikel von GAGEL werden 13 Autoren angeführt, doch macht die Aufzählung wohl keinen Anspruch auf Vollständigkeit. Ich erwähne KARPLUS, MANKOWSKI und CZERNI, die außer 2 eigenen 16 Fälle aus der Literatur zusammenstellen, v. BOGAERT, THEVENARD und COSTE (bei deren Fällen auch eine Spina bifida bestand), BUENO.

Besonders wichtig sind die Beobachtungen von KINO (Syringomyelie bei Vater und 3 Töchtern) und von BARRAQUER und GISPERT mit einer Familie mit 13 Fällen von voll ausgebildeter Syringomyelie in 2 Generationen. Im ganzen kann man wohl aber kaum wesentlich mehr als 20 einigermaßen sichere Fälle von familiärer Syringomyelie im Schrifttum finden. Das ist bei einer so häufigen Erkrankung auffallend selten. Ebenso gering ist die Ausbeute der Zwillingsuntersuchungen. Die wenigen bisher untersuchten *eineiigen Zwillingspaare* von WEITZ, WEISE, KNAUER, ROEMHELD verhielten sich alle diskordant. Über ein zweieiiges Zwillingspaar mit konkordantem Verhalten berichtet KRABBE. Wichtig sind aber dieser etwas zweifelhaften Ausbeute gegenüber die Untersuchungen von BREMER, OSTERTAG und CURTIUS. BREMER fand in den *Familien der Träger von Syringomyelie* auffallend häufig *Anomalien der äußeren Körperform*, verbunden mit Störungen der Vasomotorik, der Schweißsekretion und der Sensibilität. Besonders häufig treten auf: Verkrümmungen der Wirbelsäule, Anomalien des Sternums, Differenzen der Mammae, Überlänge der Arme, klobige oder besonders zarte Finger, Spina bifida, Behaarungsanomalien u. a. Diese Veränderungen faßt er in einem Begriff als „*Status dysraphicus*" zusammen. In diesem sieht er gleichsam den *Mutterboden* für *die Syringomyelie*. Er hat diese Annahme durch anatomische Untersuchungen des Rückenmarkes von 8 Leichen mit Trichterbrust zu bestätigen versucht und findet in der Tat in 6 Fällen Veränderungen des Zentralkanalgebietes. Wenn diese auch zum Teil nicht über leichte Anomalien hinausgehen, so ist doch zuzugeben, daß sie in den Begriff der Dysraphie des Rückenmarkes hineingehören. In den 4 ausgeprägteren Fällen, die eine deutliche Gliose aufwiesen, ließen sich in der Verwandtschaft eindeutige körperliche Zeichen des Status dysraphicus feststellen, wenn auch keine echte progrediente Syringomyelie bestand.

In unserem eigenen Material habe ich nach den Sektionsprotokollen und Krankengeschichten festzustellen versucht, wie häufig sich bei anatomisch eindeutigen Rückenmarksveränderungen Zeichen des sonstigen Status dysraphicus nachweisen ließen. Ich möchte dabei ausdrücklich betonen, daß bei der großen Reihenuntersuchung der Rückenmarke, die ja ursprünglich nicht auf solche Veränderungen achten ließ, leichtere Grade von Spina bifida sicher der Aufzeichnung entgangen sein können. Immerhin war die Ausbeute in 5 Fällen positiv: Eine Kyphoskoliose, eine Trichterbrust, eine Hühnerbrust, eine Spina bifida und eine Meningocele mit Klumpfuß und Nabelbruch. Die Zahl geht sicher über das hinaus, was man an einem sonstigen auslesefreien Material finden würde. Wie häufig eine Spina bifida occulta sich durch Röntgenuntersuchungen nachweisen läßt, geht aus Untersuchungen von CURTIUS und LORENZ hervor, die sie bei 17% aller daraufhin untersuchten Menschen fanden. Bei einer Familienuntersuchung von 32 Fällen mit Status dysraphicus konnten sie 30mal in den Familien sonstige Zeichen des gleichen Status feststellen, und unter 17 Kranken mit Syringomyelie 8mal Spaltbildungen der Wirbelsäule, 13mal Kyphoskoliosen. Daß der *Status dysraphicus* ein gut begründeter Zustand der Entwicklungsstörung ist, kann danach nicht bestritten werden, und an der Erblichkeit dieses Zustandsbildes ist nicht zu zweifeln. Ebenso ist als gesichert anzunehmen, daß er *mit der Syringomyelie* in einer *gewissen ursächlichen Verbindung steht*.

Das stimmt also durchaus zu meinen eigenen Schlußfolgerungen, daß der Syringomyelie und der ihr vorausgehenden Hydromyelie wohl fast ausnahmslos eine dysraphische Störung der Rückenmarksentwicklung zugrunde liegt. Ebenso sicher kann man aber sagen, daß die Seltenheit des familiären Vorkommens der voll ausgebildeten Syringomyelie beweist, daß *zu ihrem Zustandekommen* noch *andere Faktoren gehören,* die offenbar nicht erblicher Natur sind. Es mögen das wohl vor allem Schädigungen sein, die das Ependym des ungenügend rückgebildeten und offenen Zentralkanals betreffen, und die durch seine Zerstörung das Eindringen des Liquors in die Substanz des Rückenmarkes ermöglichen. Auf die Bedeutung der Erblichkeit der Erkrankung weisen auch die Untersuchungen von Ostertag und Nachtsheim an Kaninchen hin, bei denen in dem Nachzuchtbereich eines bestimmten Rammlers eine vererbbare Form der Rückenmarkserkrankung auftrat, die große Ähnlichkeit mit der menschlichen Syringomyelie aufwies.

Die Histogenese der Syringomyelie.

Ich möchte also meine Vorstellung von der Entstehung der Syringomyelie in folgender Formel zusammenfassen:

1. Der Syringomyelie liegt eine Dysraphie und oft eine Hydromyelie des Zentralkanals zugrunde.

2. Solange das Ependym erhalten ist, entsteht um die hydromyelische Höhle nur ein konzentrisch geschichteter straffer, faserreicher Gliamantel.

3. Die Syringomyelie wird eingeleitet durch Defekte im Ependym des Zentralkanals bei fortgesetzter Liquorbildung der erhaltenen Ependymzellen.

4. In vielen Fällen bleiben die Defekte ohne weitere Folgeerscheinungen, besonders dann, wenn die Lücke durch vorher abgewanderte Ependymzellen gedeckt ist.

5. Dringt der Liquor in die Umgebung des Zentralkanals ein, so kommt es

a) zu umschriebenen Quellungen der Glia, die sich pilzförmig in den Defekt vorwölben und von gewissen Zeichen einer Wucherung der Zellen begleitet sein können, oder

b) zu gröberen Gliawucherungen (Gliosen), die sich als Mantelschicht um die gequollene innere Schicht herumlegen, oder

c) zu gröberen Einbrüchen in die umgebende Glia und das angrenzende Rückenmarksgewebe mit Verflüssigung und Auflösung der nervösen Substanz (Myelolyse). Diese Einbrüche können bald zu einer diffusen, wenn auch unregelmäßigen Erweiterung des Zentralkanals führen, dessen Wand gleichsam von innen her zerfressen und verflüssigt und in das Lumen des Zentralkanals einbezogen wird. Bald treten sie als völlig unsymmetrische Einbruchsstraßen auf, die dem Gesetz des geringsten Widerstandes folgend, sich irgendwo in die graue oder weiße Substanz einwühlen und das Gewebe wiederum zur Auflösung bringen.

6. Um die Aufquellungen und Auflösungen entstehen von neuem mantelartige Gliawucherungen als Reaktionserscheinungen dort, wo die gewebsauflösende Wirkung des Liquors eine geringere ist. *Bald überwiegt die Verflüssigung und Hohlraumbildung, bald die Gliawucherung.*

7. Die Gliawucherung (Gliose) tritt stets als das sekundäre, periphere Ereignis ein und folgt der primären Gewebsverflüssigung. Doch kann auch sekundär der Gliosewall vom Liquor aus wieder einer Verflüssigung verfallen.

8. Alle so entstehenden Hohlräume stehen zunächst mit dem Zentralkanal in offner Verbindung. Sie können sich aber durch Wucherungen der Glia und Obliteration des Zentralkanals von diesem *abschnüren,* so daß dann isolierte, scheinbar ganz selbständige Höhlen im Gebiet des zentralen Graus selbst oder in einem Hinterhof oder Hinterstrang zustande kommen.

9. Hört die Einwirkung des Liquors auf, so kann die weiter fortschreitende Gliawucherung zu einer vollständigen Obliteration des zunächst gebildeten Hohlraumes führen. Es entsteht eine *solide Gliose.* Diese kann auch primär dadurch zustande kommen, daß von vornherein die Wucherung der Glia über die Verflüssigung überwiegt.

10. Dem Verflüssigungsprozeß halten am längsten die Blutgefäße stand. Ihre äußeren Wandschichten reagieren auf die Liquorwirkung mit einer *Fibrose.* Meistens bleibt in ihrer Umgebung auch noch ein Mantel von Glia erhalten. So bleiben bei dem Einbrechen des Liquors in das Rückenmarksgewebe spangenartige Vorsprünge der Wand oder freie balkenartige Trabekel frei in der Lichtung des Hohlraumes stehen. Alle enthalten im Inneren fibrös umgewandelte Blutgefäße.

11. Die durch die Myelolyse entstehenden Hohlräume können sekundär von Bindegewebe ausgekleidet werden, das in der Hauptsache von den Blutgefäßwänden, aber gelegentlich auch von Teilen der Pia gebildet werden kann. *Bei der Entstehung der Hohlräume spielt das Bindegewebe keine Rolle.*

12. Die der Syringomyelie zugrunde liegende Veränderung des Rückenmarkes ist die Dysraphie. Der Einbruch des Liquors in das Rückenmarksgewebe selbst kann durch zusätzliche Schädlichkeiten ausgelöst und verstärkt werden. *Trotz der Verschiedenartigkeit dieser zusätzlichen Faktoren ist die Syringomyelie als eine einheitliche Erkrankung anzusehen.*

Literaturverzeichnis.

Ausführliche Literaturübersichten bei SAXER, SCHLESINGER, CREUTZFELDT, GAGEL, BODECHTEL.

ARNDT, G.: Traumatische Erkrankungen des Rückenmarkes (Commotio spinalis). Erg. Path. **9**, 1 (1904).

ALTSCHUL: Myelochisis mit Dreiteilung des Rückenmarkes. Virchows Arch. **271**, 45 (1929).

BAILEY u. CUSHING: Gewebsverschiedenheit der Hirngliome. Deutsche Ausgabe 1930.

BALÓ: Erkrankungen der weißen Substanz des Gehirns und Rückenmarkes, 1940.

BARGELLINI e OLIVIO: Syring. und Spina bifida. Arch. di Ortop. **54**, 637 (1938).

BARNARD: Neuroglial tumour of spinal cord. J. of Path. **32**, 1, 163 (1929).

BARRAQUER u. GISPERT: Die Syringomyelie, eine familiäre und hereditäre Krankheit. Dtsch. Z. Nervenheilk. **141**, 146 (1936).

BARRÉ et RABAKER: Syndrome syringomyélique typique, consequence très tardive d'une plaie minime et non suffurée du poignet. Revue neur. **72**, 57 (1939).

BECKER: Plexus und Ependym. Beitr. path. Anat. **103**, 457 (1939).

BENDA: Zwei Fälle von traumatischer Haematomyelie. Klin. Wschr. **1928 II**, 1349.

BENDER: Zur Klinik der traumatischen Haematomyelie. Nervenarzt **1**, 28 (1929).

BEYREUTHER, H.: Tumor des Rückenmarkes bei sog. Syringomyelie. Zbl. Path. **37**, 391 (1926).

BICKEL, G.: Contr. àl'étude des tumeurs de la moelle épinière et de la Syringomyelie. Ann. Méd. **10**, 253 (1921).

BIELSCHOWSKY: Neuropathologische Mitteilungen. Z. Neur. **155** (1936).

— u. UNGER: Syringomyelie mit Teratom und extramedullärer Blastombildung. J. Psychol. u. Neur. **25**, 172 (1920).

BOCK: Das Rückenmark. In Handbuch der mikroskopischen Anatomie des Menschen, Bd. 4, 1. Teil. 1928.

BODECHTEL: Krankheiten des Rückenmarkes. Handbuch von BERGMANN-STAEHELIN, 3. Aufl., Bd. V/2, S. 799. 1939.

— Die Syringomyelie und die spinale Gliose. Handbuch von BERGMANN-STAEHELIN, Bd. V/2, S. 1902. 1939.

BOGAERT, V.: Syringomyelie bei zwei Schwestern. Z. Neur. **149**, 661 (1934).

BREMER: Die pathologisch-anatomische Begründung des Status dysraphicus. Dtsch. Z. Nervenheilk. **99**, 104 (1927).

— Syringomyelie. Fortschr. Neur. **1**, 429 (1929).

— Über die erblichen Krankheiten des Nervensystems. Dtsch. med. Wschr. **1934 II**, 1311.

— Syringomyelie und Status dysraphicus. Fortschr. Neur. **9**, 103 (1937).

BRONISCH: Syringomyelie im Kindesalter. Dtsch. Z. Nervenheilk. **148**, 178 (1939).

BÜCHLER: Über die cerebrolytische Fähigkeit des Liquors. Mschr. Psychiatr. **97**, 375 (1938).

BUENO, R.: Syringomyelie und intramedulläres Gliom. Ann. int. Med. **4**, 543 (1935). Ref. Neur. Zbl. **78**, 516.

BURDET, R. et MEYES: Pathogénie de la Syringomyelie. Encéphale **30**, 137 (1935). Ref. Neur. Zbl. **76**, 661.

BUSCHER, SCHERER et THOMAS: Morbus Recklinghausen und Syringomyelie. J. belge Neur. **38**, 788 (1938). Ref. Neur. Zbl. **92**, 431.

CAJAL: Histologie du system nerveux, Tome 1 et 2. 1909, 1911.

CAREY: Experimentelle akute traumatische Syringomyelie. Arch. of Path. **24**, 419 (1937).

CORNIL et MOSINGER: Sur les processus prolifératifs de l'épendyma medullaire. Rapports avec les tumeurs intramédullaires et la syringomyelie. Revue neur. **40**, 749 (1933).

CORTEN: Über Anatomie und Entstehung der Syringomyelie. Zbl. Path. **56**, 362 (1932/33).

COX: A case of syringomyelia associated with an intra-medullary tumor, with remarks on the relation of the gliosis to tumors of ependymal origin. J. of Path. **44**, 661 (1937).

CREUTZFELDT: Syringomyelie und Gliose. KRAUS-BRUGSCHS' Handbuch der speziellen Pathologie und Therapie, Bd. 10. 1924.

CURSCHMANN: Beitrag zur Ätiologie und Symptomatologie der Syringomyelie (traumatische Syringomyelie). Dtsch. Z. Nervenheilk. **29** (1902). Med. Welt **1937 II**, 1474.

CURTIUS: Allgemeine Vorbemerkungen zur Erbpathologie der Nervenkrankheiten. Handbuch von BERGMANN-STAEHELIN, 3. Aufl., Bd. V/2, S. 1412. 1939.

CURTIUS, F. u. LORENZ: Über den Status dysraphicus. Z. Neur. **149**, 1 (1933).

DAVIS and HASTINGS: Proc. Soc. exper. Biol. a. Med. **32**, 1456 (1935).

DEJERINE: Anat. des centres nerveux, Tome I. 1895.

DEUK: Med. Klin. **1933** I, 26.

DEUKER and KENNEDY: Congen. syphil. Syringomyelia with arthropathy of elbow. Ref. Zbl. Neur. **97**, 598 (1940).

DOTT: Two cases of spinal tumour. Trans. med.-chir. Soc. Edingburgh **35**, 30 (1929).

EICK, W.: Syringomyelie und Trauma. Diss. Bonn 1932.

ELSBERG: Tumours of the spinal cord. Arch. of Neur. **22**, 949, 1002 (1929).

ERNST: Hydromyelie. SCHWALBES Handbuch der Mißbildungen, Bd. III, 2. Abt., S. 167.

— Syringomyelie. SCHWALBES Handbuch der Mißbildungen, Bd. III, 2. Abt., S. 246.

FAUTH: Über die Beziehungen zwischen Trauma und Syringomyelie. Beitr. path. Anat. **54**, 495 (1912).

FAVILL and MACKAY: Arch. of Neur. **33**, 1255 (1935). Ref. Zbl. Neur. **77**, 544.

FISCHEL: Lehrbuch der Entwicklung des Menschen, 1929.

FISCHEL, A.: Über Anomalien des zentralen Nervensystems bei jungen menschlichen Embryonen. Beitr. path. Anat. **41**, 536 (1907).

FRACASSI, RUIZ u. GARCIA: Syringomyelie und andere Höhlen. Rev. argent. Neur. etc. **1**, 4 (1935). Ref. Zbl. Neur. **77**, 544.

FREY, F.: Zur Klinik und pathologischen Anatomie der Syringomyelie. Z. Neur. **21**, 77 (1914).

FUCHS: Über den Bau und die Funktion der Ependymzellen. Anat. H. **25**, 647 (1904).

— Syringomyelie und peripheres Trauma. Münch. med. Wschr. **1922** I, 157.

GAGEL: Syringomyelie. Handbuch der Neurologie, Bd. 16. 1936.

— Mißbildungen des Rückenmarkes. Handbuch der Neurologie, Bd. 16. 1936.

GALKIN: Z. exper. Med. **84**, 510 (1932).

GAUPP, J.: Casuistischer Beitrag zur pathologischen Anatomie des Rückenmarkes. Beitr. path. Anat. **2**, 510 (1887).

GERLACH: Ein Fall von congenitaler Syringomyelie mit intramedullärer Teratombildung. Dtsch. Z. Nervenheilk. **5**, 271 (1894).

— Das Wesen der Syringomyelie. Virchows Arch. **295**, 449 (1935).

GERLOCZY: Ein Fall von einer im Kindesalter beobachteten Syringomyelie. Kinderärztl. Prax. **11**, 88—92 (1940). Ref. Zbl. Neur. **97**, 277.

GIESE u. OSINSKAJA: Weitere Beobachtungen über Röntgentherapie der Syringomyelie. Strahlenther. **43**, 739—748 (1932).

GISPERT: Die Syringomyelie eine familiäre und hereditäre Krankheit. Dtsch. Z. Nervenheilk. **141**, 146 (1936).

GLASER: Arch. f. Psychiatr. **16** (1885).

GNIESER VAN: Syringomyelie mit multiplen Gliomen. Beitr. path. Anat. **95** (1935).

GOETUS: Zentrale Gliose bei einem 7jährigen Jungen. Mschr. Kinderheilk. **82**, 231 (1940).

GOLDBLADT: Syringomyelie bei Mutter und Tochter. Dtsch. med. Wschr. **1910** I, 152.

GOLGI: Über den feineren Bau des Rückenmarkes, 1896.

GOZZANO e RIZZI: Boll. Soc. Biol. exper. **4** (1929).

GRECO: Academia medica **1931**, 3.

GRUNDMANN, E.: Beitrag zur Frage der traumatischen Haematomyelien und Syringomyelien. Diss. Greifswald 1919.

GUILLAIN, SCHMITE et BERTRAND: Gliomatose étendue à tout la moelle. La forme aigue de la Syringomyelie. Revue neur. **36**, 161 (1929).

HALLER V. HALLERSTEIN: Ependym. Handbuch der vergleichenden Anatomie der Wirbeltiere, Bd. II/1.

HALLERVORDEN u. SPATZ: Über die konzentrische Sklerose und die physikalisch-chemischen Faktoren bei der Ausbreitung von Entartungsprozessen. Arch. f. Psychiatr. **98** (1932).

HARBITZ, F.: Ein Fall von multiplen Geschwülsten mit Syringomyelie des Zentralnervensystems. Acta path. scand. (Stockh.) **11**, 442 (1934).

HASENJÄGER u. STROESCU: Über den Zusammenhang zwischen Meningitis und Ependymitis. Arch. f. Psychiatr. **109**, 46 (1938).

HAUSER, A.: Syringomyelie und Metalues. Arb. neur. Inst. Wien **34** (1932).

HELDT: Die Entwicklung des Nervengewebes bei den Wirbeltieren, 1909.
HENNEBERG: Beitrag zur Kenntnis der Gliome. Arch. f. Psychiatr. **30**, 205 (1898). —
Über Geschwülste der hinteren Schließungslinie. Berl. klin. Wschr. **1921 II**, 1289.
— Rückenmarksbefunde bei Spina bifida (Diastematamyelie, congenitaler Syringomyelie)
Mschr. Psychiatr. **47**, 1 (1920).
— u. KOCH: Klin. Wschr. **1922 II**, 2017.
— — Zur Pathogenese der Syringomyelie und über Haematomyelie bei Syringomyelie.
Mschr. Psychiatr. **54**, 117 (1923).
HERTWIG: Lehrbuch der Entwicklung des Menschen, 2. Aufl. 1905.
HILLER: Handbuch von BERGMANN-STAEHELIN, 3. Aufl., Bd. V/1.
HIRSCH, E.: Einige seltene Komplikationen der Syringomyelie. Neuroepitheliom des 4. Ven-
trikels. Z. Neur. **102**, 748 (1926).
HOFFMANN: Zur Lehre von der Syringomyelie. Dtsch. Z. Nervenheilk. **3**, 1 (1893).
— Beitrag zur Pathogenese und Morphologie der Syringomyelie. Frankf. Z. Path. **42**,
H. 2 (1931).
HÜBSCHMANN: Über einige seltene Hirntumoren. Dtsch. Z. Nervenheilk. **2**, 205 (1921).
IVANOW: Über die Abflußwege aus den meningealen Räumen des Rückenmarkes. Z. exper.
Med. **58**, 1 (1927).
JACOBY, M.: Über einen Fall von Höhlenbildungen im embryonalen Rückenmark. Virchows
Arch. **141**, 391 (1895).
— Über sehr frühzeitige Störungen in der Entwicklung des Zentralnervensystems. Virchows
Arch. **147**, 149 (1897).
JAHN: Die krankhaften Befunde an den Hirnkammerwänden im Lichte der Liquorhirn-
gewebsschrankenfrage. Beitr. path. Anat. **104**, 186 (1940).
JOFFROY u. ACHARD: Syringomyelie auf dem Boden primärer Entzündung. Arch. f. (Anat.
u.) Physiol. **10**, 435.
KAFKA: Die Cerebrospinalflüssigkeit. Leipzig 1930.
KAHLER u. PICK: Weitere Beiträge zur Pathologie und pathologischen Anatomie des Zentral-
nervensystems. Arch. f. Psychiatr. **10** (1879).
KAISER u. KÜCHENMEISTER: Untersuchungen über die Entstehung von Höhlenbildungen
im Rückenmark. Arch. f. Psychiatr. **30** (1898).
KAPPERS: Ependym. Handbuch der vergleichenden Anatomie der Wirbeltiere, Bd. II/2,
S. 328. 1934.
KARPLUS: Syringomyelie bei Vater und Tochter. Med. Klin. **1915 I**, 1, 44. Ref. Berl.
klin. Wschr. **1915 I**, 777.
KATZENSTEIN: Über innere RECKLINGHAUSENsche Krankheiten (Endotheliom, Neurinom,
Gliome, Gliose, Hydromyelie). Virchows Arch. **286** (1932).
KAUTZKY: Zur Kenntnis der diffusen Glioblastome. Dtsch. Z. Nervenheilk. **148** (1939).
KERNOHAN, ADSON and WOLTMANN: Intramedullary tumors of the spinal cord. Arch. of
Neur. **25** (1931).
KIENBÖCK, R.: Kritik der sog. traumatischen Syringomyelie. Jb. Psychiatr. **21**, 50 (1902).
KINO, F.: Über heredo-familiäre Syringomyelie. Z. Neur. **107**, 1 (1926).
KIRCH, E.: Zur Pathogenese der Syringomyelie. Dtsch. path. Ges. **1927**.
— Zur Pathogenese der Syringomyelie. Zbl. Path. **40**, 241 (1927).
— Über die pathogenetischen Beziehungen zwischen Rückenmarkgeschwülsten und Syringo-
myelie. Z. Neur. **117**, 231 (1928).
KNAUER: Syringomyelie in ihren Beziehungen zu Unfällen und Kriegsdienstbeschädigungen.
Arch. orthop. Chir. **35**, 34 (1934).
— 4. Jsverslg Ges. Neur. u. Psychiatr. Köln 1938.
— Ergebnisse der Zwillingsprobe bei Syringomyelie. Zbl. Neur. **91**, 620 (1939).
— Ergebnisse der Zwillingsprobe bei Syringomyelie. Z. Neur. **165**, 436 (1939).
KÖLLIKER: Nervensystem. Handbuch der Gewebelehre, 6. Aufl., Bd. 2. 1896.
KOENIG u. SCHOEN: Syringomyelie mit anderen Mißbildungen und Tumoren. Bruns'
Beitr. **170**, 239 (1939).
KOLLMER u. MARBURG: Studien über die erste Entwicklung des Zentralkanals beim Menschen.
Z. Anat. **89** (1929).
KRABBE: Syringomyélie et côtes cervicales chez les jumeaux hétérocygotes. Ref. Zbl.
Neur. **96**, 335 (1940).

KRAUSE: Zur Entstehung der Syringobulbie. Dtsch. Z. Nervenheilk. 144, 14 (1938).
— u. GLATT: Traumatische Syringomyelie auf dem Boden primärer Haematomyelie. Dtsch. Z. Nervenheilk. 134, 199 (1934).
— u. TER BRAAK: Mißbildungen des Kleinhirns bei Syringomyelie und Syringobulbie. Proc. roy. Acad. Amsterd. 34, 175 (1931).
LANGHANS, TH.: Über Höhlenbildung im Rückenmark als Folgen von Blutstauung. Virchows Arch. 85, 1 (1881).
LASAREW: Zur pathologischen Anatomie der gliösen Syringomyelie. Dtsch. Z. Nervenheilk. 35, 357 (1908).
LENHOSSEK: Der feinere Bau des Nervensystems, 2. Aufl. 1895.
LEUPOLD: Ein Beitrag zur Kenntnis der Syringomyelie. Beitr. path. Anat. 65, 370 (1919).
LEVADITI et LEPINE: Méchanisme pathogénique des formations cavitaires du Névraxe. Porencephalie und Syringomyelie. Ann. Inst. Pasteur 43, 1465 (1929).
— — et SCHOEN: Contr. expérim. à l'étude éthiologique de la Syringomyelie. Bull. Acad. Méd. Paris 101, 669 (1929).
LEYDEN, E.: Über Hydromyelie and Syringomyelie. Virchows Arch. 68, 1 (1878).
LIBER u. LISA: ROSENTHALsche Fasern bei Syringomyelie ohne Tumor. J. nerv. Dis. 86, 549 (1937). Ref. Zbl. Neur. 88, 357.
LOSSZN: Zusammenhang zwischen Unfall und Höhlenbildung. Mschr. Unfallheilk. 28, 2 (1921).
LÜTKY: Liquor cerebrospinalis. Handbuch von BERGMANN-STAEHELIN, Bd. V/1, S. 403.1939.
LUNDSGAARD, H.: Eigentümliche Veränderungen im Rückenmark eines Neugeborenen. Z. Neur. 20, 279 (1920).
MACKAY and FAVILL: Syringomyelie and intramedull. Tumor of the spinal cord. Arch. of Neur. 33, 1255 (1935). Ref. Zbl. Neur. 77, 544.
MANKOWSKY u. CZERNI: Zur Frage über die Heredität der Syringomyelie. Z. Neur. 143, 701 (1933).
MARBURG: Zur Pathologie der Kriegsbeschädigungen des Rückenmarkes. Arb. neur. Inst. Wien. 22, 498 (1919).
— Pathologische Anatomie und Klinik der traumatischen Schädigungen des Rückenmarkes. Dtsch. Z. Nervenheilk. 70, 10 (1921).
MARGULIS: Über pathologische Anatomie und Pathogenese der Syringomyelie. Dtsch. Z. Nervenheilk. 53, 18 (1915).
MARINESCO: Syringomyelie familiala. Bull. Acad. Méd. Roum. 2, 751 (1936).
MINOR: Traumatische Krankheiten des Rückenmarkes, 1904.
— Zentrale Haematomyelie. Arch. f. Psychiatr. 24, 693 (1929).
MIURA: Zur Genese der Höhlen im Rückenmark. Virchows Arch. 117, 435 (1889).
MOSIG: Rückenmarksveränderungen bei LANDRYscher Paralyse. Z. Neur. 170, H. 3 (1940).
MÜLLER: Syringomyelie. In MOHR-STAEHELINs Handbuch, Bd. 15. 1912.
NEBEL, S.: Zur Kenntnis der Beziehungen zwischen Trauma und Syringomyelie. Diss. Bonn 1931.
NERI et GIOVANNINI: Congenitale Dysmorphie. Bull. Sci. méd. 7, 1—8 (1937). Ref. Zbl. Neur. 87, 411.
NOBILE: Über Syringomyelie. Schweiz. med. Wschr. 1936 I, 93.
NONNE: Tumoren des Zentralnervensystems. Dtsch. Z. Nervenheilk. 109, 139 (1929).
NORDMANN: Über traumatische Epilepsie und posttraumatische reaktive Gliose. Dtsch. med. Wschr. 1939 I, 400.
OSTERTAG, B.: Zur Frage der dysraphischen Störungen des Rückenmarkes und der von ihnen abzuleitenden Geschwulstbildungen. Arch. f. Psychiatr. 75, 89 (1925).
— Weitere Untersuchungen über die vererbbare Syringomyelie des Kaninchens. Dtsch. Z. Nervenheilk. 116, 147 (1930).
— Die Syringomyelie als erbbiologisches Problem auf Grund vergleichender anatomischer Untersuchungen. 25. Tagg dtsch. path. Ges. 1930, S. 166.
— Einteilung und Charakteristik der Gehirngewächse. Jena 1939.
PADOVANI: Über Syringomyelie durch aufsteigende Neuritis. Rass. Studi psichiatr. 27, 290 (1938).
PAPE: Haemangioma simplex des Rückenmarkes. Frankf. Z. Path. 53, 517 (1939).
PAPOUSCHEK: Untersuchungen am Ependym von Amphibien. Z. mikrosk.-anat. Forsch. 42, 148 (1937).

PERWUSCHIN: Zur Klinik der Gliosis spinalis. Z. Neur. **110**, 148 (1927).

PETRÉN: Über das gleichzeitige Vorkommen von Akromegalie und Syringomyelie. Virchows Arch. **190**, 1 (1907).

— Beitrag zur pathologischen Anatomie und zur Pathogenese der Syringomyelie und Syringobulbie. Virchows Arch. **196**, 377 (1919).

PETTE u. KÖRNYEY: Zur Kenntnis der Rückenmarkgliome mit Ausgang in Syringomyelie. Z. Neur. **117/119**, 371 (1931).

POLLAK: Anatomie des Rückenmarkes. BUMKE-FOERSTERs Handbuch der Neurologie, Bd. I/1. 1935.

REDAELLI: Pathologica (Genova) **25**, 761 (1933).

RIBBERT: Über das Spongioblastom und das Gliom. Virchows Arch. **225** (1918).

RIEBELING: Der Liquor in verschiedenen Lebensaltern. Z. Neur. **167**, 133 (1939).

RIEDEL: Syringomyelie und Neuroepitheliom. Zbl. Neur. **63** (1919).

— Über einen Fall von gleichzeitigem Vorkommen von harter und weicher Gliombildung und Syringomyelie. Dtsch. Z. Nervenheilk. **63**, 97 (1919).

RODENBERG: Die Beurteilung der Syringomyelie im Hinblick auf das Gesetz zur Verhütung erbkranken Nachwuchses. Öff. Gesdh.dienst **5**, 18 (1939).

ROEHMHELD: Eineiige diskordante Syringomyeliezwillinge in einer Familie mit gehäuften Zwillingen. Nervenarzt **1939**, 1, 24.

ROLLY: Über periependymäre Wucherung, Kanalbildung und abnorme Entwicklungsvorgänge am kindlichen Rückenmark. Dtsch. Z. Nervenheilk. **21**, 355 (1902).

ROMAN: Ein Fall von Haemangiom des Rückenmarkes. Zbl. Path. **24**, 993 (1913).

ROSENTHAL: Über eine eigentümliche mit Syringomyelie komplizierte Geschwulst im Rückenmark. Beitr. path. Anat. **23**, 111 (1898).

ROUSSY et OBERLING: Les tumeurs des centres nerveux, 1931.

RUDNAY: Rückenmarksgeschwülste. Zbl. Path. **72**, 4, 156 (1939).

RUSSELL: Capillare Haemangiom of spinal cord associatel with Syring. J. of Path. **35** 103 (1935).

SAXER: Anatomischer Beitrag zur Kenntnis der sog. Syringomyelie. Beitr. path. Anat. **20**, 332 (1896).

— Syringomyelie. Zbl. Path. **9**, 6 (1898).

SCHAETZ: Die Genese der Hydromyelie. Z. Neur. **199**, H. 1/2 (1930).

SCHEINKER: Kreislaufstörungen und Höhlenbildung im Bereich des Rückenmarkes. Mschr. Psychiatr. **98**, 43 (1938).

SCHIEFFERDECKER u. LESCHKE: Über die embryonale Entstehung von Höhlen im Rückenmark mit besonderer Berücksichtigung der anatomischen und physiologischen Verhältnisse und ihre Bedeutung für die Entstehung der Syringomyelie. Z. Neur. **20**, 1 (1913).

SCHLESINGER: Die Syringomyelie, 2. Aufl. 1902.

SCHMAUS: Beitrag zur pathologischen Anatomie der Rückenmarkserschütterung. Virchows Arch. **122**, 326 (1890).

— Pathologische Anatomie des Rückenmarkes. Wiesbaden 1901.

— Pathologie des Rückenmarkes. Erg. Path. **9**, 1 (1903).

SCHNEIDERLING: Morphologische Beiträge zur Frage der Syringomyelie, Hydromyelie und Diastematomyelie. Beitr. path. Anat. **100**, 323 (1928).

SCHOEN: Über stiftförmige Gliombildung im Rückenmark. Münch. med. Wschr. **1937** I, 1035.

SCHUBACK: Über die Angiomatosis des Zentralnervensystems. Z. Neur. **110**, 359 (1927).

SCHULTZE: Beiträge zur Pathologie und pathologischen Anatomie des Zentralnervensystems; über Spalt-Höhlen- und Gliombildung im Rückenmark und der Medulla oblongata. Virchows Arch. **87**, 510 (1882). — Weitere Beiträge zur Lehre von der zentralen Gliose des Rückenmarkes mit Syringomyelie. Virchows Arch. **102**, 435 (1885). — Die Pathogenese der Syringomyelie mit besonderer Berücksichtigung ihrer Beziehungen zum Trauma. Berl. klin. Wschr. 1897, 39 u. 49.

SILBERMANN u. STENGEL: Angiom und Syringomyelie. Mschr. Psychiatr. **73**, 265 (1929).

SIMON: Beiträge zur Pathologie und pathologischen Anatomie des Zentralnervensystems. III über Syringomyelie und Geschwulstbildung im Rückenmark. Arch. f. Psychiatr. **5**, 108 (1874).

SITTIG: Kombination von multipler Sklerose und Syringomyelie. Z. Neur. **27**, 109 (1915).

SLACZKA: Über die sog. Neuroepitheliome des Zentralnervensystems. Bull. intern. Acad. Pol. Sci. et Lettr. **1937**.

SPATZ: Über die Vorgänge nach exp. Rückenmarksdurchtrennung. Histol. Arb. Großhirn-
rinde, 1921. Erg.-Bd. S. 49.

SPERANSKY: Ann. Inst. Pasteur **40**, 755 (1926).

SPÜRLING and MAYFIELD: Neubildung des Rückenmarkes. J. amer. med. Assoc. **107**, Nr 12
(1936).

STARKER u. WOSNESENSKY: Zur Lehre der konzentr. Syringomyelie. Dtsch. Z. Nervenheilk. **45**, 140 (1912).

STENGEL: Akute ascendierende multiple Sklerose und Syringomyelie. Ein Beitrag zur Frage
der auslösenden Faktoren bei der Syringomyelie. Z. Neur. **122**, 800 (1929).

STÖHR: Das periphere Nervensystem. In MÖLLENDORFFs Handbuch der mikroskopischen
Anatomie des Menschen, Bd. 4. 1928.

STROEBE: Experimentelle Untersuchungen über die degenerativen und reparatorischen
Vorgänge bei der Heilung von Verletzungen des Rückenmarkes nebst Bemerkungen
zur Histogenese der sekundären Degeneration im Rückenmark. Beitr. path. Anat. **15**,
18 (1894).

STUDNICKA: Untersuchungen über den Bau des Ependyms. Anat. H. **15** (1900).

SUWA: Experimentelle traumatische Hydromyelie. Dtsch. Z. Nervenheilk. **137**, 132 (1935).

TANNENBERG: Über die Pathogenese der Syringomyelie, zugleich ein Beitrag zum Vorkommen des Capillarhaemangiom im Rückenmark. Z. Neur. **92** (1924).

— Dtsch. path. Ges. 1927.

— Zbl. Path. **40**, 241 (1927).

TENNER: Syringomyelie bei Vater und Tochter. Dtsch. Z. Nervenheilk. **106**, 13 (1928).

THEVENARD et COSTE: Syringomyelie lombo-sacréé familiale probable et spina bifida occulta
sacrée. Revue neur. **63**, 195 (1935).

THIELEN, H.: Beitrag zur Kenntnis der sog. Gliastifte (Neuroepithelioma gliomatosum
mikrocysticum med. spin.). Dtsch. Z. Nervenheilk. **35**, 391 (1908).

TOMACKI and LUBIN: Pathogenesis of Syringomyelia. Arch. of Neur. **40**, 748 (1938).

UTSCHIDA: Über symptomlose Hydromyelie im Kindesalter. Beitr. path. Anat. **31**, 559
(1902).

VOIT: Zur Kasuistik der Syringomyelie. Dtsch. Z. Nervenheilk. **112**, 304 (1930).

VOSS: Über Syringomyelie und Teratombildung am Rückenmark. Z. Neur. **163**, 289 (1938).

WAGNER: Beitrag zur familiären lumbosakralen Syringomyelie. Mschr. Kinderheilk. **53**,
127 (1932).

WALDEYER: Über die Entwicklung des Zentralkanals im Rückenmark. Virchows Arch.
68, 20 (1878).

WALTHARD: Diplomyelie und Hydromyelie. Schweiz. Arch. Neur. **22**, 2 (1928).

WEIGERT: Zur pathologischen Histologie des Neurogliafasergerüstes. Zbl. Path. **1**, 729 (1890).

— Beiträge zur Kenntnis der normalen menschlichen Glia. Frankfurt 1895.

WEIL, MATTHEWS and WAREN: Verdoppelung des Rückenmarkes mit Spina bifida und
Syringomyelie. Arch. of Path. **20**, 882 (1935).

WEISE: Die Frage der Erblichkeit oder Nichterblichkeit der Syringomyelie an Hand eines
EZ-Paares. Arch. f. Psychiatr. **103**, 191 (1935).

WIESE: Über einen Fall von Syringomyelie mit multiplen Cavernomen. Diss. Tübingen 1934.

WISWE: Dtsch. Z. Nervenheilk. **34** (1908).

WERNER: Über ein gemeinsames Vorkommen von Syringomyelie und multipler Sklerose.
Z. Neur. **165**, 416 (1939).

WESTPHAL: Über einen Fall von Höhlen- und Geschwulstbildung im Rückenmark mit
Erkrankung des verlängerten Marks und einzelnen Hirnnerven. Arch. f. Psychiatr.
5, 90 (1875).

— Über die Bedeutung von Blutungen in der Pathogenese der Syringomyelie. Arch f.
Psychiatr. **36**, 659 (1903).

— Dtsch. Arch. klin. Med. **64** (1899).

WOHLWILL: Disk. zu TANNENBERG. Dtsch. path. Ges. 1927. Zbl. Path. **40**, 241.

YASUDA: Zur Frage der traumatischen Syringomyelie und Arachnitis cystica proliferans.
Dtsch. Z. Nervenheilk. **136**, H. 1/2 (1935).

ZAPPERT: Wien. klin. Wschr. **1901 I**, 949.

ZIEHEN: Die Histogenese von Hirn und Rückenmark. Im Handbuch der Entwicklungsgeschichte, Bd. 2, Teil 3. 1906.

ZWIRNER: Beitrag zur Frage der Haematomyelie. Dtsch. Z. Nervenheilk. **104**, 17 (1928).